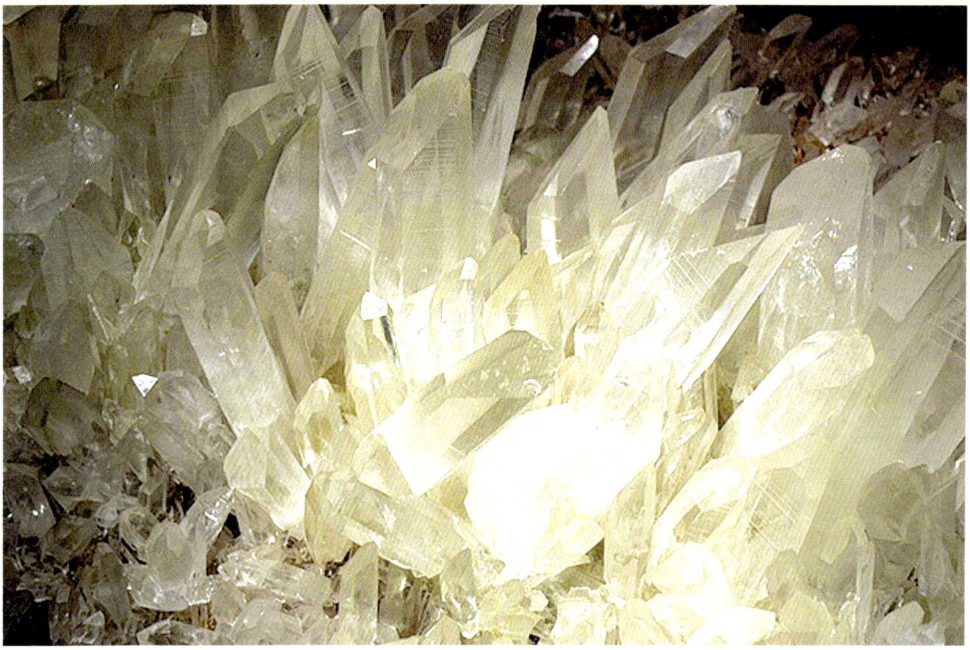

Wie der Bergkristall zeichnet sich ein freies Denken
durch lichte und klare Formen aus.
Diese wirken ordnend und stärkend bis in die
wässrigen Bereiche des Bauchraumes, die mit dem
Immunsystem verbunden sind.

Heinz Grill

Bewusstsein und Immunsystem

Beiträge aus einer Fortbildungstagung
für anthroposophische Heilkunde

mit Referaten von Dr. Gunter Albert,
Dr. Wilhelm Höfer, Dr. Johannes Ebbers,
Dr. Günter Weis, Dr. Petra Steigerwald
und Prof. Dr. Dr. Christian Schubert

IMPRESSUM

Stephan Wunderlich Verlag
Gorheimer Str. 16
D-72488 Sigmaringen
Tel.: +49 (0) 7571- 6870261
Fax: +49 (0) 7571-1854997
E-Mail: info@stw-verlag.de
Internet: www.stw-verlag.de

ISBN: 978-3-948803-05-6

Satz: Zita Weckenmann

Autor: Heinz Grill, *www.heinz-grill.de*

Coverphoto Kristall: Weleda AG Bildarchiv
Druck: FINIDR s.r.o., Český Těšín

Bibliografische Information der Deutschen Nationalbibliothek:
Die Deutsche Nationalbibliothek verzeichnet diese Publikation in der Deutschen Nationalbibliografie;
detaillierte bibliografische Daten sind im Internet über *http://dnb.d-nb.de* abrufbar.

Inhalt

Vorwort

Welche Möglichkeiten besitzt das Bewusstsein für die Erlangung einer geeigneten Immunkompetenz?

Mit dieser Frage beschäftigte sich die medizinische Tagung im Mai 2021 in Süddeutschland, an der etwa 60 Personen teilnahmen. Das Thema „Bewusstsein und Immunsystem" wurde von Heinz Grill bei einem Treffen unter anthroposophischen Heilpraktikern vorgeschlagen. Als zweite stellvertretende Vorsitzende des Anthroposophischen Heilpraktikerverbandes habe ich schließlich diese Tagung ins Leben gerufen und verschiedene Referenten eingeladen.

Diese berichteten aus ihren Arbeits- und Forschungsgebieten, aus den Bereichen der Medizin, Atemschulung, Ernährung, Altenpflege, aus der Kristallbildanalyse, aus der Skalarwellenforschung, bis hin zur fraktalen Geometrie und arbeiteten so das Thema des Immunsystems aus unterschiedlichen Sichtweisen heraus. Sie stellten Bezüge zur Coronasituation her, zur Corona-Impfung und zur Stellung des Menschen in der heutigen Zeit.

Heinz Grill moderierte die Tagung, führte die Referenten ein, griff die Inhalte auf und stellte sie in einen lebendigen inhaltlichen Kontext seiner eigenen geistigen Forschungsarbeit. Das Immunsystem erschien dabei nicht mehr nur als Abwehrsystem, mit dem sich der Mensch vor gefährlichen Mikroben schützen kann, sondern zunehmend als tiefgründiges Integrationssystem, das die Integrität des Menschen wiederherstellen möchte.

Diese Broschüre richtet sich sowohl an medizinische Fachkräfte, Ärzte, Heilpraktiker, Therapeuten wie auch an Laien. Sie bietet Anregungen zur Erforschung und Stärkung des Immunsystems wie auch des Bewusstseins.

Diese Tagung zeigte, dass das Immunsystem auf erstaunliche Weise mit der Sinn- und Entwicklungsfrage des Menschen korrespondiert. Diese Sinn- und Entwicklungsfragen stellen sich heute in der Corona-Zeit als besondere Anforderung nahezu an jeden Menschen.

Eine Freude war es für mich, zu sehen, dass die oftmals so große Kluft zwischen Ärzten und Heilpraktikern trotz zum Teil kontroverser Diskussionen im lebendigen fachlichen Austausch ganz zurückwich. Jeder, auch die Teilnehmer steuerten ihre Sicht und Erfahrungen bei, sodass sich das spannende Thema Bewusstsein und Immunsystem immer mehr entfalten konnte.

Die Tagung selbst wurde per Video aufgezeichnet. Nachdem eine wörtliche Übertragung der Referate in Schriftform erfolgte, konnte mithilfe der Referenten und weiterer Teilnehmer, die aus Zeitgründen nicht mehr zu Wort kommen konnten, ein Kontext erstellt werden. Dieser fand schließlich Eingang in diese Broschüre. Mein Dank gilt den Autoren, Zeichnern, Fotografen und vor allem Heinz Grill für seine einzigartige geistige Forschungsarbeit.

Zur besseren Übersicht sind die Kapitel des Autors in Blau und die Gastbeiträge in Rosa farblich gekennzeichnet.

Brigitte Kachel, im September 2021

Die schwächende Bedeutung des Konsums für das Immunsystem – die stärkende Bedeutung der Beziehungsaufnahme

Die Tagung vom Mai 2021 in Süddeutschland

Leider konnte die ursprüngliche Tagung, die am Goetheanum bereits zeitlich etwas früher festgelegt war, aus Gründen des Infektionsschutzgesetzes nicht stattfinden. Die Arbeit zur Darlegung des Immunsystems drängte jedoch und so konnte mit einigen Bemühungen die Fortbildungstagung für Ärzte, Therapeuten und Heilpraktiker an einem angenehmen Seminarort in Süddeutschland organisiert werden.

Die sehr schnelle Organisation brachte jedoch für diesen Fortbildungstag eine spannungsgeladene Situation. Nur wenige der Referenten kannten sich und es fanden keinerlei Vorbesprechungen statt. Niemand wusste, ob das komplexe Thema des Bewusstseins im Zusammenhang mit dem Immunsystem tatsächlich richtig ergriffen werden kann. Viele Referenten sollten an diesem Seminartag zu einem gleichen Thema sprechen.

Deutlich in dieser Tagung wurde jedoch, gewissermaßen als Ergebnis, wie konsumorientierte Verhältnisse schwächend auf das Immunsystem wirken und im Gegensatz dazu, wie eine aktive Forschungsarbeit das menschliche Potential im Sinne einer Integrität erhält und stärkende Auswirkungen hervorbringt.

Nachdem von meiner Seite als Moderator das Thema mit den ersten Begriffsbestimmungen herangeführt wurde, sprach Dr. Gunter Albert über die Funktionen des Immunsystems. Er entwickelte den Gedanken, dass das Immunsystem nicht nur ein Abwehrsystem, sondern durch seine Wahrnehmungsfähigkeit und Entwicklungsbereitschaft in besonderem Maße auch ein Integrationssystem ist, auf praxisbezogene Weise. Dr. Gunter Albert ist Allgemeinmediziner. Sein besonderes Ziel für die Zukunft ist es, dass er das Immunsystem nicht nur von der technischen Funktionsweise interpretiert, sondern dieses in lebendigem Zusammenhang mit den Entwicklungsfragen der Zeit diskutiert. Seit längerem arbeiten wir bereits gemeinsam an Forschungen darüber, wie die Immunabwehr in Wirklichkeit zu verstehen sein könnte. Sein Referat eröffnete eine Sichtweise, die eine breite Möglichkeit für weitere fachliche Anknüpfungspunkte zu dem Zusammenhang des Bewusstseins und seiner möglichen Entwicklung in Beziehung zum Immunsystem bot.

Einen kurzen, aber sehr lebendigen Beitrag lieferte Frau Isabell Flaig, die zwei Altenheime leitet und erfahrungsvoll schildern konnte, wie soziale Einflüsse auf das Immunsystem und auf die Gesundheit wirken. Frau Isabell Flaig sprach sich mehr aus der Erfahrung im Umgang mit älteren Personen aus und nahm gemäß ihres Berufes weniger eine direkte medizinische Stellung zum Thema ein. Aus ihren Erzählungen wurde erkennbar, welche Einflüsse immunstärkend und welche immunschwächend sind, und somit ergänzte sich das begonnene Thema unmittelbar aus der beobachtbaren Praxis.

Dr. med. Wilhelm Höfer ist Tierarzt, Heilpraktiker und vor allem ist er sehr vielseitig in Forschungsarbeiten mit spagyrisch-bildgebenden Verfahren tätig. Er konnte aus reichhaltigen Erfahrungen durch Praxisbeispiele berichten. Die Rolle des Therapeuten, die in der Medizin nicht wegzudenken ist und einen großen Einfluss auf die Immunerkraftung von Tier und Mensch ausübt, konnte in seinem Beitrag deutlich werden.

Auf die einzelnen Beiträge folgten lebhafte Diskussionen, die an den Kerngedanken anknüpften und das Thema besser beleuchteten. Ich führte sodann aus meiner geistigen Forschungsarbeit eine Darlegung herbei, die das Immunsystem mit dem sogenannten chemischen Äther verband. Mein Anliegen war es nicht, die Moderationstätigkeit inhaltlich zu sprengen, sondern Gedanken und Möglichkeiten zu eröffnen, die auf einer weiteren Ebene der Betrachtung das Thema beleuchten sollen. Immunsystem und Bewusstsein sind und waren tatsächlich bei dieser Tagung noch nicht ausreichend gedacht und somit konnten sich die Argumente erst einmal fragmentarisch begegnen. Das Ziel meiner Ausführung war es deshalb, auf jene Bewusstseinsprozesse hinzuweisen, die im medizinischen Praxisleben häufig zu beobachten sind und die nicht durch Zufall entstehen, sondern die einer logischen Gesetzmäßigkeit unterliegen. Hierzu war es notwendig über den menschlichen Ätherleib – das ist eine esoterische Begrifflichkeit – zu sprechen und Anteile dieses Ätherleibes im genaueren Kontext mit den menschlichen Bedingungen zu schildern. Es war somit eine anspruchsvolle, geistige Dimension in die Forschungsarbeit hineingeführt, die naturgemäß viele Fragen und darüber hinaus weite Möglichkeiten eröffnete.

Dr. Ebbers, Facharzt für Hals- und Ohrenkrankheiten, fühlte sich in einem nächsten Beitrag sehr angesprochen, denn auch ihn interessierte, wie eine geistige Wirklichkeit in Zusammenhang mit den physischen Verhältnissen tritt. Durch sein Referat konnten weitere Erkenntnisse darüber, wie das menschliche Denken, Fühlen und Wollen die sogenannten Skalarwellen beeinflussen können, entstehen. Gerade durch dieses Referat konnten sich Forschungsinhalte mit geistigen Erkenntnissen begegnen.

Gegen Nachmittag wurden sehr persönliche Erfahrungen mit dem Nahrungsmittel der Lichtwurzel von Sylvia Keller dargestellt. „Ich werde einfach nicht krank, mir fehlt nie was vom Immunsystem, das kann ich von mir sagen." Sie führte diese Art Einschätzung der persönlichen Gesundheit auf den Konsum der Lichtwurzel zurück. Nun war es geschehen: Die Polarität entzündete sich. Das bislang dargelegte Forschen von allen Referenten rückte nahezu wie in Vergessenheit und nun hätte man doch wieder das allseligmachende Heilmittel auf materieller Basis gefunden. Der Beitrag spaltete das Publikum und nachdem ich meine Bedenken kritisch anmerkte, kam ein großer Applaus für Sylvia Keller und von diesem Zeitpunkt an war es für den Rest der Tagung schwierig, dass ein sinnvoller Kontext und eine ausreichende Zusammenfassung der eigentlich wertvolleren, objektiven Forschungsarbeiten entstehen konnten. Der Konsum und die Möglichkeit, diesen zu bedienen, streckte erneut seine führende, begehrliche Hand in den Vordergrund.

Das Thema Immunsystem und Bewusstsein setzt eine sehr aktive Auseinandersetzung mit Heilmitteln, Nahrung und Übungen voraus und erfordert eine gewisse philosophische Fragestellung zu den großen Themen Krankheit und Gesundheit. Die Konsumhaltung muss infolge dieser Auseinandersetzung an eine zweite Stelle rücken, denn es muss, wie ich dann in der Tagung noch kurz erwähnte, der Satz von dem Philosophen Ludwig Feuerbach wohl als falsch erklärt werden: „Der Mensch ist das, was er isst." Vielmehr müsste man sagen „Der Mensch ist in seiner Seele und zuletzt sogar in seiner wirklichen Gesundheit dasjenige, was er in Beziehung zur Nahrung, zum Leben und zu den Mitmenschen entwickelt und in seinen schöpferischen Kräften ausgestaltet." Gerade aber in dieser Hinsicht ist das Thema Immunsystem und Bewusstsein noch sehr wenig entfaltet, denn meist denkt man beim Begriff Bewusstsein noch nicht an die Möglichkeiten einer wirklichen, größeren Entwicklung und Kreativität. Es dürfte wohl jeder Mensch eine Art Bewusstsein haben, dass es eine Luft zum Atmen gibt. Kennt er aber den Atemprozess bis hinein in seine Tiefe und erlebt er mit Bewusstsein die wirkliche Natur des so weit ausgedehnten Elementes der Luft? Bewusstsein, was und welche Bedeutung leben in diesem Wort? Zu sehr nimmt man den Begriff im Sinne einer rein passiven Orientierung, die sich vielleicht soweit nach vorne wagt, dass eine erste Kenntnis von einem Stoff oder von einer Sache genommen wird, aber man noch nicht zur Erkenntnisforschung und tieferen Empfindung eines Phänomens vorgedrungen ist.

Die Bewusstseinsentwicklung, die von einfachen ersten Wahrnehmungen bis zur tiefsten Empfindung gelangen kann, erscheint für die Entwicklung des Immunsystems bedeutungsvoll. Es setzt jedoch die Forschungsarbeit, die zur wachsenden Bewusstheit führt, eine gewisse Überwindung des Materialismus und der so üblich gewordenen Konsumformen voraus.

Das letzte Referat von Dr. Günter Weis beleuchtete noch einmal die wichtige Bedeutung einer bewusst gewählten Aktivität, die das Immunsystem anregt und stärkt. Er wählte hierzu den Umgang und die Beobachtung des Atemvorgangs und betonte, dass es sich nicht um die Benützung des Atems handelt, sondern dass das Bewusstsein und sogar das mögliche Bewusstsein zum Atem zur Entwicklung gelangen sollte. Erst dann sei eine wirkliche Erkraftung des Selbst und des Immunsystems möglich.

Leider war dieser Beitrag zuletzt zeitlich schon sehr beschnitten und es musste die Tagung infolge der bereits überschrittenen Zeit zum Ende gelangen. Ironischerweise könnte man sagen, man sei nun zu einem Ende gekommen und alle Tagungsteilnehmer seien ebenfalls am Ende ihrer Kapazität und ihres Aufnahmevermögens. Wie häufig ist man am Ende der Tagung wirklich an seinem persönlichen Limit, überfüllt, erschöpft und des Themas überdrüssig? Ist es aber nicht gerade umgekehrt? Ein Thema wie die Auseinandersetzung mit dem Immunsystem müsste einen Anfang darstellen und dies gerade in einer Periode der Menschheitsentwicklung, die sich in ihren letzten Zügen der Degeneration befindet, das heißt ihre Wissenschaftlichkeit verloren hat. In dieser Zeit braucht es einen Anfang und diesen Anfang kann wohl nur eine menschlich-geistige und gemeinsame Initiative darstellen.

Jedenfalls erschienen mir die verschiedenen Beiträge, die an diesem Seminartag ausgeführt wurden, sehr wertvoll, und da die Tagung noch keinen effektiven Abschluss gewinnen konnte, regte ich eine schriftliche Darlegung hierzu an. Die Vorträge wurden aufgezeichnet und größtenteils vom Band abgenommen. In mancherlei Formulierung entsprechen sie daher noch mehr dem gesprochenen und nicht ganz dem geschriebenen Wort. Die Lebendigkeit sollte aber weitgehend erhalten bleiben. Das im Referat gesprochene Wort neigt sich allzu leicht am Rednerpult bereits zu seinem Ende. Die Möglichkeiten zur Forschung, zur Übung und zu weiteren schöpferischen Fähigkeiten bilden eine schöne und außerordentliche Perspektive. Obwohl einige in der Tagung gegen mich ordentlich klatschten und mich infolge der Liebe zum heiligen Konsum nahezu fast aus dem Saal hinauszitierten, sehe ich die Notwendigkeit, dass man nicht nur nach einseitigen, materiellen Mitteln greift, sondern dass man die Beziehungsmöglichkeiten und die Gedankeninhalte aufrichten lernt und die größere Perspektive für die Zukunft und für die weitere Entwicklungsfrage der Gesundheit durch die geeignete Auseinandersetzung leistet.

Die Tagung endete mit einigen Diskussionen über die Polarität von Konsum und eigenständig gewählter gedanklicher Aktivität. Braucht der Mensch überhaupt noch ein Heilmittel? Ja, er wird es brauchen, so war jedenfalls die Antwort. Es konnte aber übereinstimmend festgestellt werden, dass die Beziehung zum Heilmittel und die eigenständige Aktivität, die sowohl der Therapeut, als auch der Patient entwickeln kann, die wesentlichsten Kräfte darstellen, damit eine Stärkung der Gesundheit eintritt. So kamen alle drei Ebenen, die geistige Möglichkeit des Menschen, die seelische Beziehungsaufnahme und zuletzt die physische Grundlage im Heilsprozess zu einem anschaulichen Vergleich.

Einseitige Konsumorientierung führt zu Degenerationen und Immunschwächen

Licht und Schatten sind zwei Phänomene, die den feinsinnigen Augen bei der Betrachtung des Menschen begegnen.

Die Körperhaltung, die sich meist bei starker rezeptiver Neugierde nach Informationen zeigt, offenbart ein Bild der Verschlossenheit, gleichsam als ob das von außen kommende Licht die Körperlichkeit nicht mehr durchdringen kann. Allgemein bildet jegliche einseitige Konsumhaltung eine Erschwernis zur Beziehungsaufnahme nach außen, und diese wiederum schwächt über die Zeit hinweg das Eingreifen einer gesunden Immunkompetenz.

Man kann sagen, dass jeglicher Konsum, der ohne Beziehung und Wahrnehmung stattfindet, eine Art Verdunkelung nach innen bis hinein in die Körperwelt fördert.

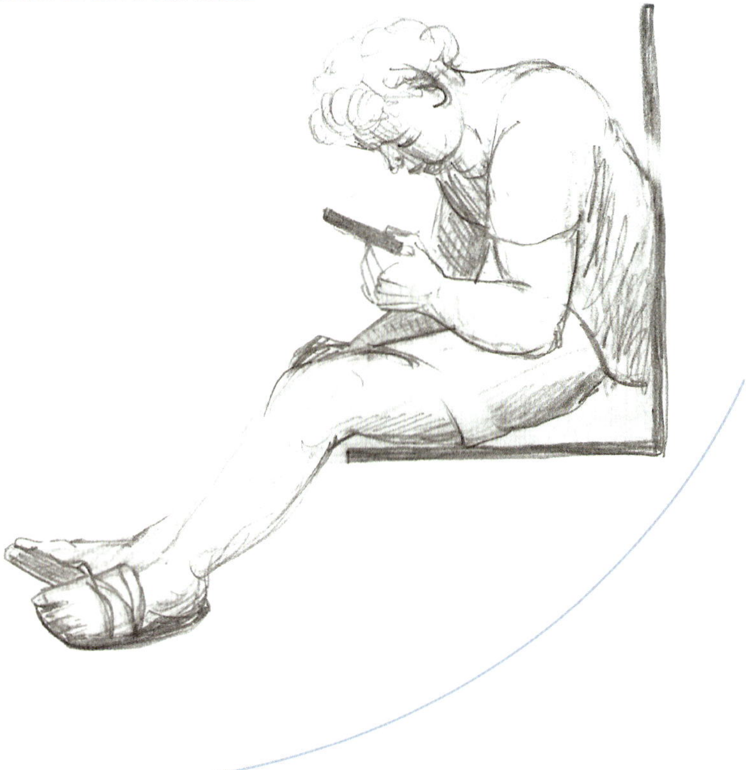

Beziehungen zu Menschen, zur Welt, zu Phänomenen, zu Themen, Gedanken und inhaltlichen Dialogen führen zu aufbauenden Kräften im Immunsystem

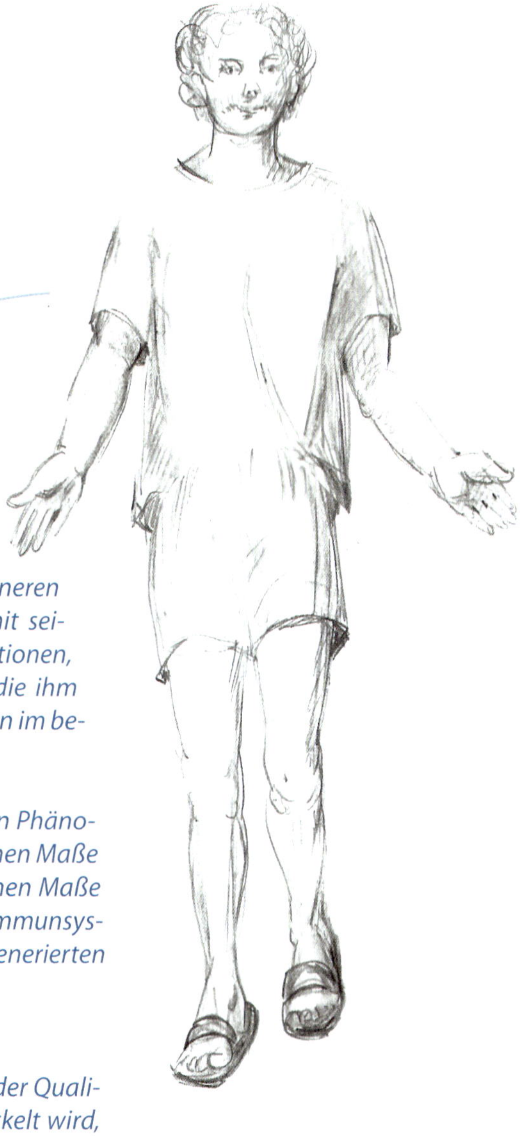

Das äußere Licht möchte mit dem inneren Licht des Menschen oder allgemein mit seinem Bewusstsein kommunizieren. Isolationen, die sich der Mensch selbst erschafft oder die ihm durch das Leben auferlegt werden, schwächen im besonderen Maße das Immunsystem.

So wie die Wahrnehmung der Sinne nach den Phänomenen der Welt harmonisch und im natürlichen Maße ausgerichtet sein sollte, so müssten im gleichen Maße die inneren Wahrnehmungsvorgänge des Immunsystems auf die schädlichen Proteine und degenerierten Zellen stattfinden.

Die Beziehung jedenfalls, wenn sie genau in der Qualität und Feinsinnigkeit betrachtet und entwickelt wird, kann einen Schlüsselansatz für eine Stärkung der immunologischen Kräfte darstellen.

Das Immunsystem als Abwehr- und Integrationssystem

Das Immunsystem, das Thema, das im Zentrum der nächsten Referate steht, wird allgemein mit dem Begriff Abwehrsystem übersetzt. Jener, der sich als immun definiert meint, dass er gegen Bakterien und Viren eine ausreichende Widerstandskraft besitzt und aus diesem Grunde nicht krank wird. Sein Körper wehrt sich effektiv gegen Krankheitserreger. Der innerleibliche Vorgang, der dieser Abwehr zugrunde liegt, kann heute in der Medizin bereits nahezu ausreichend beschrieben werden. Bei all diesen wissenschaftlichen Beschreibungen über Plasmazellen, Gedächtniszellen, Lymphozyten verschiedener Art, Makrophagen und schließlich den spezifischen Antikörpern, handelt es sich auf den ersten Blick immer um regelrechte Abwehr- und Eliminierungsprozesse, die in unbewussten Schichten des Körpers stattfinden.

Indem der Begriff Abwehrsystem eine sofortige Allegorie im Sinne der Verteidigung und schließlich der Eliminierung untolerierbarer Keime und Substanzen im menschlichen Bewusstsein erzeugt, wird der Arzt oder Heilpraktiker sehr wenig auf die nahezu ungesehenen Prozesse der Integration, die mit jeglicher Begegnung und Auseinandersetzung mit Erregern stattfindet, aufmerksam.

Die Entwicklung zur Integrität des menschlichen Bewusstseins und des gesamten Menschseins ist progressiver Natur und setzt viele Integrationsprozesse voraus, die sich gerade durch die Auseinandersetzung mit Antigenen, das heißt mit schädigenden Noxen vervollständigt. Man spricht allgemein von Fremdartigem, zum Beispiel von untolerierbaren Proteinen, die eliminiert werden sollen, aber selten spricht man von dem Neuartigen oder, besser ausgedrückt von den körperlichen und seelisch-geistigen Reifeprozessen des Menschen zu einer sich ständig wandelnden und integeren Individualität. Diese Individualität gründet sich, wie das in der Medizin bekannt ist, auf dem individuellen Eiweiß. Ein menschliches Protein kann bis zum heutigen Tag nicht künstlich synthetisiert werden.

Immunprozesse zeigen für die Forschung Eliminierungen von Noxen, jedoch bleiben die feineren Wirkungen, die in der Begegnung der körpereigenen Zellen mit fremdartigen Eiweißen stattfinden, wie ungesehen und daher nahezu wie unerwähnt in der Wissenschaft. Neben der Abwehr von Bakterien und Viren muss das Immunsystem in besonderem Maße degenerativ werdende Zellen erkennen und eliminieren. Wenn es, wie das in der heutigen Zeit vermehrt der Fall ist, nicht ausreichend trainiert wird und sich Menschen aus Ängsten von ihren Freunden und Kollegen abwenden, sich isolieren, entwickelt sich eine viel gefährlichere Krankheitssituation. Das Immunsystem ist in sehr wichtigem Maße zur Eliminierung proliferierender, das heißt kanzerogener Zellen zuständig. Je schwächer es eingestimmt ist und je mehr Menschen durch Erschöpfung Kräfte verlieren, das sind Umstände der Zeit, die die verschiedenen Lockdowns mit sich bringen,

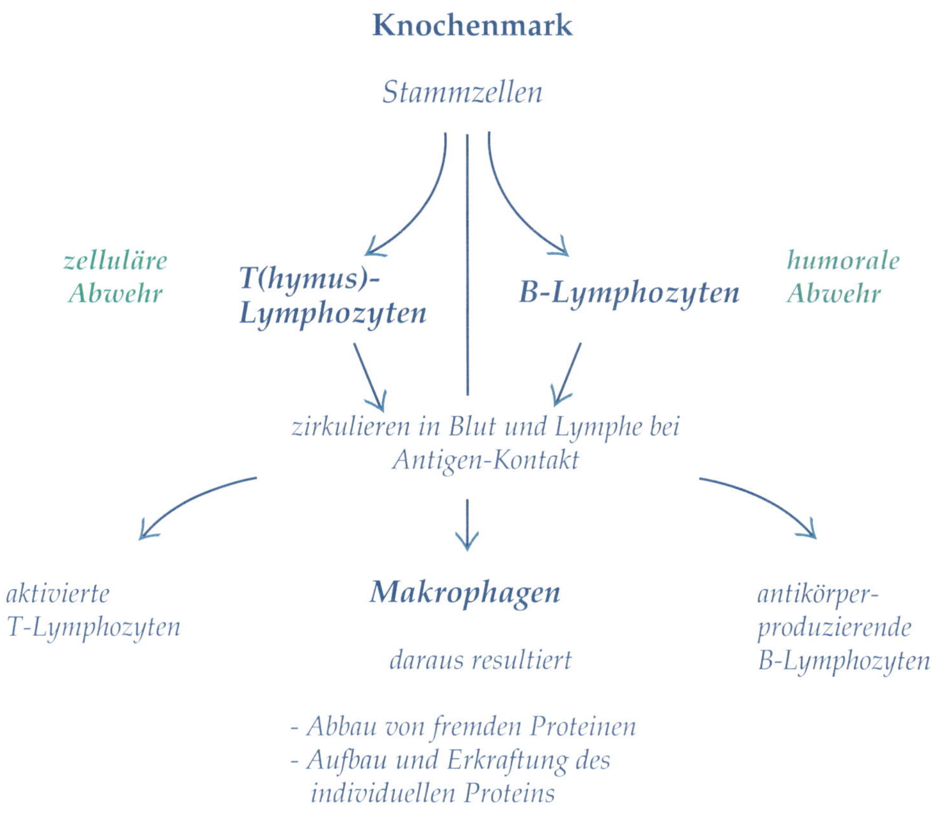

desto weniger können die immunologischen Prozesse das immer stattfindende degenerative Zerfallen von Zellen kontrollieren. Die Integrität des Menschen, zu der die Immunkompetenz führt, benötigt im regelrechten Sinne die qualitative Fähigkeit, den eigenen Körper mit seinen Zellen gesund zu erhalten. Aus der Aufzehrung und Phagozytose von kranken Zellen bildet der Körper eine gesunde Proteinsynthese.

Es gibt spezifische Abwehrreaktionen gegen Bakterien und Viren, die meist durch eine Antikörperbildung innerhalb des Systems von B-Lymphozyten stattfinden, und es gibt unspezifische Reaktionen, die autoaggressiver Art sind und zunächst ohne direktes Eindringen von fremden Keimen aufflammen. Das eigene Zellsystem dürfte jedoch die größte Gefahr im Sinne einer Pathologie darstellen, denn wenn die einzelne Zelle anstatt gesund in der Apoptose zu sterben, damit sie einen Platz für neu zu bildende Zellen eröffnet, sich proliferierend in einer Art Wuchertendenz selbst vermehrt, zerstört sich der Körper. Die Eigentendenzen dieser karzinogenen Zellen sind der Entwicklung sowohl einer guten Durchgestaltung der körperlichen Gewebsformen als auch der Neigungen des Bewusstseins entgegengesetzt. Sowohl der Körper als auch das Bewusstsein wollen sich

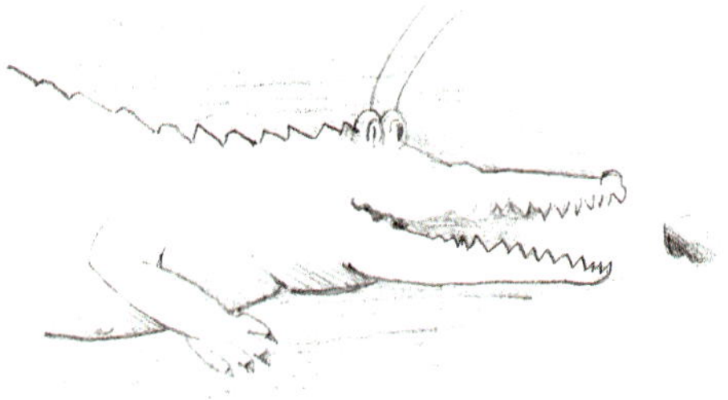

Im Allgemeinen spricht man in der Immunologie von natürlichen Killerzellen oder von den Makrophagen, Granulozyten und Monozyten, die typische Fresszellen sind. Die Phagozytose ist jener Vorgang, der dem Körper fremd anmutende Proteine zerkleinert, abbaut und schließlich regelrecht verdaut.

Diese Art Verdauungstätigkeit bildet zunächst eine Einverleibung und in der Folge wieder eine Ausscheidung. Die Ausscheidung kann nicht ohne eine vorausgegangene Einverleibung stattfinden. Die Kraft, ein Fremdes ausreichend in das eigene System hineinzunehmen, ist genauso wichtig, wie der in der Folge eintretende Ausscheidungsprozess.

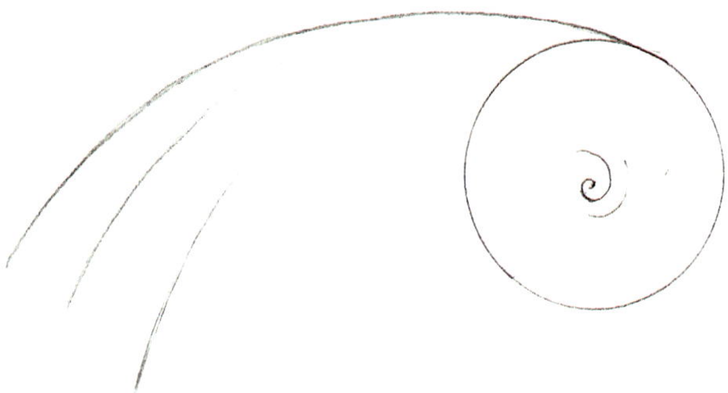

Der Vorgang des Abbaus in der Phagozytose ist allgemein bekannt, während die Stimulation oder die Bedeutung, die das neugebildete, körpereigene, individuelle Protein hat und wie es zu einer ausreichenden Synthese gelangt, wenig erforscht ist.

Es finden durch das Immunsystem und sein tiefgreifendes untergründiges Arbeiten mit Koordinationsvorgängen tatsächliche Integrationsprozesse statt, damit sich das kommende, sich neu bildende Eiweiß ausreichend im Körper verankert. Integration und exsudative Eliminierungen wirken zusammen. Es verbindet sich durch das Immunsystem die äußere Wirklichkeit mit einer tiefen inneren.

immer durch die Entwicklung neu verwandeln. Das Eingreifen des Immunsystems muss diese Prozesse durch geeignete Integration des Neuen und Eliminierung des zu sehr eigen gewordenen Alten leisten.

Die Begegnung mit untolerierbaren Stoffen, sei es mit eigenen, alten, degenerierenden Zellen oder sei es mit fremdartigen Proteinen, die sich aus einer Besiedelung mit Kranheitskeimen ergeben, das sind Bedingungen, denen der Körper ständig ausgesetzt ist, setzt immer einen inneren Wahrnehmungs- und schließlich sogar Reife- und Erkenntnisprozess voraus. Was ist aber eine Erkenntnis, die im zellulären Abwehrsystem der T-Lymphozyten zum Beispiel eintritt? „Erkennen" heißt nicht nur, wie man sich dieses Wort gerne ohne fundierten Zusammenhang vorstellen könnte, ein rein theoretisches schnellfertiges Zuordnen, nein es ist ein intensivster wahrnehmungs- und gedächtnisbildender Vorgang, es ist eine tiefgreifende Erfahrung mit intensiven verborgenen Gefühlen und es ist immer ein Transformierungsprozess im Persönlichen. Der Mensch, der eine wesentliche Sache erkennt, erlebt sich wie neu geboren und entdeckt daraufhin auf wachsende Weise seine mögliche Integrität. Auf dieser Grundlage bildet sich die Individualität des Menschen, die sich auf einer gesunden Proteinentwicklung gründet. (1)

Eine bessere Benennung für das Immunsystem wäre sogar „Integrationssystem", denn diejenige Dimension, die sich bei einer Auseinandersetzung mit einem pathologischen Geschehen äußert, ist immer eine Integration von einem Gefühl oder einem Empfinden, das sich bislang noch nicht in der Seele entwickeln konnte. Der Eliminierungsweg von pathogenen Zellen oder Krankheitserregern bildet die eine Seite des Schutzes der menschlichen Integrität, während die positive Beantwortung der Entwicklungsfrage, die eine seelische Reifewerdung mit der Erkraftung eines weisheitsvolleren und reiferen Gefühlslebens darstellt, die eigentliche und wesentlich zu bemerkende Heilsvoraussetzung motiviert. Der Name Abwehrsystem für das Immunsystem erscheint deshalb sehr verführerisch und einseitig. Er verlockt den Menschen geradewegs zu einem Denken mit materialistischem Eifer und fördert die Ängste vor pathologischen Keimen und Zellen.

Solange der Heilkundige, wie gleichwohl der Patient, die menschliche Integrität nur in den Aspekten des Schützens vor dem untolerierbaren Fremdartigen betrachtet, übersieht er die so wichtige Bedeutung der Weiterentwicklung seiner gesamten Persönlichkeit und den Aufbau seines individuellen Wesenskerns. Die Wortbedeutung von „Abwehrsystem" müsste deshalb für eine gesunde Perspektive der Medizin erweitert werden. (2)

Das Immunsystem steht gewissermaßen, wenn man es nach einem Innen- und Außenstandpunkt betrachtet, in einem polaren Gegensatz zu der Atmung und der Lunge. Alle immunologischen Vorgänge, die mit Wahrnehmungen, Koordinationen und schließlich einer rechten Verteilung zur Integration oder auf der anderen Seite zur Eliminierung eintreten, finden tief im körperlichen Inneren unter der Schwelle des Bewusstseins statt. Eine sehr flexible und meist schnell wirkende

Dynamik kennzeichnet die untergründigen Bewegungen im Lymphsystem und in den phagozytären Prozessen. Diese Prozesse sind bereits integrativ und exsudativ. Integrativ sind sie deshalb, da das Immunsystem die pathogenen Zellen in sich aufnimmt und in der Folge wieder zum Weg der Ausscheidung führt. In der Lunge, die das Atemsystem organisch repräsentiert, findet eine nach außen gerichtete Bewegung ebenfalls unaufhörlich statt. Es sind viele Ausscheidungprozesse in der Lunge wirksam. Wenn man auf geistige Weise die Lunge betrachtet, darf man sie mit den sich neu bildenden Proteinen in eine Verbindung führen. Diese Aussage ist natürlich wissenschaftlich nicht sehr anerkannt, sondern sie bildet ein rein esoterisches Forschungsergebnis; aber es ist sehr interessant, wenn man von einer übergeordneten esoterischen Wirkungsdimension eines Organs ausgeht. Die Atmung, wie sie sich im Außenraum frei hinausbewegt und wieder zum Innenraum zurückkehrt, sollte möglichst frei, unbeschwert und entspannt gelingen. Wenn das Denken und die Sinnestätigkeit nicht zu sehr von einer Verspanntheit, körperlichen Schwere oder depressiven Neigung vereinnahmt ist, entwickeln sich Augenblicke der Leichtigkeit, des Unbeschwertseins. Diese Phasen des Menschseins, in denen der Atem mit leichter Schwingung zirkuliert und eine natürliche Beziehungsfreude waltet, lassen die Proteinbildung auf beste und gesunde Weise gedeihen. Allgemein kann man sagen, je gelöster der Mensch im Atem ist, je freier und beziehungsfreudiger er im Luftigen belebt ist, desto gesünder kann sich die Proteinbildung bis hinein in die Tiefe des Stoffwechsels gestalten. Die äußere Kondition führt deshalb tief bis in die proteinbildende Synthese hinein.

Der Eiweißbildeprozess mit seiner Synthese und zentrierenden Erkraftung benötigt das Spannungsverhältnis zum Immunsystem, das tatsächlich tendenziell innen arbeitet. Wenn die erkennende Kraft der Immunzellen und in der Folge die eliminierende Tätigkeit der natürlichen Killerzellen ausreichend tief im leiblichen Inneren tätig ist, kann die Proteinsynthese mit ihrer frischen und belebenden Tendenz im besten Sinne wirken. Das Immunsystem ist deshalb integrativ tätig, da es die gesunden Prozesse bis in die Tiefe des Körpers fortsetzen kann.

Die Lokalisation des Immunsystems

Das Immunsystem, wenn man es einmal versucht in seinen zentralsten Anteilen zu verbalisieren, nimmt seinen peripheren Ausgang in den Schleimhäuten des Mund- und Rachenraumes und erstreckt sich in großem Maße auf das Ileum und Jejunum, schließlich zentriert es sich noch einmal in der Milz und in der Leber. Es ist aber weiterhin strategisch in den Lymphknoten und Lymphbahnen über den ganzen Körper verteilt. Die sogenannten Payerschen Plaques, die in der Tiefe der zentralsten Dünndarmabschnitte lokalisiert sind, enthalten am meisten Lymphfollikel und in dieser Region zentralisiert sich vorbereitend die Auseinandersetzung mit den fremdartigen Eiweißen und pathogenen Keimen. Sicherlich findet

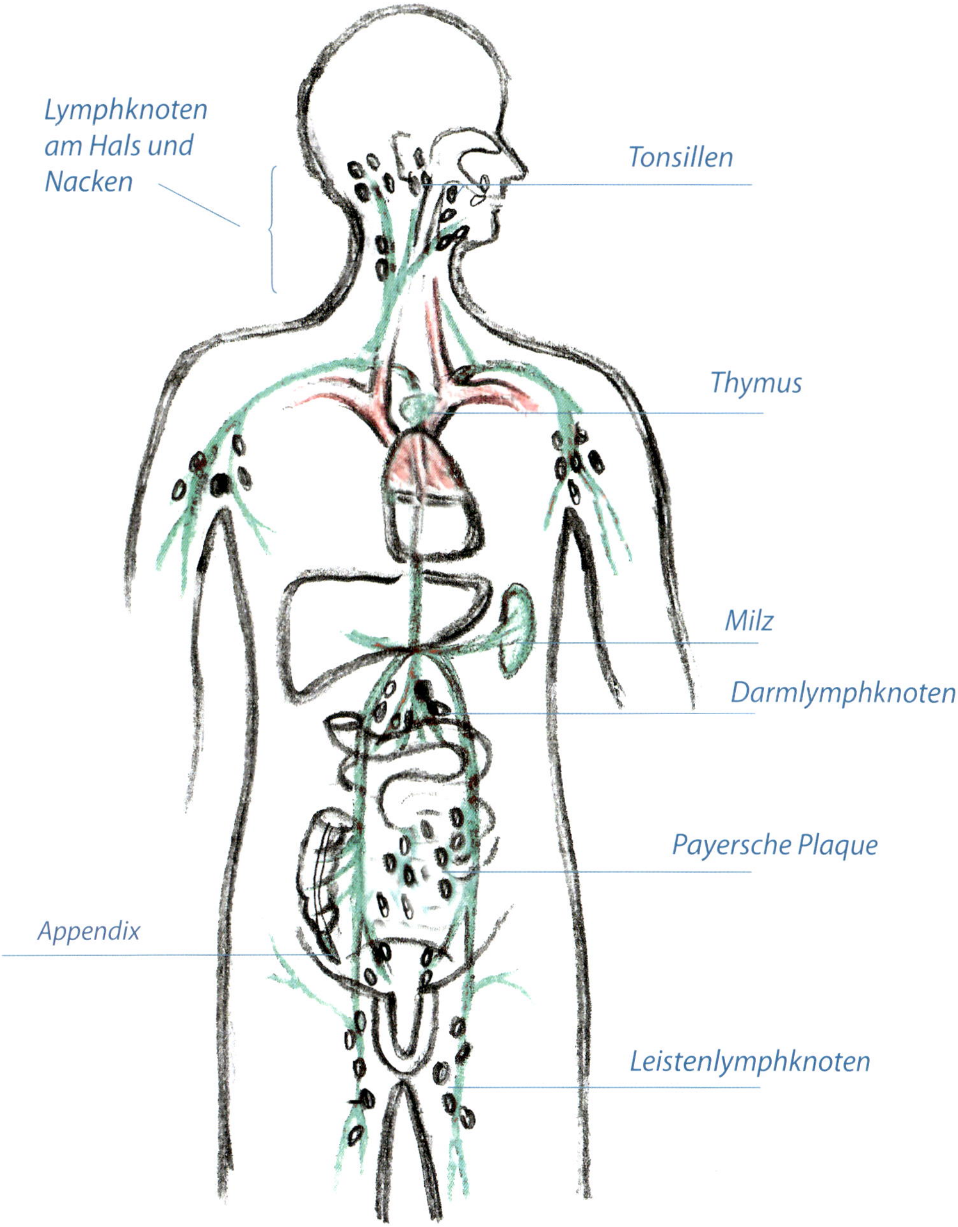

Lokalisationen des Lymphsystems

diese Auseinandersetzung mit dem Fremdartigen bereits im Rachenraum mit der sensiblen Schleimhautoberfläche und den Tonsillen statt.

Es besteht jedoch ein Zusammenhang zwischen der Mundschleimhaut, den Speicheldrüsen und dem Rachenraum zu dem Dünndarm. Man kann sagen, dass diese Regionen sehr intensiv von den planetarischen Kräften des Merkurs (3), der eine Art Organisator des Flüssigen ist, gelenkt werden und sich in diesen Regionen ein sehr feuchtes Milieu bewegt. In den Flüssigkeiten der Mundschleimhaut arbeitet bereits die erste unspezifische Abwehr.

Indem dieses Immunsystem einigermaßen lokal zugeordnet wird, lässt sich leichter der ganz vom Körper und allen Flüssigkeitsbewegungen unabhängige Denk- und Bewusstseinsbereich festlegen. Im Immunsystem finden unentwegte Wahrnehmungsprozesse durch Körperzellen ihren Vollzug, die jedoch auf die Art und Weise, wie der Mensch denkt und fühlt, reagieren. Es besteht deshalb ein Zusammenhang zwischen oben und unten oder dem realen, zugänglichen Bewusstsein zu untergründigen, im wässrigen Milieu stattfindenden, unbewussten Vorgängen. Diese Zusammenhänge könnten nun in dieser Tagung in ein anschauliches Licht gebracht werden. Hierzu sollen verschiedene Erfahrungen geschildert werden, dargestellt durch unterschiedliche Referenten, die Möglichkeiten herausstellen, die sie erforscht haben.

Man kann das Immunsystem durch Ernährung, Bewegungsanregungen, geeignete naturheilkundliche Medikamente, durch Kaltwasseranwendungen, gute Luft und günstige Lebensbedingungen, vor allem durch sinnvolle körperliche, wie auch mentale Aktivitäten wesentlich anregen und verstärken. Die größte Kraft, die es jedoch geben muss, entwickelt der einzelne Mensch ganz unabhängig von naturheilkundlichen Medikamenten und äußeren Substanzen. Je mehr eine Person die bestmöglichen, weisheitsvollen Ideen, die ihr zugänglich sind und moralisch hochwertigen Charakter besitzen, zu ganzen Idealen formt, desto mehr wirkt sie ganz unabhängig von äußeren Lebensbedingungen auf ihr eigenes Immunsystem stärkend und strahlt hinzukommende Kräfte förderlichster Art auf die Mitmenschen aus. Aus diesem Grunde sollte der Heilkundige, gleich ob er Schulmediziner im klassischen Sinne ist oder ob er als Heilpraktiker, Physiotherapeut oder Ähnlichem ein entsprechendes gelerntes Heilverfahren anwendet, immer daran denken, dass er in sich selbst durch sein entfaltetes Geist- und Seelenleben, namentlich durch ein entwickeltes weisheitsvolles Denken und integratives Fühlen, immunstärkend auf seine Mitmenschen und Patienten wirken kann.

Der Begriff des Bewusstseins ist bislang noch nicht ausreichend geklärt. In der Psychoneuroimmunologie existieren zahlreiche Angaben darüber, wie Stressfaktoren verschiedenster Art auf das Immunsystem schwächend wirken können und im Gegenzug hierzu, wie glückliche Handlungen einen stärkenden Charakter geben. Die Möglichkeiten aber, die das menschliche Bewusstsein im Sinne von spirituellen, sozialen, künstlerischen Prozessen besitzt, werden in der Regel von der Psychoneuroimmunologie noch gar nicht beachtet. Das Bewusstsein als förderliche Kraftquelle gibt dem Menschen erst die Möglichkeit zu einer vollen Entfaltung seines Immunsystems.

Nun folgt das erste Referat von Dr. Gunter Albert, der sowohl das Immunsystem in seiner Funktion als auch verschiedene Bewusstseinsprozesse, wie sie immunstärkend und immunschwächend wirken können, darstellen wird.

---

(1) Der innere Wahrnehmungsprozess, der zur Erkenntnisbildung der Unterscheidung beispielsweise von einem T-Lymphozyten zu einem schädlichen Protein oder zu einer degenerierten Körperzelle, einer Krebszelle, stattfindet, lässt sich den inneren Tiefenschichten des sogenannten Astralleibes zuschreiben. Der Astralleib besteht aus Bewusstsein und Unbewusstem. Seine Bewegungen sind immer mit entschiedenen Entwicklungsfragen verbunden. Im Laufe eines Lebens möchte sich dieser Astralleib keinesfalls verengen, sondern erweitern. Man kann sagen, dass das menschliche Dasein ebenfalls bewusstseinserweiternde, förderliche Ebenen erringen möchte. Der Mensch möchte keinesfalls zu einem Tierstadium oder einem dumpferen Bewusstsein, das heißt zu einer Herabminderung seines inneren und äußeren Daseins kommen.

(2) Prof. Schubert formuliert diese grundlegende menschliche Möglichkeit der positiven Beantwortung von Entwicklungsanforderungen aus seinem Forschungsfeld wie folgt: „ Die Theorie komplexer Systeme geht davon aus, dass nicht lineare Systeme (wie der Mensch, Anm. d. Verf.) selbstorgansisierend sind und bei starker Beanspruchung von außen dazu neigen, in einen neuen stabilen Zustand (...) zu kippen und neue Eigenschaften bzw. Qualitäten auszubilden. Wir sprechen hier von Emergenz." (aus: Christian Schubert, Magdalena Singer (Hrsg.) Das Unsichtbare hinter dem Sichtbaren – Gesundheit und Krankheit neu denken, 2020, Perspektiven der Psychoneuroimmunologie, S. 248.)

(3) Der Planet Merkur ist einer der sieben Hauptplaneten des Sonnensystems. Im Allgemeinen werden nach der anthroposophischen Lehre verschiedene Organe den Planeten zugeordnet, so zum Beispiel die Sonne dem Herzen, der Jupiter der Leber, die Venus den Nieren und die Lunge dem Merkur. Das Immunsystem, das die verschiedensten Bewegtheiten und Austauschprozesse leistet, kann ebenfalls maßgeblich dem Merkur zugeordnet werden, denn es finden in diesem über die Lymphflüssigkeiten jene Reaktionen statt, die zur Reinigung und gleichzeitig zur Aufbaufunktion des Körpers notwendig sind. Der Merkur ist der Planet, der eine hohe Kombinationsfähigkeit besitzt, die sich tief bis in die Weisheiten der körperlichen Biochemie ausdrückt.

Nach innen in die Tiefe des Leibes richten sich die merkurialen Funktionen mit dem Lymphsystem und den verschiedenen Integrations- und Abwehrmechanismen, während sich die Atemtätigkeit der Lunge nach außen öffnet. Die Atemtätigkeit beinhaltet den Austausch mit der äußeren Welt. Der Merkur, der der Lunge zugeordnet wird, nimmt deshalb an der äußeren Welt über die Luftbewegungen und ihre feinsinnigen Substanzen, die sowohl physisch als auch metaphysisch sind, teil („Es liegt etwas in der Luft."), er wirkt aber auch mit den Koordinationsprozessen der Eingliederung und Abwehr nach innen. So kann man von einem nach innen gerichteten und einem mehr nach außen gerichteten Merkur, im Sinne des Lungenatmungsystems und des Immunsystems sprechen.

Der Zusammenhang von Bewusstsein und Immunsystem

Gastbeitrag von Dr. med. Gunter Albert

In welchem Zusammenhang stehen Bewusstsein und Immunsystem zueinander? Wie kann dieser Zusammenhang gedacht und sich vorgestellt werden? Welche heilsamen und notwendigen Schritte können wir aus dem Zusammenhang von Immunsystem und Bewusstsein gerade für die gegenwärtige Krise der Menschheit entwickeln?

Mit diesem Vortrag möchte ich Ihnen nahebringen, wie die Immunkraft des Menschen in einem erweiterten Sinne gedacht und als notwendiges Instrument für unser Bewusstsein auch gegründet werden kann. Immunkraft im ganzheitlichen Sinn verstanden bezeichnet die Fähigkeit des Menschen, mit der Welt und mit dem Andersartigen oder Fremden in der Welt einen konstruktiven Umgang zu finden. Das Immunsystem ist in diesem Sinne nicht nur ein Abwehrorgan von überkommenden Einflüssen von außen, sondern es steht in Beziehung mit dem Potenzial des Menschen, schöpferische und entwicklungsförderliche Bewusstseinsprozesse zu erbauen und im Leben zu integrieren. Diese Möglichkeit kann in der gegenwärtigen Zeit Perspektiven eröffnen.

Aus dem Gebiet der Psychoneuroimmunologie gibt es zu dem Thema „Immunsystem und Bewusstsein" durchaus viel Interessantes. Diese medizinische Disziplin untersucht die Wechselwirkungen von Psyche und Körper anhand Veränderungen im Hormon- und Immunsystem, welche meist anhand von Laborwerten ausgedrückt werden. Bekannt aus der psychoneuroimmunologischen Forschung ist beispielsweise, dass sich Zustände, in denen die menschliche Psyche mit Angst, Hoffnungs- und Hilflosigkeit zu kämpfen hat, negativ auf das Immunsystem auswirken. Blickt man auf die gegenwärtige Zeit, so sieht man recht deutlich – wie es der Innsbrucker Psychoneuroimmunologe Prof. Schubert ausgedrückt hat (1) – eine weltweite Immunsuppression, in der sich die meisten Menschen mittlerweile aufgrund von Angst und Resignation befinden.

Die Ängste sind breit gefächert, von der Angst vor dem Virus und einem schweren Krankheitsverlauf, der Angst vor der neuen und unzureichend erforschten Impfung, über die Angst vor Strafen und Repressalien infolge von Einschränkungen und Zwangsmaßnahmen, der Angst vor dem Ausschluss aus der Gesellschaft, der Angst vor den wirtschaftlich-existentiellen und psychischen Folgen infolge der Lockdowns und der Isolation bis hin zu einer diffusen Angst vor Weltverschwörung und -untergang.

Infolge dieser enormen, Angst getriggerten Anspannung und der andauernden Stresssituation, in der sich die meisten Menschen befinden, kommt es zu einer Disharmonie im vegetativen Nervensystem. Der in eine Überspannung kommende Sympathikus, der uns in eine ständige Alarmbereitschaft versetzt, produziert vermehrt Cortisol. Erhöhte Cortisolspiegel wirken sich über längere Zeit schwächend auf das Immunsystem aus. Wie wirkt Angst auf unser Bewusstsein? Angst schwächt und überfremdet unser Bewusstsein.

Ganz allgemein gesprochen sind unser rationales Denken, unsere Übersicht und unsere Wahrnehmung in einer Angstsituation meist stark reduziert oder gar nicht mehr möglich. Das denkende und wahrnehmende Bewusstsein scheint wie zu entfliehen, wenn unser Gefühlsbereich von der Angst dominiert wird. Im Willensbereich meldet sich meist ein basaler Selbsterhaltungstrieb, der sich beispielsweise wie in Kriegszeiten bloß mit der Rettung der eigenen Haut beschäftigt. Das Bewusstsein und der Bezug zur Außenwelt verengen sich.

Gerade aber mit dem Bewusstsein ist dem Menschen ein Instrument gegeben, mit den verschiedenen Phänomen der Welt und mit seinen Mitmenschen in Kontakt treten zu können. Der Geistforscher Heinz Grill bringt das Bewusstsein mit der Seele des Menschen in Verbindung. Mit unserer Seele stehen wir einerseits in Kontakt mit der Außenwelt, zu unseren Mitmenschen, unserem ganzen Umfeld, bis hin zum Kosmos. Die Seele bringt andererseits die geistige Natur des Menschen, also seine Entwicklungsintentionen und kreativen Kräfte in eine Verbindung mit dem irdischen Leib. Die Seele bringt Geist und Körper in einen Zusammenhang. In der Seele leben die Kräfte des Denkens und Fühlens und unsere Willenskraft. Diese Kräfte leben als Fähigkeiten in unserem Bewusstsein und möchten auch genutzt werden.

Was ist die Aufgabe unseres Bewusstseins? Der Mensch kann, indem er eine Aktivität im Bewusstsein aufbaut, einerseits seine Außensituation, sein Umfeld gut und differenziert wahrnehmen, andererseits ist er auch in der Lage, Ideen oder Wünsche mit Hilfe seines Bewusstseins in der Welt in eine Umsetzung und gewünschte Richtung zu führen. Entscheidend bei diesen beiden Prozessen ist, inwieweit der Mensch sein Bewusstsein aktiv und selbstbestimmt führen kann.

In einer extremen Angstsituation ist dies meist nicht, bzw. nur durch entsprechende Bewusstseinsschulung möglich. Mit unserem Bewusstsein haben wir grundsätzlich die Möglichkeit, uns mit einer Sache, zum Beispiel der herrschenden Angstatmosphäre, auseinanderzusetzen. So können wir uns die Frage stellen, wie in der gegenwärtigen Zeit die Ängste an den Menschen herankommen. Fakt ist, dass tagtäglich über den Sinnesprozess eine Unzahl von Informationen auf uns einströmt. Wir nehmen ständig – vor allem mit dem Sehen und Hören – unsere Außenwelt wahr. Mit jedem Sinneseindruck dringt ein zunächst Unbekanntes oder uns Fremdes aus der Außenwelt in unsere Innenwelt ein. Wir kommen da mit unserem wachen Bewusstsein meist gar nicht mehr nach, all das zu integrieren.

Aufgenommenes, das aber unverarbeitet in den Menschen eindringt, lagert sich meist im Unbewussten ab. Das beschwert und schwächt das Immunsystem, das den Menschen unversehrt und integer gegenüber allen Fremdwirkungen halten möchte. So wie sich das Immunsystem in körperlicher Weise der äußeren Welt der Mikroben gegenüberstellt, so braucht der Mensch gerade heute ein waches und aufmerksames Bewusstsein gegenüber den Einflusskräften, die in Form von Informationen auf ihn einwirken.

Wie gehen wir mit Informationen in gesunder, immunstärkender Weise um? Zum einen können wir uns in bewusster Weise entscheiden, mit welchen Informationen wir uns auseinandersetzen und mit welchen nicht. Hier haben wir eine Wahl, die wir selbständig und bewusst treffen können und auch müssen. Zum anderen können wir beginnen, Fragen zu stellen. Was greift den Menschen aktuell am meisten an? Was löst die Ängste aus? Wie kommen diese Ängste an den Menschen heran?

Wenn wir uns mit den gehörten und gelesenen Informationen auseinandersetzen, werden wir erkennen, dass wir es mit Suggestionen, falschen Vorstellungen und Irrtümern zu tun haben, die den vielen aufgenommenen Informationen der gegenwärtigen Zeit zugrunde liegen. Das Ausmaß der Suggestionen und Ängste, die den Menschen und sein Immunsystem tagtäglich immer mehr schwächen, ist in meinen Augen riesig. Gerade bei Suggestionen, die sich meist unter Umgehung des wachen Bewusstseins in das menschliche Unterbewusstsein hineinschleichen, ist aus der Psychologie bekannt, dass die damit verbundenen falschen Vorstellungen den Menschen aus dem Unbewussten langsam zu steuern beginnen und er mit der Zeit dahingehend manipuliert wird, ganz im Sinne der suggerierten Kollektivmeinung zu denken, zu fühlen und zu handeln. Um diese Vorgänge aufzudecken, ist eine bewusstseinsgetragene Auseinandersetzung vonnöten, durch welche die Schlussfolgerung möglich ist, dass gerade auf der Ebene der gesteuerten Beeinflussung des Menschen die Krankheitserreger der Gegenwart liegen. Die Vielzahl der auf uns einwirkenden Suggestionen besetzen den Menschen und machen ihn krank.

Indem wir aber einen Immunprozess auf Bewusstseinsebene in uns erzeugen lernen, können wir einen erkennenden und konstruktiven Umgang mit den eindringenden und zunächst uns fremd anlastenden Inhalten erringen. Hierzu reicht es nicht aus, sich nur mit den Informationen zu beschäftigen und eine eigene oder andere Meinung zu bilden und dagegenzusetzen. Im Sinne der Immunkraft darf der Mensch dabei nicht stehen bleiben, sondern er ist aufgerufen, eine größere Dimension der Entwicklung mit einzubeziehen. Daher sind weiterführende Fragen so dringlich. Was oder welche Umstände haben den Menschen in die gegenwärtige Situation gebracht? Was fehlt dem Menschen heute und welche nächste Dimension des Menschseins muss entwickelt werden?

Zunächst können wir uns diese Auseinandersetzungsfähigkeit von der Immunologie her veranschaulichen und folgende sechs Arbeitsschritte des Immunsystems bei einer Infektionskrankheit unterscheiden.

1. Am Anfang nimmt der Mensch aufgrund eines allgemein geschwächten Milieus einen Keim auf. Die Mikrobe dringt durch eine natürliche Schleimhautbarriere hindurch in den Körper ein.

2. Die Wahrnehmung steht als zweiter Arbeitsschritt im Immunprozess an. Immunzellen, die in sehr gehäufter Weise an unseren Schleimhäuten liegen, nehmen den Eindringling wahr. Entweder er wird als ein Fremdstoff identifiziert, der schon früher einmal eine Infektion ausgelöst hat. Dann braucht keine große Auseinandersetzung mit ihm stattzufinden, denn das Immunsystem hat bereits eine spezifische Kompetenz errungen.

3. Wenn der fremde Eindringling als unbekannt wahrgenommen wird, führt dies zu einem dritten Schritt in der Arbeitsweise des Immunsystems, der als intensive Auseinandersetzung mit dem Fremden benannt werden kann. Fresszellen wandern ein und eine oftmals unkontrollierte Kampfphase setzt ein. Makrophagen und Granulozyten nehmen den Eindringling in sich auf, verdauen ihn und zerlegen ihn in seine Einzelbestandteile. Diese werden dann an die Oberfläche der Zellen gebracht und präsentiert, sodass der Fremdbestandteil wieder von anderen Lymphzellen erkannt, aufgenommen und weiterverarbeitet werden kann. Dieser Vorgang geschieht sehr oft, da der Eindringling in sehr viele kleinste Einzelbestandteile zerlegt wird. Diese intensive Auseinandersetzung findet in einem Zusammenwirken vieler Zellen statt und es sind viele Botenstoffe des Immunsystems beteiligt, die für eine gute Kommunikation unter den verschiedenen Immunzellen sorgen. Symptome wie Fieber, Rötung und Schwellungen sind ersichtlich, eine Entzündung ist entstanden.

4. Dieser Auseinandersetzungs- und Verarbeitungsprozess der Fress- und antigenpräsentierenden Zellen geht solange, bis schließlich die sogenannte spezifische Abwehr des Immunsystems einsetzen kann. Das heißt, dass koordinierende T-Lymphozyten und antikörperproduzierende B-Lymphozyten in den Immunprozess eingreifen. Aufbauend auf die bereits geleistete Vorarbeit entwickeln diese hochspezialisierten Lymphozyten einen Erkenntnisprozess, indem sie eine maßgeschneiderte Antwort auf den Eindringling hervorrufen. Die spezifische Immunantwort setzt mit der Bildung von Antikörpern ein, die wie ein Schlüssel ins Loch passend und spezifisch für den Eindringling hergestellt werden. Diesen vierten Schritt bezeichne ich als Erkenntnisbildung. Mit Hilfe dieser Antikörper oder auch spezifischer T-Zellen kann der Eindringling unschädlich gemacht werden.

1. Aufnahme des von
außen kommenden Fremden

2. Wahrnehmung desselben

3. Auseinandersetzung mit dem Fremden

4. Erkenntnisbildung am Fremden mit
Entwicklung einer neuen Idee

5. Ausscheidung und Loslösung
von unbrauchbarem Fremden

6. Integration der erarbeiteten Idee
als neue Kompetenz

Abbildung zur Veranschaulichung der Arbeitsschritte, die die Immunkraft auf körperlicher Ebene und auf Bewusstseinsebene gegen von außen kommende Einflüsse zu leisten imstande ist.

5. Er wird abgebaut und in einem fünften Schritt auch ausgeschieden. Die Infektion ist überwunden. Das Immunsystem hat durch Auseinandersetzungsprozesse den fremden Eindringling exakt erkannt und als Antwort darauf eine neue Eiweißstruktur aufgebaut. Hochspezifisch und zielgerichtet bildet das Immunsystem Antikörper und in der Folge auch Gedächtniszellen.

6. Das ist etwas sehr Spannendes, denn es wird etwas gebildet, das es vor der Erkrankung in dieser Form noch nicht gegeben hat. Die entstandenen Antikörper und in verstärktem Maße die Gedächtniszellen bleiben in der Regel im Organismus erhalten. Sie werden integriert. Der Integrationsvorgang ist ein sechster Schritt im Umgang des Immunsystems mit Fremdstoffen. Das Immunsystem hat sich eine neue Kompetenz errungen, durch die eine Infektion überwunden werden konnte. Die Fähigkeit des Immunsystems vervollständigt sich. Bei einem erneuten Kontakt mit demselben Virus oder Bakterium werden die Gedächtniszellen sofort aktiviert und können innerhalb weniger Stunden eine Immunreaktion auslösen, die ein Ausbrechen einer Infektion verhindert.

Diese Arbeitsweise unseres Immunsystems kann einerseits verdeutlichen, dass ein gesunder Immunprozess zwar mit intensiven Prozessen der Wahrnehmung und Auseinandersetzung einhergehen muss, aber dabei nicht stehenbleibt. Er schwingt sich auf zu Erkenntnissen, welche zu einem größeren Ganzen integriert werden. Andererseits zeigt die dargestellte Arbeitsweise, dass die Immunkraft nicht mit einer vorschnellen Abwehrhaltung auf schädigende Keime oder, übertragen auf eine Bewusstseinsebene, auf Irrationales reagiert, es weit von sich weist oder es nur einmal als Unsinn abtut. Dieses oberflächliche, abwehrende Verhalten würde ich als immunpathologisch bezeichnen.

Unsere Immunkraft liegt auf Bewusstseinsebene beispielsweise in unserer logischen und vernunftbegabten Denkkraft und der Fähigkeit, sich eigenständig Anschauungen zu bilden. Mit dieser können wir Suggestion, Lügen, Betrug, falsche Vorstellungen und Manipulation identifizieren. Wir erkennen anhand unserer Auseinandersetzung beispielsweise die weit verbreitete und falsche Vorstellung, dass der Mensch abhängig von einem äußeren Krankheitserreger sei.

Mit der Entdeckung von im Mikroskop sichtbaren Mikroorganismen in der zweiten Hälfte des 19. Jahrhunderts entstand in der medizinischen Wissenschaft zunehmend die Auffassung, dass Infektionskrankheiten durch Übertragung von Keimen zustande kommen. Doch schon seit Beginn dieser Entdeckungen durch die Begründer der Bakterien- und Parasitenlehre Robert Koch und Louis Pasteur gab es den Wissenschaftsstreit, was denn das entscheidendere Kriterium für das Entstehen einer Infektionskrankheit sei: der Wirt und sein Milieu oder der Keim. Forscher, die die „Milieutheorie" vertraten, wie Max von Pettenkofer, Claude Bernard oder Antoine Béchamp gingen davon aus, dass der Körper nur dann anfällig für infektiöse Keime werde, wenn das Gleichgewicht des inneren Milieus gestört sei. Erstaunlicherweise gibt es in dieser Auseinandersetzung der unterschiedlichen Forscher Hinweise darauf, dass sowohl Koch als auch Pasteur im Laufe ihres Forscherlebens auch zu dem Ergebnis kamen, dass „die Mikrobe nichts, das Milieu alles sei". (2)

Ein mehr bildhaftes Verstehen dieser Frage nach der Ursache der sogenannten ansteckenden Krankheiten kann durch das Beispiel eines Fischteiches im Garten, in dem plötzlich ein Fischsterben um sich greift, entstehen. Eine labortechnische Analyse der verstorbenen Fische wird vielleicht ergeben, dass diese mit einem bestimmten Virus infiziert sind. Doch wird ein umsichtiger Forscher deshalb den Virus als Ursache für das plötzliche Fischsterben festmachen? Wenn er einigermaßen umfassend denkt, so wird er zunächst das Milieu und die Umgebungsbedingungen untersuchen. Dabei wird er feststellen, dass das Wasser durch mangelnde Umwälzung stagniert und dadurch ein erheblicher Sauerstoffmangel eingetreten ist. Was ist jetzt Ursache und was Wirkung? Als Ursache wird man den Sauerstoffmangel und eine ungenügende Wasserqualität feststellen, also ein schlechtes Milieu, und als Wirkung davon entsteht eine Schwächung bei den Fischen. Sie werden in der Folge anfälliger für Krankheiten und erst in letzter Konsequenz wird es dann ein Virus sein, der sie sterben lässt.

Die entscheidendere Bedeutung des Milieus oder der Konstitution des Menschen ist bei der Frage der Kontagiosität auch in der Naturheilkunde bestens bekannt. Einseitig intellektuelle oder emotionale Überforderungen, mangelnde Bewegung, ungünstige Ernährung oder eine verminderte und flache Atmung führen im Körper zu vermehrten Stoffwechselschlacken, welche mit der Zeit akkumulieren. Halten diese Bedingungen länger an, kommt es zu Überlastungen und Stauungen in den Geweben. Die Folge ist eine Übersäuerung, welche Entzündungen und Infektionen begünstigt. Die Last dieser Überfremdung schwächt das Milieu und die Immunkraft. Naturheilkundliches Denken zeigt also, dass erst durch den Anstieg von schwächenden Faktoren der Verlust der körperlichen Kondition eintritt, was in der Folge Krankheiten auslöst.

Indem wir dieses falsche Vorstellungsbild von der Ansteckung erkennen, nähern wir uns aber auch schon dem Gegenbild oder der befreienden Idee, dem seelisch-geistigen Pendant zum physischen Antikörper an. Nämlich der Vorstellung, dass das Krankwerden weniger von einer Ansteckung durch einen Keim herrührt, sondern dass das Immunsystem des Menschen, sein soziales Milieu, die Ordnung in seinen Beziehungsverhältnissen und seine eigene Bewusstseinshaltung entscheidendere Faktoren darstellen, ob eine Krankheit eintritt. Denken wir diese Idee, wird sie eine umfangreiche Wirkung auf uns und auch unsere Umgebung entfalten. Erstens werden wir keine Angst oder Gefühle der Ohnmacht gegenüber einer Mikrobe zeigen, da wir uns unabhängiger von der Materie und den körperlichen Bedingungen sehen. Zweitens werden wir mehr die Notwendigkeit erkennen, für unsere Immunkraft, unser Bewusstsein und unser Umfeld einen soliden Aufbau herbeizuführen.

Und drittens werden wir im Ringen dieser fortschrittlichen Arbeit viele spannende Fragen und großes Interesse dafür entwickeln, wie denn Gesundheit und Krankheit wirklich zustande kommen.

Dieser mentale Aktivierungsvorgang erfolgt mit klarem und vernünftig denkendem Bewusstsein und somit setzt er den aus dem Unbewussten hochsteigenden Emotionen und suggestiv aufgenommenen Einflüsterungen der Zeit etwas entgegen. Die Suggestionen, die dem Menschen täglich eingeimpft werden und ihn dazu bringen sollen, dass er beispielsweise doch irgendwann eine gefährliche Bedrohung durch einen Virus fühlt und sich dementsprechend verhält, wird durch diese aktive, um Objektivität ringende Bewusstseinsarbeit enttarnt. Ihre Fremdwirkungen in uns können eine Auflösung erhalten. Das stärkt unsere Immunkraft in der Folge. An dieser Stelle möchte ich zwei Zitate vorstellen, die das Dargestellte in eine weitere Dimension führen können.

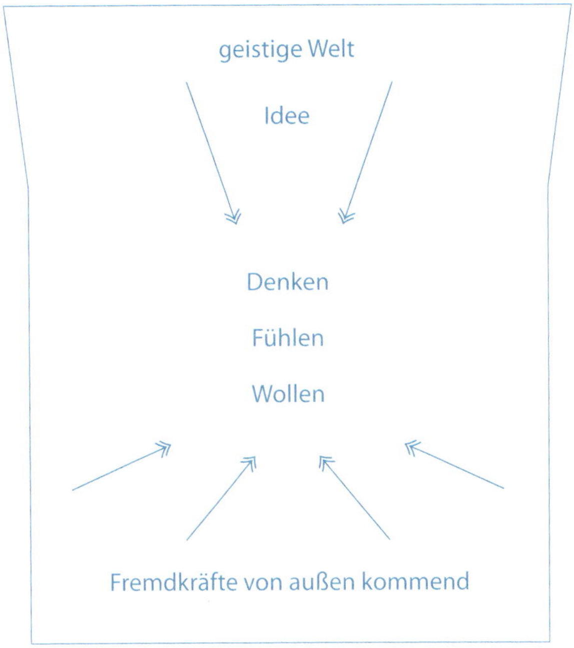

Je stärker der Mensch eine geistige, universal gültige Idee mit seinen Seelenkräften des Denkens, Fühlens und Wollens selbständig ergreift und zu einem sozial wirksamen Ideal ausgestaltet, desto immuner wird der Mensch gegen suggestiv wirkende Beeinflussungen.

Rudolf Steiner sagte 1920:

„Das ist dasjenige, worauf heute hingewiesen werden muss, dass eine gesunde Entrüstung über das Ungesunde der Quellpunkt sein muss für die Begeisterung, für die neuen notwendigen Wahrheiten." (3)

Heinz Grill drückt Folgendes aus:

„Je mehr sich ein Mensch des Irrtums durch Anschauung, Erwägung und Erkenntnis eigenständig bewusst wird, desto mehr erfährt er in seiner Seele eine wachsende Kraft zu Idealen." (4)

In beiden Zitaten sehe ich einen Zusammenhang zur Immunkraft des Menschen. Das Ungesunde oder den Irrtum genau zu beleuchten, ihn als Anschauungsobjekt und sogar als Quellkraft für begeisternde Ideale zu nutzen, ist eine Fähigkeit unserer seelisch-geistigen oder ganzheitlich gedachten Immunkraft. Der Mensch bleibt nicht dabei stehen, eine Lösung oder ein besseres Zurechtkommen im Problem selbst zu suchen, beispielsweise indem er Suggestionen vermeidet und den

Fernseher in den Keller stellt oder indem er abwartet bis der ganze Spuk wieder vorbei ist, sondern er wird sich einer größeren Dimension der Entwicklungsnotwendigkeit bewusst und stellt Fragen. Wie kann der Mensch neu gedacht werden? Braucht es nicht gerade heute den reifen Menschen, der sein Bewusstsein durch Schulungsmöglichkeiten erweitert und stärkt? Gerade in Zeiten der Entwurzelung und Orientierungslosigkeit liegt eine größte Chance darin, dass sich der Mensch im Sinne der Immunkraft erneuert. Er erringt sich in diesen Bewusstseinsprozessen eine zukünftige und reifere Stellung.

Wenn wir das gegenwärtige Geschehen analysieren, sehen wir das Bild einer gewaltig fortgeschrittenen Fremdbestimmung des Menschen, die vor allem sein Bewusstsein besetzen und vernebeln möchte. Im Sinne eines erweiterten Immunprozesses bleiben wir aber nicht bei dem Prozess der Analyse und des Abwehrens stehen, sondern wir bilden aus den Erfahrungen der Auseinandersetzung mit dem Negativen eine Erkenntnis oder neue Idee. So wie in ähnlicher Weise das Immunsystem auf körperlicher Ebene mit neu gebildeten Antikörpern und Gedächtniszellen eine hochspezifische Antwort bildet.

In einem erweiterten Verständnis des Immunsystems können wir uns jetzt die Frage stellen: Wie kann eine Immunantwort aussehen, wenn wir die uns angreifenden Noxen in der Fremdbestimmung und den bewusstseinsreduzierenden Ängsten und Suggestionen sehen?

Immunkraft heißt, an dem Negativen und Schädlichen wach zu werden, und sich in dem Wunsch nach Weiterentwicklung aufzurichten, indem Gegenbilder zu diesem Negativen kreiert werden. Das Negative oder Böse – also das erkannte Bild von der manipulativen Bevormundung und Fremdbestimmung des Menschen – wird genutzt, um an diesem negativen Bild die Bedeutung der eigenständigen Bewusstseinsaktivität und der Selbstbestimmung als Ideale zu erkennen. Aus dem Ungesunden und Irrtümlichen, aus dem Fremden und Negativen entwickeln wir eine Erkenntnis, eine neue Idee oder ein edleres und größeres Ideal.

Das ganzheitlich gedachte Immunsystem möchte diese neu errungene Idee in der Folge auch in eine Umsetzung führen und die gewonnenen Erfahrungen sowohl im Bewusstsein im Sinne einer neuen Kompetenz als auch im gesamten Leben integrieren. Denn wenn die Integration, gerade auch von traumatisierenden Erfahrungen fehlt, dann führt das zu Verdrängungen und Abspaltungen im Bewusstsein und damit in der Folge häufig zu Immunschwächungen und Krankheiten. Hingegen führt eine gelungene Integration von Erfahrungen und Erlebnissen zu einem integren Charakter.

Was ist ausschlaggebend? Das Milieu mit den immunologischen Fähigkeiten oder der eingedrungene Keim? Im stagnierenden Wasser bilden sich allzuleicht Krankheitskeime. Im lebendigen Wasser bilden sich weniger Krankheitskeime.

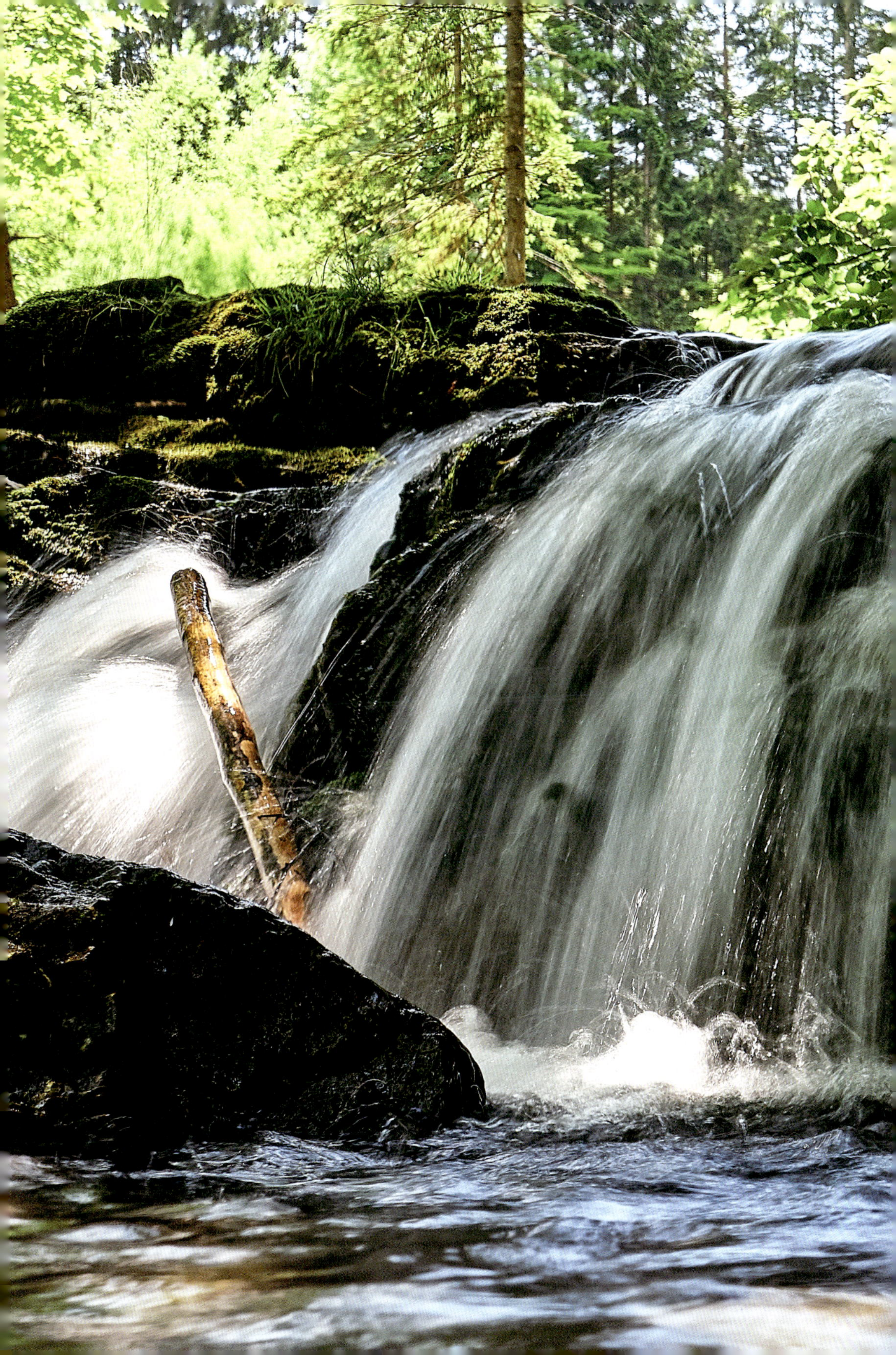

Indem der Interessierte den großen Wert sieht, den die entwickelte Idee, also die Selbstbestimmung und Aktivität im Bewusstsein für die Menschen und ihre Gesundheit haben, beginnt er sich Fragen zu stellen. Was bedeutet der Begriff der Selbstbestimmtheit? Wie ist die Selbstbestimmung von einem nur den eigenen Vorteil suchenden Egoismus abzugrenzen? Er wird sich philosophischen Fragen annähern, beispielsweise was es mit diesem Selbst oder dem Ich des Menschen für eine Bewandtnis hat. Er wird sich weiterhin fragen, wie eine Aktivität im Bewusstsein entstehen kann, wie die Bewusstseinskräfte geschult werden können.

Nicht nur für sich oder um die eigene Entwicklung wird er sich in diesem Ringen bemühen, sondern er sieht dieses Ideal eines selbstbestimmten, logisch und vernünftig denkenden Menschen als etwas, was für die Zukunft allgemein notwendig sein wird. Er wird dieses Ideal daher auch für andere zugänglich machen wollen.

Indem er sich rege Gedanken und Vorstellungen über dieses neue Interessensgebiet bildet, ist er aktiv mit seinem Bewusstsein tätig. In dieser Eigenständigkeit wird er mehr immun gegen Beeinflussungen von außen. Er pflegt sein Ideal und baut es immer wieder auf, das Ideal beispielsweise, dass jeder Mensch in seiner Seele die Kräfte zu einem klaren, vernünftigen Denken und zur eigenständigen Lebensführung in sich trägt. Er lässt sich dann nicht mehr beirren, wenn es den Anschein macht, dass sein Gegenüber jetzt gegen die Vernunft handelt, sondern er sieht ihn an, stellt sich Fragen und kann schließlich erkennen, dass der andere auch in einer sehr großen Not steckt, weil er z. B. passiv-ängstlich unter dem Joch der kollektiven Fremdbestimmungen steht.

Indem er sein Gegenüber von seinem gedachten und gelebten Ideal aus betrachtet, kann er freier in der Begegnung bleiben. Er muss sich nicht in kämpferischen, abwehrenden, also immunpathologischen Reaktionen verausgaben. Er braucht den anderen auch nicht abzuwerten oder ihn in seine Ängste und seiner Unmündigkeit fixieren, sondern getreu seines Ideals wird er für ein vernunftbegabtes, eigenständiges Denken einstehen und dieses dem Gegenüber in verständlicher Weise auch darstellen können. Es gibt darin keine Polaritäten. In der Regel wird eine inhaltsvolle Schilderung eines idealeren und universal gültigen Menschseins, das in der selbstbestimmten Bewusstseinskraft gegründet ist, auch den anderen Menschen so ansprechen, dass er hierin einen Wert sehen kann. Die Seelenkräfte des im Ideal gegründeten Menschen weiten sich in der Wahrnehmung, im Denken und Empfinden auf den Mitmenschen aus. Diese Ausrichtung des Bewusstseins steht der anfangs beschriebenen Angstsituation diametral gegenüber.

Zusammenfassend stellt sich der Zusammenhang von Bewusstsein und Immunsystem wie folgt dar: Indem der Einzelne eine edle und weisheitsvolle Idee denkt, sie mit logischen Vorstellungen zu einem eigenen Ideal ausgestaltet, befindet er sich in einer selbstbestimmten Eigenaktivität. Diese Tätigkeit bringt ihn heraus aus dem Gefühl der persönlichen Ohnmacht. Das ist etwas sehr Bedeutendes.

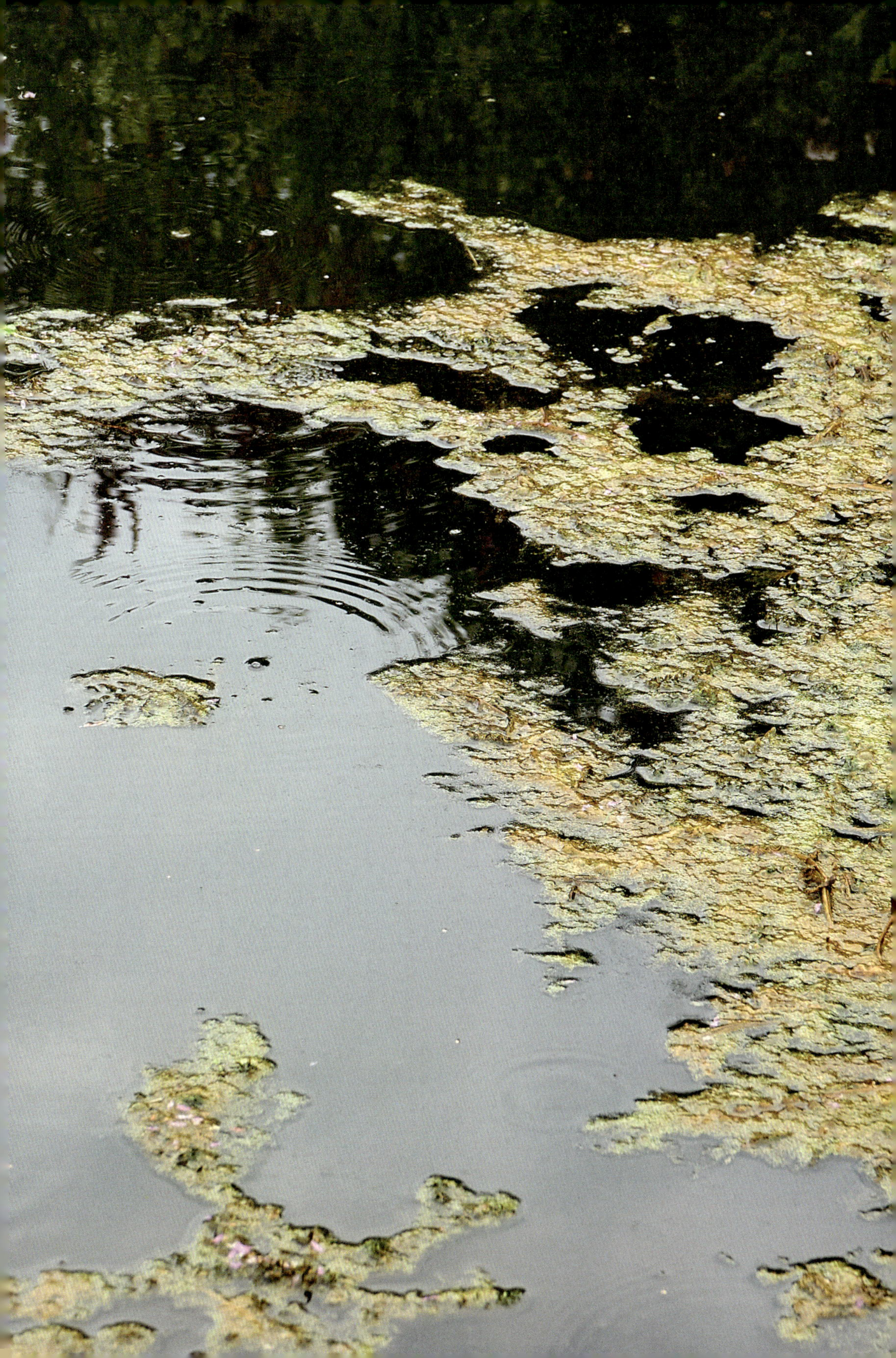

Der Mensch erringt, indem er selbst aktiv sein kann, einen besseren Zugang zu sich selbst. Das stärkt sein Immunsystem, denn er wird mit seinem interessierten, forschenden und gestaltenden Bewusstsein schaffend tätig und macht sich weniger abhängig von dem, was an Forderungen und besetzenden Vereinnahmungen der Außenwelt auf ihn hineinwirkt. Um sein Bewusstsein aber führen zu können, braucht er einen idealen Gedanken und konkrete Vorstellungen. Diese kann er sich im Sinne der Immunkraft erringen, indem er Gegenbilder zu dem Negativen der Zeitensituation bildet. Er wehrt das Schädliche oder Böse nicht vorschnell ab, sondern richtet sich im moralischen Aufstieg an ihm auf und entwickelt eine neue Kompetenz und Selbstgründung durch seine Bewusstseinsarbeit.

Für was ist das Immunsystem zuständig?

Das Immunsystem des Menschen hält die Integrität sowohl gegen Einflüsse und Wirkungen von außen als auch in Bezug auf Vorgänge im Körper selbst aufrecht. Es kommt in besonderer Weise bei folgenden Prozessen zum Einsatz:

1. Die Zuständigkeit des Immunsystems für Bakterien, Viren und Parasiten ist im Allgemeinen gut bekannt. Es reagiert auf eindringende Mikroorganismen und toxische Belastungen. Hier hat der Begriff des Abwehrsystems eine gewisse Berechtigung, wobei das Immunsystem nicht bei der Abwehr stehen bleibt, sondern – wie in verschiedenen Kapiteln dieses Buches ausgeführt – einen Integrationsvorgang vollziehen möchte.

Das Immunsystem löst auf Noxen und Keime Entzündungsprozesse aus. Diese gehen – wie im Bild auf Seite 38 ersichtlich – mit Rötung, Schwellung, Schmerz und eingeschränkter Funktionsfähigkeit des betroffenen Gewebes oder Organs einher.

Aus einer ganzheitlichen Sicht betrachtet sucht der Mensch, dessen Milieu und Kondition geschwächt sind, die Begegnung und Auseinandersetzung mit Krankheitserregern, um daran durch eine Entzündungsreaktion einen neuen Schritt tätigen zu können. Altes, Geschwächtes will er überwinden, um eine nächste Stufe der Entwicklung, eine neue Fähigkeit oder neue Empfindung integrieren zu können. Damit erschafft er sich neue Möglichkeiten des In-Beziehung-Tretens und integriert sich mit diesen fortschrittlicher in seinem Umfeld.

2. Bei der Heilung von Wunden ist das Immunsystem beteiligt, um die körperliche Unversehrtheit wiederherzustellen. Ist ein Gewebedefekt entstanden, verhindern zunächst die Blutplättchen und das Gerinnungssystem einen größeren Blutverlust. In der Folge wandern immunkompetente Zellen in das Wundgebiet ein, welche mit ihren membrangebundenen und löslichen Mediatoren (Boten-

stoffen) eine zentrale Rolle bei der Regulation des Reparationsprozesses spielen. Ein Wundödem entsteht. Immunzellen verhindern Keimbesiedelungen, bauen abgestorbenes Gewebe und den faserreichen Blutpfropf ab und stimulieren Bindegewebszellen zur Vermehrung. Diese füllen den Gewebedefekt von unten nach oben hochwachsend mit kollagenreichem Narbengewebe auf. An der Oberfläche bildet sich schließlich eine neue Hautschicht. Die Narbe ist empfindlicher als normale Haut, anfangs noch rötlich, mit der Zeit aber immer blasser werdend.

Bekannt ist, dass ein Mangel an bestimmten Immunzellen sowie ein erhöhter Cortisolspiegel, der das Immunsystem im Gesamten schwächt, die Wundheilung hemmen.

3. Während bei den ersten beiden Prozessen das Immunsystem seine koordinierenden und heilenden Fähigkeiten zum Ausdruck bringen kann, liegt bei Allergien und autoaggressiven Prozessen eine fehlgeleitete Immunantwort vor. Beide Erkrankungsformen, Allergien und Autoimmunkrankheiten, sind verursacht durch eine gestörte Steuerung und Regulation des Immunsystems. Bei Allergien reagiert es auf immunologisch harmlose Fremdstoffe, wie etwa Pollen, mit überschießenden Reaktionen, beispielsweise mit der Bildung von unnötigen Mengen an Antikörpern. Im Rahmen von Autoimmunkrankheiten greift es körpereigene Strukturen an. Chronische Entzündungen bis hin zu schweren Gewebedestruktionen sind die Folge.

Aus ganzheitlicher Sicht kann ätiologisch bei rheumatischen Krankheiten in diese Richtung geforscht werden, ob es in der Psyche des Betroffenen bestimmte unbewusste Verhaltensmuster gibt, die wie ein „blinder Fleck" erscheinen. Dabei zeigen sich Betroffene oft eher kindlich-naiv, wie man sagt „blauäugig" und gutgläubig gegenüber Fremdem. Sie neigen zum Idealisieren anderer. Allzu leicht schenken sie Vertrauen und stimmen einer Sache oder einem Verhalten einer anderen Person zu, das aber in einem Gesamtgefüge als nicht richtig oder gar schädlich eingestuft werden müsste. Sie unterliegen einem Irrtum, den sie aber selbst nicht erkennen. Indem sie den Fehler des Fremden nicht wahrhaben können oder wollen, kann es in der Folge sein, dass ihr Immunsystem gesundes Gewebe im eigenen Körper angreift.

Ein Beispiel aus der Praxis: Nach einer Scheidung „im Gutem" von ihrem Mann behält dieser das gemeinsam erworbene und ausgebaute Haus, während die Frau auszieht und sich eine sehr kleine Wohnung anmietet, die kaum Platz bietet, dass ihre Kinder sie beizeiten besuchen können. In der Folge entwickelt sie einen starken rheumatischen Schub mit heftigen Schmerzen. Angesprochen auf die verschobenen Vermögensverhältnisse gibt sie an, dass dies schon so in Ordnung sei, sie von ihrem Ex-Mann keine Zuwendung erwarte. Therapeutisch sinnvoll erscheint hier, das Ungleichgewicht sichtbar zu machen, sodass die Erkrankte den blinden Fleck beseitigen und die Beziehungsverhältnisse neu und zu einer größeren objektiven Stimmigkeit ordnen kann.

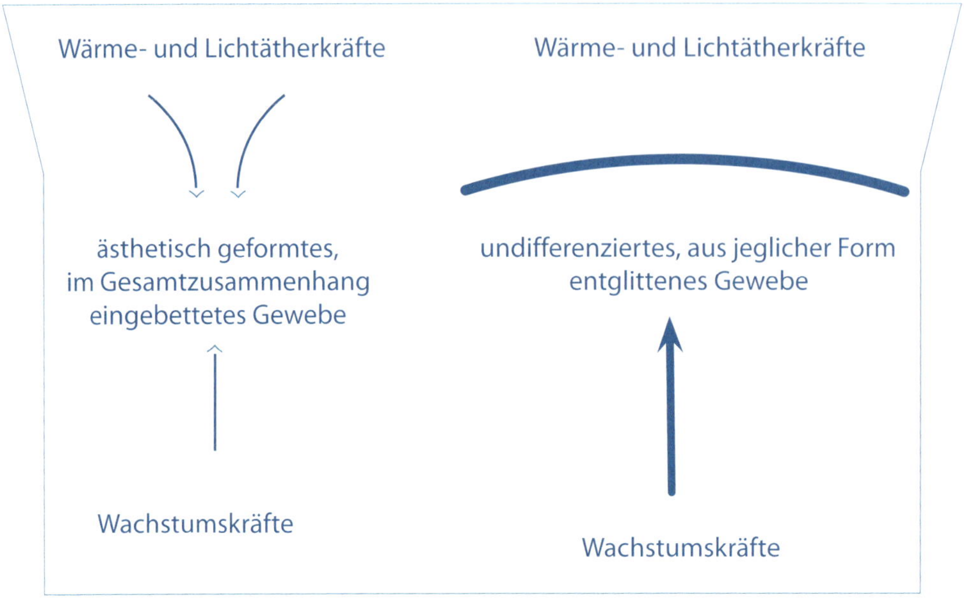

4. Richtig gesteuert ist das Immunsystem, wenn es körpereigene Zellen angreift und beseitigt, die in irgendeiner Weise überaltert, degeneriert oder entartet sind. Diese Aufgabe der Erkennung und Eliminierung von bösartig veränderten Tumorzellen ist eine sehr Bedeutsame, obgleich gerade in der heutigen Zeit diese Fähigkeit des Immunsystems nur sehr eingeschränkt wahrgenommen wird. Es verhindert die Entstehung der Krebserkrankung.

Was liegt dieser Krankheit zugrunde? Heinz Grill beschreibt in seinem Buch über die Krebserkrankung (5), dass der Zellapparat aus sich selbst heraus Leben zu organisieren beginnt, wenn er von den sogenannten Wärme- und Lichtätherkräften nicht mehr in ausreichendem Maße berührt wird. (6) Diese Ätherkräfte sind es im Gesunden, die die Zellen erneuern, durchwärmen und ihnen Form und Struktur geben. Sind sie aber abgeschirmt, kommt es zur Krebsgeschwulst, die ohne Begrenzung in undifferenzierter Weise immer weiter proliferiert. Wie abgeschnitten von jeglichen organisierenden, strukturierenden und ordnenden Formprinzipien wuchert ein selbständig gewordener Lebensprozess. Bei dieser Erkrankung existiert ein übersteigerter und entglittener Drang nach Vitalität und Leben, der sich in der Psyche des Betroffenen in einem fixierenden Festhalten von subjektiven Lebensgefühlen und Sicherheiten und dem überwertigen Wunsch nach einem Überleben des eigenen Körpers äußern kann. Ein Sich-Gegenüberstellen und Konfrontieren mit dem Andersartigen und Fremden in der Welt oder mit geistigen Ideen kann alleine meist nicht mehr aufgebaut werden. Das Immunsystem ist in dieser Kondition eines In-Sich-Eingeschlossen-Seins nicht mehr richtig tätig. Es bräuchte eine vollständige Erneuerung.

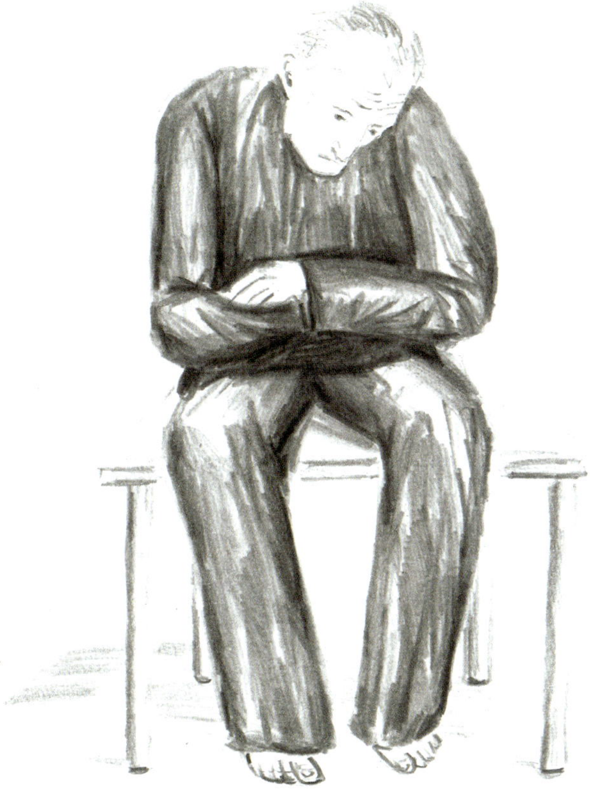

Eingeschlossen in der Grübelei und in der Nachgiebigkeit zu Depressionen kann das Immunsystem nicht zu seiner Entfaltung gelangen. Man sollte den Depressionen nicht zu sehr nachgeben, sondern zu gesunden Aktivitäten streben.

---

(1) Professor Christian Schubert im YouTube-Interview, bei etwa 1 h 32 m https://www.youtube.com/watch?v=DbsJfHPPYM8, Abgerufen am 16.9.2021

2) Leider scheint bei dem Institut, das den Namen von Robert Koch trägt, diese Aussage vollkommen in Vergessenheit geraten zu sein und einzig eine einseitig virologische Sichtweise eine Geltung zu besitzen.

(3) Rudolf Steiner, Gegensätze der Menschheitsentwicklung: West und Ost, Materalismus und Mystik, Wissen und Glauben. GA 197, 1996, Rudolf Steiner Verlag, Dornach, Seite 56

(4) Das Zitat ist einem Meditationsbrief von Heinz Grill vom 6.10.2020 entnommen.

(5) Heinz Grill: Erklärung, Prophylaxe, Therapie der Krebskrankheit aus ganzheitlicher medizinischer und spiritueller Sicht, Gebundene Ausgabe, Lammers-Koll-Verlag, 2002

(6) Wärme- und Lichtätherkräfte sind jene feinstofflichen Lebenskräfte, die sich vom Kosmos ausgehend zur Erde und zum Menschen hinwenden. Allgemein kann man sagen, sie sind kosmische Energien oder feine Sonnenkräfte. In der indischen Philosophie werden sie vāyu oder allgemein prāṇa benannt.

Die klassische Immunreaktion richtet sich gegen einen Erreger

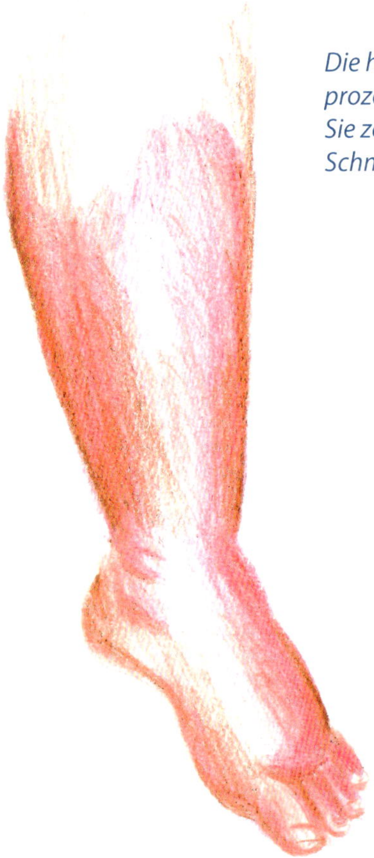

Die hochakuten, peripheren Entzündungsprozesse deuten auf eine bakterielle Infektion. Sie zeigen sich durch Rötung, Schwellung und Schmerz.

Indem der Arzt oder Heilpraktiker den Entzündungsablauf in seinen zeitlichen Phasen beobachtet, kann er relativ gut beurteilen, ob das Immunsystem Herr über das infektiöse Geschehen werden kann.

Hier sieht man eine durch Bakterien verursachte Entzündung des Unterhautgewebes. Man sieht die maximale Ausdehnung zu einem bestimmten Zeitpunkt. Durch wiederholte Kontrolle kann der Arzt beurteilen, ob es nötig ist, ein Antibiotikum zu geben.

Bei der Wundheilung beteiligt sich ebenfalls die Immunabwehr und stellt eine neue Integrität her

Zeichnung einer Wundheilung innerhalb von 21 Tagen

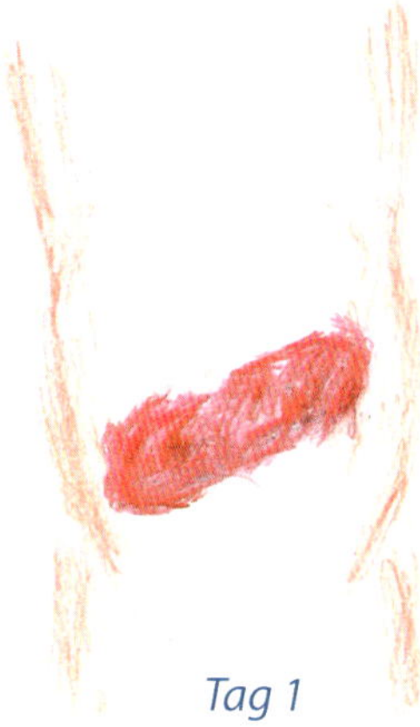

Tag 1

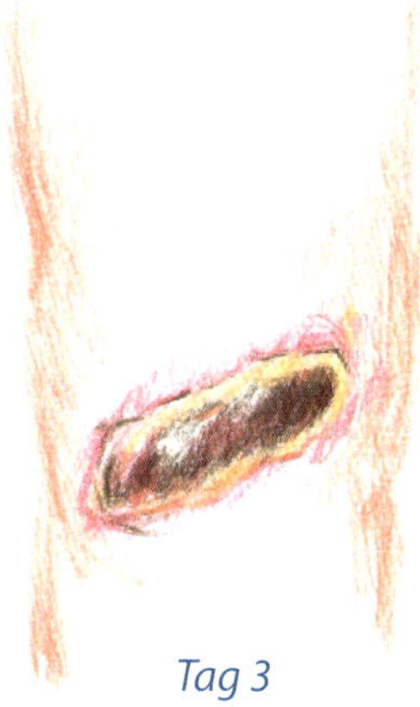

Tag 3

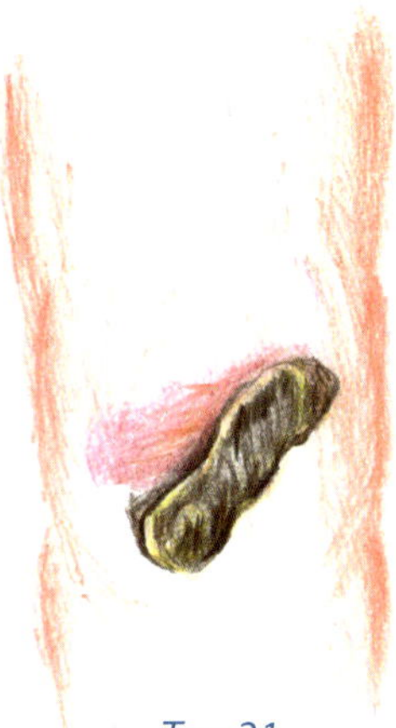

Tag 21

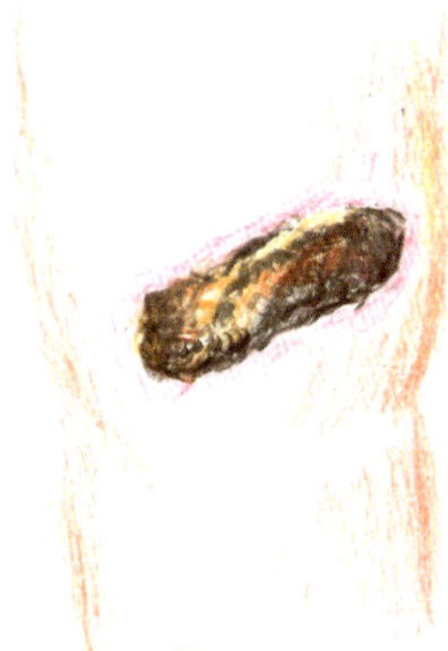

Tag 14

In dieser Bilderserie wird der zeitliche Verlauf des Heilungsprozesses einer tieferen Schürfwunde am Knie dargestellt. Sehr eindrücklich und offensichtlich kann hierbei das Eingreifen von strukturierenden und heilenden Kräften wahrgenommen werden. Paracelsus bezeichnete diese organisierenden Kräfte mit dem inneren Arzt, die Geisteswissenschaft mit Ätherkräften. Heinz Grill betont in dem Kapitel „Wie erkennt man den Ätherleib?" aus seinem Buch „Das Wesensgeheimnis der Seele", dass gerade im zeitlichen Verlauf erkennbar werden kann, wie die Lebenskräfte am Menschen arbeiten.

Autoimmunprozesse offenbaren ein diskoordiniertes Eingreifen des Immunsystems

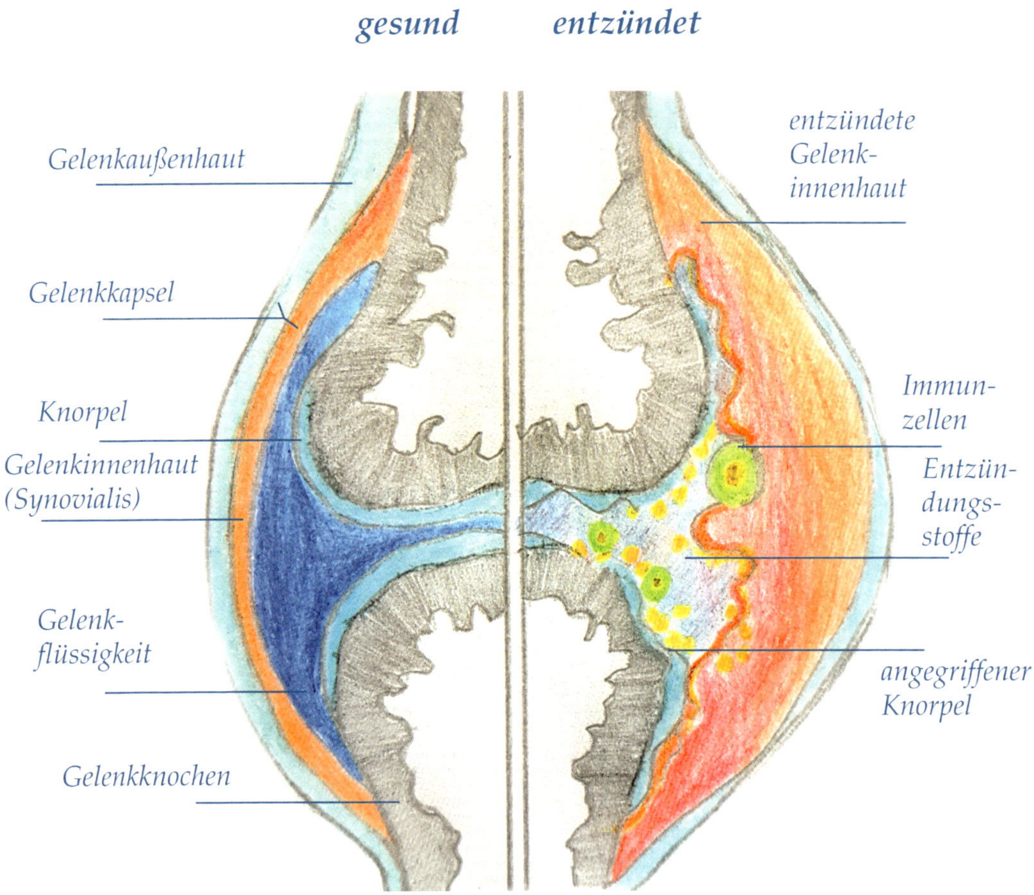

Schematische Zeichnung eines Gelenks, links normal, rechts mit rheumatischen Veränderungen. Verschiedene Zellen und Botenstoffe des Immunsystems greifen körpereigene Strukturen an. Bei der rheumatoiden Arthritis entzündet sich die Innenhaut der Gelenkkapsel (Synovialis). In der Folge werden Gelenkknorpel und Knochen angegriffen und zerstört. Verdickungen und Fehlstellungen des Gelenks entstehen.

Proliferierende Zellen zu kontrollieren und zu eliminieren ist eine der wichtigsten Aufgaben des Immunsystems

Das Immunsystem wirkt nicht nur gegen Bakterien und Viren, die Fremdeiweiße bilden, sondern es muss darüber hinaus die aufbauenden und abbauenden Wachstumsprozesse der körpereigenen Zellen ordnen.

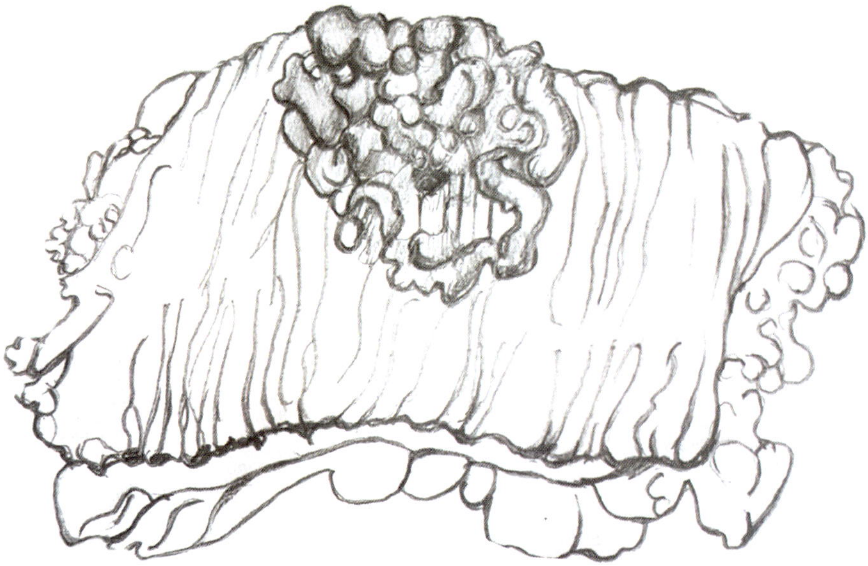

*Zeichnung eines Dickdarm-Karzinoms.
Die Geschwulst ist aus jeglicher Formstruktur heraus gefallen. Sie stellt einen reinen Wucherprozess, einen falschen Lebensprozess dar.*

Die therapeutische Herausforderung im Umgang mit der Impfung oder die Frage nach dem Selbst

Nach diesem weitgefassten Beitrag, in dem gerade auch die erweiterten Möglichkeiten mit dem Bewusstsein bis ins Praktische hinein für das Immunsystem dargestellt wurden, drängte sich das Thema des Impfens förmlich auf. Die Frage einer Teilnehmerin über die Folgen einer Impfung bezüglich einer möglichen Unfruchtbarkeit ist durchaus nicht unbegründet. Um welche Dimension handelt es sich bei der Impfung, die heute angewendet wird?

Wir haben es bei der Corona-Impfung nicht mit einem normalen Antigenimpfstoff zu tun, sondern mit sogenannten mRNA- oder Vektor-Impfstoffen, die in körpereigene Zellen eindringen und dort durch ihr eingebrachtes genetisches Material ein Spike-Protein des Corona-Virus produzieren lassen. Diese Impfstoffe haben eine besondere Wirkung und es stellt sich die Frage, in welche körperlichen und seelischen Regionen diese Impfung wirklich eingreift. Die genbasierten Impfstoffe greifen nicht nur in das normal funktionierende Antigen-Antikörper-bildende System ein, an dem die bislang üblichen Impfungen ansetzen, sie greifen tiefer – und das ist nun bedeutungsvoll – in den sogenannten Willen ein. Anthroposophisch kann man sagen, dass sie in die tieferen Motivationsgrundlagen des sogenannten Astralleibes eindringen. Der Eingriff in das Erbsystem ist mit einem Willenseingriff, mit einer Intromission in das individuelle Menschsein verbunden. Entscheidend jedoch ist, wie sich der Mensch selbst dieser Impfung gegenüberstellt, beispielsweise ob er sich nur mit Angst, Zwang oder mit Enthusiasmus, Hoffnung, den Gegenspielern zu den ersteren, in Beziehung bringt. Beide Möglichkeiten, sowohl die Angst mit allerlei Zwängen, als auch die große Erwartung, dass die Impfung die Erlösung bringen könne, sind keine geeigneten Haltungen für die Gesunderhaltung der Psyche und des Körpers, denn der Mensch würde innerhalb dieser polaren Emotionen ohne ausreichende Bewusstheit der Materie begegnen.

Die Impfung mit DNA- oder RNA-Beteiligung, die wir heute haben, greift bis ins Lebensäthergefüge des Menschen ein. (1) Alle tiefen Eingriffe in das Willensgefüge oder in den sogenannten Astralleib sind bedenklich, da sie sich tiefer als Determinationskräfte verwurzeln als die normale klassische Impfung, wie etwa der Impfstoff des Lübecker Forschers Prof. Dr. Winfried Stöcker. Diese Antigen-Impfstoffe greifen in das normale chemische Gefüge der Stoffbereitung und Stoffabwehr ein, jedoch nicht unmittelbar in das eiweißbildende System. Durch die starke Eiweißfremdbestimmung infolge der Bildung fremder Einweißstrukturen (Spike-Protein), die die neuartigen Impfstoffe im Organismus auslösen, ist es eine unverrückbare Tatsache, dass die Impfung tiefer in den Willen hinabsteigt. Natürlich ist diese Angabe bildhaft und esoterisch gesprochen, vor allem wenn man von einem sogenannten Willen, der mit den tieferen Regionen des Astralleibes

Das Schema der mRNA-Impfung und der DNA-Impfung

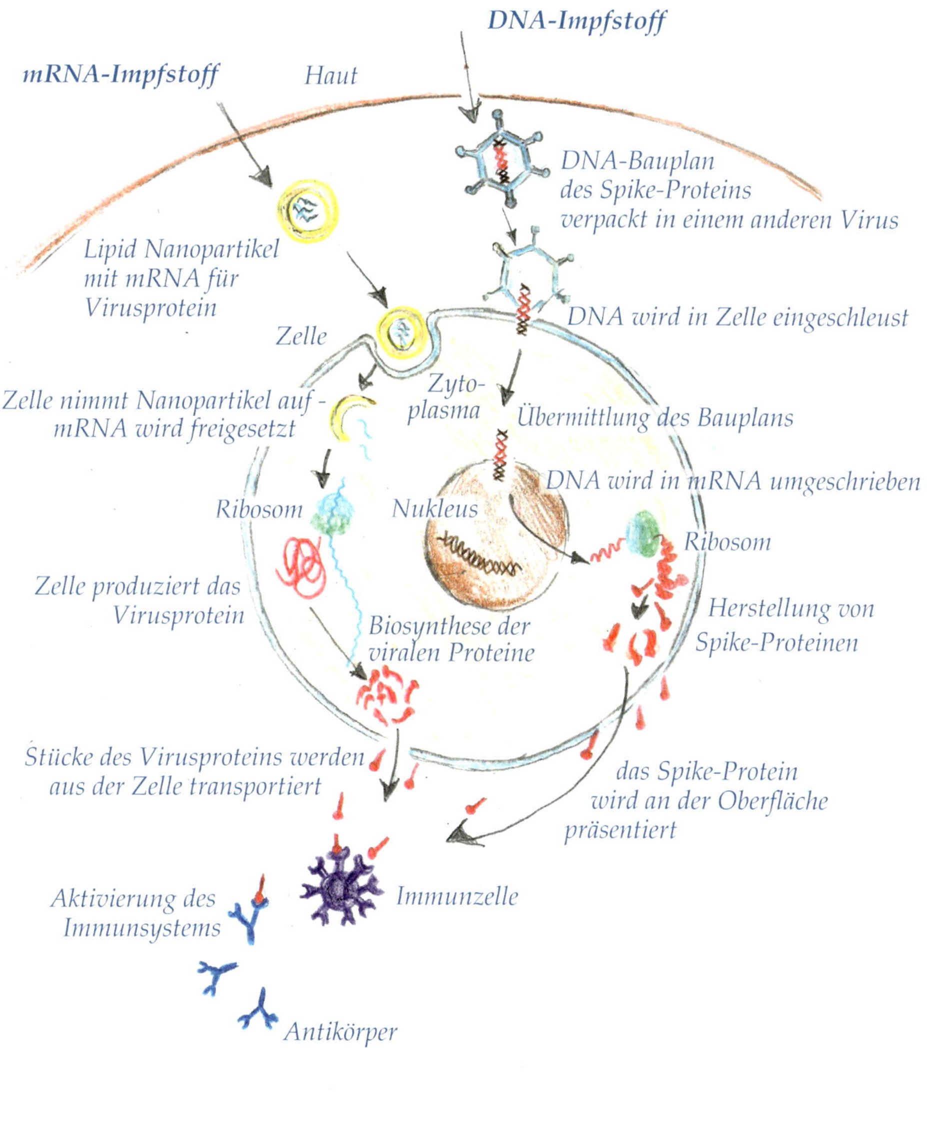

Die Impfungen greifen sehr tief bis in das Zellplasma und sogar bis in den Zellkern hinein.

verbunden ist, spricht. Man kann auch sagen, es ist das tiefste Unbewusste, das nun eingestimmt und determiniert wird. Informieren kann sich aber jeder darüber, welche Unterschiede von einer Antigen- zu einer RNA-Impfung vorliegen.

Gerade weil die neueren Methoden der Impfung tiefer in den Willen und damit in die Persönlichkeitsstruktur eingreifen – und das eiweißbildende System hängt mit der Persönlichkeitsstruktur zusammen – folgt daraus, dass eine viel stärkere Selbst-Anforderung für den Menschen entsteht. Das Selbst in Form von Weisheit und von gut entwickelten Denkkräften muss im Sinne einer Neugründung von Werten und nicht mit einem Sich-Verlassen darauf, dass die Impfung das ihrige tut, zu einer größeren Klarheit für die Menschen zum Eingreifen gebracht werden. Wer sich impfen lässt und sogar auch wer sich nicht impfen lässt, denn der, der sich nicht impfen lässt, steht auch in der Masse und im Zeitenstrom, muss sich heute zu einem gewissen Grade von Determinationen frei machen können und aufgrund seines gedanklich entwickelten Bewusstseins neue gesundheitliche Verhältnisse bestimmen. Er muss gewissermaßen mit seinem Bewusstsein mehr sein Immunsystem gesund erhalten, als dies eine Stofflichkeit oder Impfung tun könnte. Mit dem Thema Immunsystem und Bewusstsein ist eine große Aufgabe für alle Therapeuten gegeben, die Geimpfte behandeln werden und es ist auch eine Aufgabe für alle, die nicht geimpft sind, damit sie dennoch nicht eine zu polare Stellung in der Gesellschaft einnehmen.

Wenn wir eine normale, klassische Impfung nehmen, dann wird damit das Immunsystem zum Reagieren gebracht. Man kann sagen, dass ein inneres Wahrnehmen, Fühlen und Reagieren durch die Impfung erzeugt wird. Mit den modernen Impfstoffen haben wir meines Erachtens ein größeres Problem. Diese sprechen nicht nur die Mitte des Menschen an, also die mit dem Immunsystem in Verbindung stehende Ebene (2), sondern sie gehen zu stark in das eiweißbildende System über, und weil sie zu stark in das eiweißbildende, stoffwechselbetonte System übertreten, gehen sie gewissermaßen über das Fühlen hinaus bis in den Willen des Menschen. In der Praxis der innerleiblichen Verhältnisse heißt dies, dass der Mensch bis hinein in seine Persönlichkeitsstruktur ergriffen wird. Der Körper und die Psyche müssen zuerst einmal mit diesem tiefen untergründigen Willensverhältnis, das neu geschaltet wird, zurechtkommen.

Indem der Mensch eine große Selbstkraft entwickelt, kann er seine eigene innere genetische Determination wieder neu in eine Steuerung bringen. Hierzu soll eine möglichst gut gelebte und entwickelte Weisheit das Bewusstsein führen lernen. Diese Anforderung ist bedeutend höher als bei einer normalen Impfung. Man kann sagen, was im Denken einmal in eine Veränderung gekommen ist, kann man relativ leicht korrigieren. Da kann man sagen, da ist ein Begriff, der falsch gewählt worden ist, oder da habe ich die verkehrte Zeile vorgelesen, oder ich habe einen Gedankenschluss verkehrt gemacht. Eine Korrektur auf dieser Ebene ist leicht. Das, was jedoch im Fühlen bereits angekommen ist, das ist schon schwerer zu verändern, denn das ist schon Teil eines ersten individuellen Systems geworden.

Und auf dieser Ebene des Wahrnehmens und Fühlens, die mit dem Immunsystem in Verbindung steht, wirkt die normale Antigenimpfung. Denn das Immunsystem ist, wenn man die anthroposophische Dreigliederung einfügt, ein gewisser mittlerer Part. Jetzt geht aber die neuere Impfung weiter, weil diese tiefer greift, geht sie bis hinein in das Willensgefüge. Vergleichbar ist das mit bestimmten Bildern, die man im ersten Lebensjahrsiebt aufnimmt. Wenn man immer wieder bestimmte Bilder in der Kindheit sieht, dann gehen diese tief in den Willen hinein und geben dem Menschen Strukturkräfte. Diese Strukturkräfte prägen das Verhältnis, wie der Mensch sein individuelles Eiweiß bilden kann. Diese moderne Impfung stellt deshalb für alle Therapeuten und Patienten eine sehr große Herausforderung dar.

Die Frage stellt sich aber, was der Einzelne konkret tun kann, wie er mit dem Zwang der Impfung umgehen kann. Prinzipiell hat der Mensch erstaunlich große Möglichkeiten gegenüber dem eigenen Körper. Es ist eine der großen Suggestionen unserer Zeit, dass wir scheinbar abhängig von der äußeren Materie seien. Es wird uns eine Determination durch materielle Bedingungen und Keime eingeredet, die es aber in Wirklichkeit nicht in der erschreckenden Weise gibt. Die Impfung ist ein materieller Vorgang und daher wird sie zunächst einmal auf der körperlichen Ebene wirken.

Da die moderne Impfung aber tief in das Lebensgefüge eingreift, bis in den willentlichen innersten Bewusstseinsleib hineinwirkt und auf dieser Ebene ganz neue Lebenskräfte mit Irritationen und Störungen hervorruft, ist es eine dringliche Tatsache, dass der Mensch diesen Eingriff aus der Materie heraus, also bloß mit materiellen Maßnahmen, nicht mehr korrigieren kann. Die Impfung kann nicht mit materiellen Heilmitteln geheilt werden. Jetzt müsste der Mensch aus der geistig-seelischen Dimension seines Menschseins, aus den Gedanken ein neues Ideal entwickeln. Indem er an diesem Prozess der Ideal- und Vorstellungsbildung dranbleibt, kann dieser Prozess in der Folge seine Lebenskräfte wieder so koordinieren, dass der aktive Prozess der Auseinandersetzung bis in seine Genetik hinein eine positive Wirkung hat. Das bedeutet, dass der Mensch sich aus sich selbst heraus durch die Entwicklung des Bewusstseins wieder ändern kann.

Ein anderes Beispiel kann die gleiche Tatsache darlegen: Der Mensch produziert tausende Krebszellen am Tag. Warum wird die Krebserkrankung aber unter normalen Bedingungen nicht ausbrechen? Der Körper wird nicht von kanzerogenen Zellen überflutet, weil er ein gesundes Immunsystem mit mannigfaltigen Reparaturmechanismen besitzt, die den Körper von degenerativen Prozessen rein halten. Übertragen auf die Impfung kann das so gedacht werden, dass sich der Mensch durch einen ganzheitlich gedachten Immunprozess also durch eine intensive Bewusstseinsschulung in die Lage versetzen kann, mit den Fremdkräften, die mit der Impfung in Verbindung stehen, umzugehen und sie aufzulösen.

Ein kleines Beispiel kann die Forderung, die heute mit der Impfung gegeben ist, verdeutlichen. Wenn jemand einen Bissen Brot zu sich nimmt, vermag er ihn in wenigen Sekunden mit der Zunge zu schmecken. Für diese erste Berührung des Geschmacksinns mit dem Stück Brot benötigt es lediglich eine gewisse Aufmerksamkeit. Nun gleitet aber dieses Brot über die Speiseröhre in die Magenregion hinunter und wird mit Salzsäure und Pepsinen durchtränkt. Dieser Prozess dauert bereits etwas länger, vielleicht eine halbe Stunde, sodann aber wandert der Speisebrei weiter in die assimilierenden Regionen des Dünndarms. Das Zeitmaß zur Aufnahme der Stoffe, die in diesem Bissen Brot enthalten sind, dehnt sich nun auf eine Stunde oder sogar länger aus.

So wie die Verdauung bestimmten zeitlichen Rhythmen unterliegt, im gleichen Maße benötigt auch das Bewusstsein für seine Entwicklungs- und Transformationsprozesse ausreichende Aktivität, Wiederholung, Disziplin und ein unumstößliches Zeitmaß. Ein schnelles und leichtes Umgehen mit der modernen gengeprägten Impfung sollte sich der Betroffene keinesfalls zugestehen. Er sollte die Entwicklungsfrage zu einem Neuanfang über mehrere Tage hinweg ernsthaft aktivieren. In der Zukunft wird es hierzu notwendig sein, den Menschen Kurse anzubieten, wie sie aus den misslichen Situationen der Impfung wieder zu einer gesunden Durchgestaltung des Bewusstseins mit dem Leib kommen können.

Das heißt, um den Umgang mit der Impfung positiv zu bewältigen braucht man längere Zeit, genau genommen zwölf Tage intensive Auseinandersetzung, um zu einer Art Neuanfang, zu einer gewissen Transformierung zu gelangen. (3) Bis man bei einer Coronavirus-Erkrankung die Ordnung wieder herstellt und gesund wird, dauert es aber in der Regel nur drei Tage und dann könnte schon das Schlimmste vorbei sein.

Ich hatte, um persönlich zu sprechen, mit vielleicht 15 Personen Kontakt, die erkrankt waren oder, besser gesagt, positiv getestet wurden, die jedenfalls Fieberreaktionen, aber keine Komplikationen hatten. Sie waren in einer gut fundierten ärztlichen Behandlung. Nach der Klärung der Ursachen für die Erkrankung war das Fieber schon am ersten Tag abgefallen und nach zwei weiteren Tagen mit kleinem Nachklang war die Sache problemlos erledigt. Am Anfang wurde die Infektion aber meist sehr dramatisch und angstbeladen erlebt. Es waren subjektive Übersteigerungen bei den Patienten spürbar. Dass man prinzipiell durch die eigene Übersteigerung infolge der Ängste sterben oder auch große Komplikationen verursachen kann, liegt bei diesem Krankheitsbild im Sinne eines Noceboeffektes nicht sehr weit entfernt. Deshalb ist es heute so wichtig, dass das Bewusstsein von Therapeuten zu Patienten geschult werden kann.

Zusammenfassend zur aktuellen Impfthematik wird die herausfordernde Notwendigkeit, dass der Mensch sein Bewusstsein aktiv entfaltet, wie es Gunter Albert ausgedrückt hatte, noch einmal sehr deutlich. Indem er seine Ideale entwickelt und diese ins Leben praktisch einführt, stärkt er sich in der Psyche und in der Physis. Er muss aber mindestens zwölf Tage an diesen Idealen arbeiten, damit diese in die Tiefe seiner Persönlichkeitsstruktur eindringen. Indem er an der Ideal- und Vorstellungsbildung wiederholt und rhythmisch arbeitet, kann er durch diese entwicklungsfreudigen Prozesse in der Folge seine Lebenskräfte auf eine neue Stufe heben und stärken.

Der angstvolle Umgang mit der Coronakrankheit und die eigenartige Stellung des Menschen zu der Impfung, die heute so leichtfertig entgegengenommen wird, determinieren das menschliche Bewusstsein zu einer Art subjektiven Verschlossenheit. Die Entwicklungsfragen, die zur Erhaltung eines dynamischen und kreativen Potentials des Menschseins notwendig wären, ersterben in diesem modernen Glauben an die Materie. Die Folge muss unweigerlich eine starke Immunschwächung darlegen, die sich in einem mangelhaften Reagieren der strategischen Abwehr gegenüber den eigenen Zelldegenerationen spiegelt. Die Versäumnisse, die heute die Menschheit in der Urteilsbildung leistet, müssen sich in einer hohen Steigerungsrate von Karzinomen spiegeln.

Eine weitere Folge der Impfung ist, wie Prof. Sucharit Bhakdi darlegte, die Thromboseneigung in verschiedenen, venösen Gefäßen. Er erklärt die Thrombose als eine Art Autoimmunreaktion, die an den venösen Gefäßen stattfindet und durch das fremde Protein, dem Spike-Protein, das durch die Impfung gebildet wird, ausgelöst wird. (4) Dieses ist sicherlich und nachweisbar der Fall. Geistig gesehen, wenn man dieses Krankheitsbild studiert und die übergeordneten Wirkungen einbezieht, entsteht eine Thrombose dann, wenn der Mensch eine Art Schlag oder Rückschlag auf seinen fließenden Ätherorganismus erlebt. Es ist eine Art Traumatisierung, die mit der Impfung eintritt. Das gewöhnliche aufsteigende Blut erhält einen Schock, eine Gewalteinwirkung und bricht in seiner Lebendigkeit zusammen, es fällt in die Schwere. Die Rückschläge, die der Blutorganismus in der Zukunft erhalten wird, werden zahlreicher und deshalb müssen Thrombosen als Folge einer Traumatisierung entstehen.

---

(1) Der Ätherleib oder Lebensleib ist dieses feinstoffliche, unsichtbare und immer in Bewegung sich befindliche Kräfteströmen, das die belebte Pflanze von dem leblosen Stein unterscheidet. Im Äthergefüge werden u.a. Wachstum und Lebensprozesse weisheitsvoll koordiniert.

(2) Der Autor hat durch langjährige geistige Forschungsarbeit das Immunsystem vor allem mit dem mittleren Empfindungsorganismus des Menschen, der in der Anthroposophie als rhythmischer Mensch bezeichnet wird, in Verbindung gebracht. Nachdem die über dem Herzen gelegene Thymusdrüse bereits im Jugendalter zunehmend atrophiert, muss eine andere Organkraft für die Aufbereitung der T-Lymphozyten eintreten. Dies übernimmt der mittlere, empfindsame Brustteil. Näheres hierzu: „Das Immunsystem als Integrationssystem", Vortrag von Heinz Grill auf einer medizinischen Tagung in Tenno. Auf der Startseite von http://forschungskreis-heilkunde. de/ kann dieser Text heruntergeladen werden.

(3) Für die Beseitigung einer Unordnung im sogenannten Astralleib benötigt man drei Tage der Auseinandersetzung mit neuen Perspektiven. Rückt eine Krankheit in das Lebensgefüge, bis in den sogenannten Ätherleib vor, ist dies schwerer durch das Bewusstsein zu heilen. Es müssen sechs Tage intensiver Arbeit mit neuen Gedanken erfolgen. Betrifft die Störung jedoch den Zellkern mit den Nukleinsäuren, so müssen zwölf Tage der konzentrierten Arbeit erfolgen, damit eine „Restitutio ad Integrum" eintritt. Die Wiederherstellung stellt aber immer in allen Fällen einen Neuanfang dar.

(4) https://www.mwgfd.de/2021/08/sucharit-bhakdi-erklaert-die-wirkungen-der-neuartigen-impfungen/

Welche Stellung hat das Heilmittel in der Therapie im Verhältnis zum möglichen Bewusstsein?

Das Bewusstsein und die Entwicklungsfrage muss der Therapeut für den Patienten an die erste Stelle rücken oder zumindest als die größte Möglichkeit denken. Dennoch wäre es leichtfertig, wenn man auf allopathische und komplementäre Behandlungen verzichten würde.

Es wird jedoch große Unterschiede in der medizinischen Beurteilung, welche Art Therapie bevorzugt wird, geben. Als persönliche Bemerkung möchte ich zu dieser Einschätzung sagen, dass bereits Jahre zurück Dr. Lechleitner, ein sehr kompetenter Arzt, der großflächige Erfahrung mit Krebspatienten sammeln konnte, sagte, dass ihm viele esoterische Heiler begegnet seien, die ihm Patienten zugrunde gerichtet haben. Die Bewusstseinsarbeit ist kein Dilettantismus oder eine nette Beigabe, sie muss gekonnt sein, wenn sie eingesetzt wird und dann schließt sie keinesfalls eine medizinische Behandlung aus. Dr. Lechleitner sprach aus Erfahrung, dass der Ansatz über reine Bewusstseinsprozesse, selbst wenn er sehr gut ist, für viele Patienten zu anspruchsvoll sei, denn bis diese schließlich im Laufe eines langen Lernaufwandes zum wirksamen Eingreifen komme, seien die Metastasierungen bei den Patienten zu weit fortgeschritten. Die Bewusstseinsarbeit und die Entfaltung von Erkenntnissen sollte sich deshalb nicht zu einseitig und extrem als Heilmethode darlegen.

Die eigene Aktivität des Patienten respektierte Dr. Lechleitner als eine zukünftige und notwendige Vision, denn er sah sie als zwingende Notwendigkeit in der Begegnung mit der Tumorkrankheit. Fehlt diese gänzlich, verbleiben keine großen Hoffnungen, aber die Medizin sollte multivariabel und tolerant bleiben.

Zur Beurteilung der therapeutischen Maßnahmen sehe ich unterschiedliche Grade der Entwicklung. Viele Menschen brauchen die Schulmedizin, während es aber bei manchen gemäß der Entwicklung wichtig ist, dass sie eine stärkere Aufmerksamkeit auf anthroposophische Medizin und Naturheilkunde richten. Im kleineren, aber doch langsam ansteigenden Maße müssen Patienten das Heilmittel in ihrer eigenen Selbsterkraftung finden. Naturheilkundliche Mittel, wie sie die Phytotherapie benützt, Metalle und ausgewählte Substanzkombinationen, wie sie in der anthroposophischen Medizin vorbildlich gegeben sind, Homöopathie, ayurvedische Medizin, Reinigungs- und Ausleitungsverfahren sind nahezu immer für den kranken Menschen angezeigt. Sie stellen neben den vielseitigen unterstützenden Wirkungen vor allem sehr schöne Forschungsbereiche dar, und der einzelne Mensch möchte sich gerne mit den heilsamen und nebenwirkungsfreien Substanzen verbinden. Die Naturheilkunde soll sich nicht zu materialistischer Zweckgebundenheit hinreißen lassen. Es sollen die Bezie-

Arnika, eine bekannte Heilpflanze

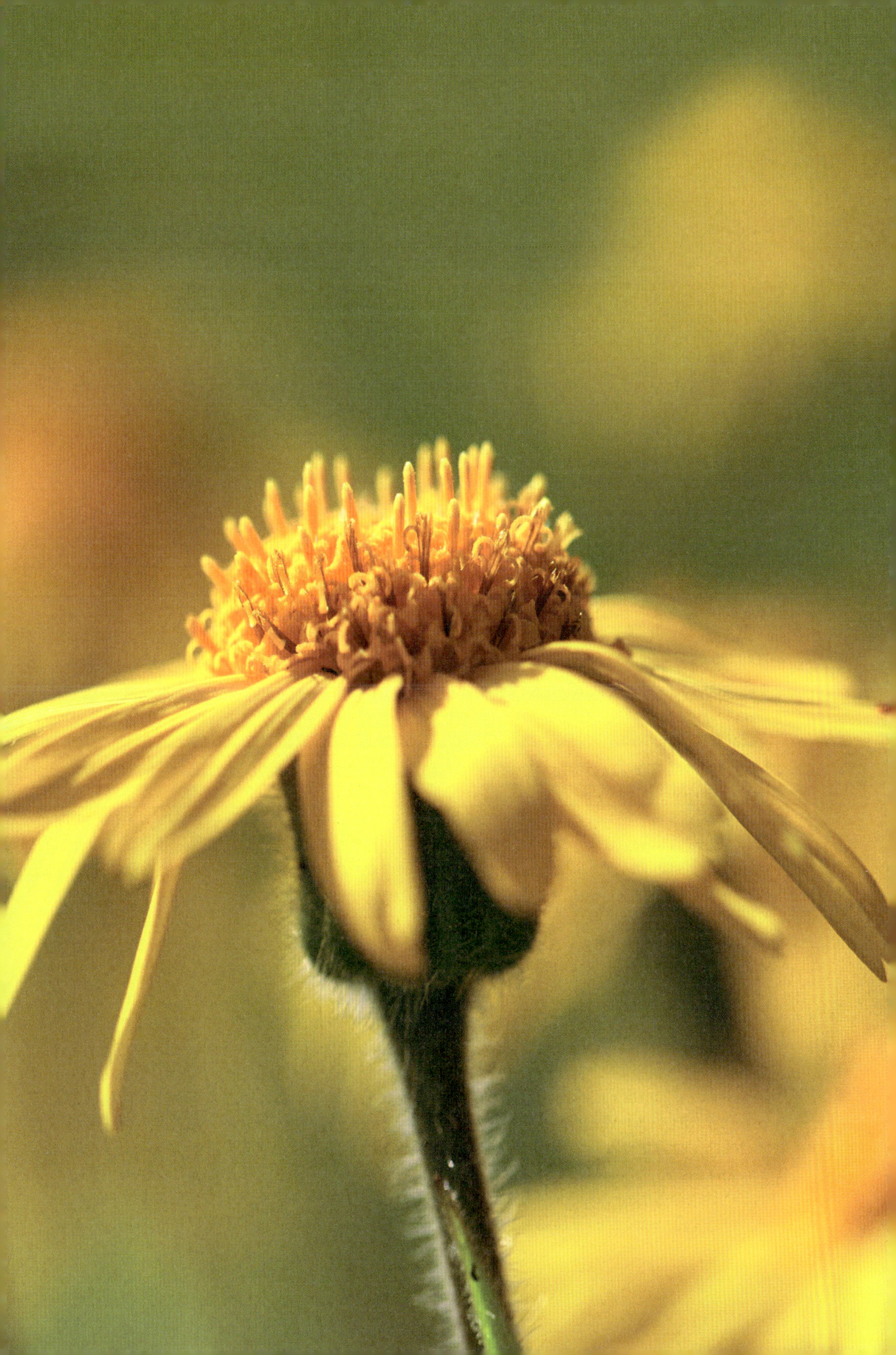

hungen zum Heilmittel, die möglich sind, auf ästhetische und erkenntnismäßige Weise entstehen und schließlich über diesen Weg die Heilkunde erheben und eine wachsende Bewusstheit für Bezüge zwischen Mensch und Natur fördern. Aus meiner Praxiserfahrung gibt es Patienten die entsprechende Heilmittel benötigen. Es existieren aber auch Patienten, die gerade dann krank werden oder in Rezidive der Krankheit verfallen, wenn sie ihre Bewusstseinsarbeit nicht leisten und sich zu einseitig auf die Medizin, und selbst sogar auf die Naturheilkunde, verlassen. In diesen Fällen erscheint neben einer natürlichen therapeutischen Versorgung das Gespräch zur Bewusstseinsaufbauleistung dringendst nötig. Infolge der Tatsache, dass viele Patienten nach einem Gespräch sehr gut aufgerichtet sind und ihr Immunsystem gestärkt ist, glauben sie, es könne ohne Bewusstseinsarbeit weitergehen. Die Bewusstseinserkraftung kann aber nicht wie in einem einmaligen Sprung dauerhaft funktionieren, denn die Wahrnehmungsprozesse und die Vorstellungsbildungen müssen durch Erkenntnisforschungen und Auseinandersetzungen trainiert werden. Zu Hause brechen Patienten häufig wieder ein, sie kommen in die Praxis mit Rezidiven und es muss nun durch Gesprächsführung die Erkenntniserkraftung des Patienten immer wieder neu aufgerichtet werden.

Die allgemeinen Darstellungen der Psychoneuroimmunologie zeigen, wie Stressfaktoren schwächend wirken und glückliche Begebenheiten stärkend. Anders verhält es sich mit den kreativen Prozessen und Erkenntnisforschungen. Der Mensch kann nicht einfach auf Befehl oder Wunsch glücklich werden, vielleicht könnte er Stress in mancher Hinsicht vermeiden und damit seine Gesundheit fördern. Heute benötigt der Patient unbedingt eine Anregung zur Kreativität, die über Negatives und Positives hinausgeht und Bewusstseinsarbeit ist nicht nur Vermeidung, sondern ist hochkarätige Entwicklungsarbeit. Sie ist immer kreativ, forschend, zielorientiert, bejahend zum Sein des Lebens und ersucht eine wachsende Sinnfrage.

Da ein kreativer Ansatz für Patienten alleine oft schwer durchzuhalten ist, wäre für viele eine kontinuierliche Unterstützung im Zuge regelmäßiger Praxisbesuche oder auch im Zusammenhang mit entsprechend begleitenden Schulungsseminaren nötig. Die Arbeit mit Patienten in der Zukunft wird, wenn sie ernsthafte Fortschritte machen soll, eine ausreichende Entwicklungsdimension für das individuelle Bewusstsein beinhalten.

Die Notwendigkeit zu einem öfteren Praxisbesuch muss, wenn es sich um eine ordentliche kreative Arbeit handelt, nicht zu Abhängigkeiten des Patienten zum Therapeuten führen. Heilmittel und Gespräche begegnen sich in der Praxis und die Beziehungen entwickeln sich zu einem ständig wachsenden Bewusstsein. Zudem muss dem Patienten vonseiten des Therapeuten immer stärker erlebbar gemacht werden, dass ein begonnener Bewusstseinsentwicklungsweg nicht abgebrochen werden darf, da alle Abbrüche, Rückzüge, inkonsequente und nicht zu Ende geführte Aktivitäten auf den sogenannten Ätherleib des Menschen schwächend wirken. Eine begonnene Auseinandersetzung sollte bis zu einer vernünftigen Zielperspektive gemeinsam geführt werden. Es ist eine sehr schöne Möglichkeit, wenn Krankheiten Anlass zu Entwicklungsperspektiven geben und des Weiteren können Krankheiten durch das Studium von verschiedenen Naturheilmitteln besser erkannt werden. Der Mensch bildet mit den Pflanzen und den Stoffen dieser Erde eine Einheit.

Die Firmen wie Weleda und Wala wurden unter den Voraussetzungen gegründet, dass sie ein ganzheitliches Bild des Menschen durch die Entwicklung von Heilmitteln fördern. Es ist deshalb wertvoll, wenn Frau Dr. Petra Steigerwald ein Heilmittel, wie es entwickelt und gedacht wird, vorstellt und es in den ästhetischen und salutogenetischen Zusammenhang des Menschen stellt.

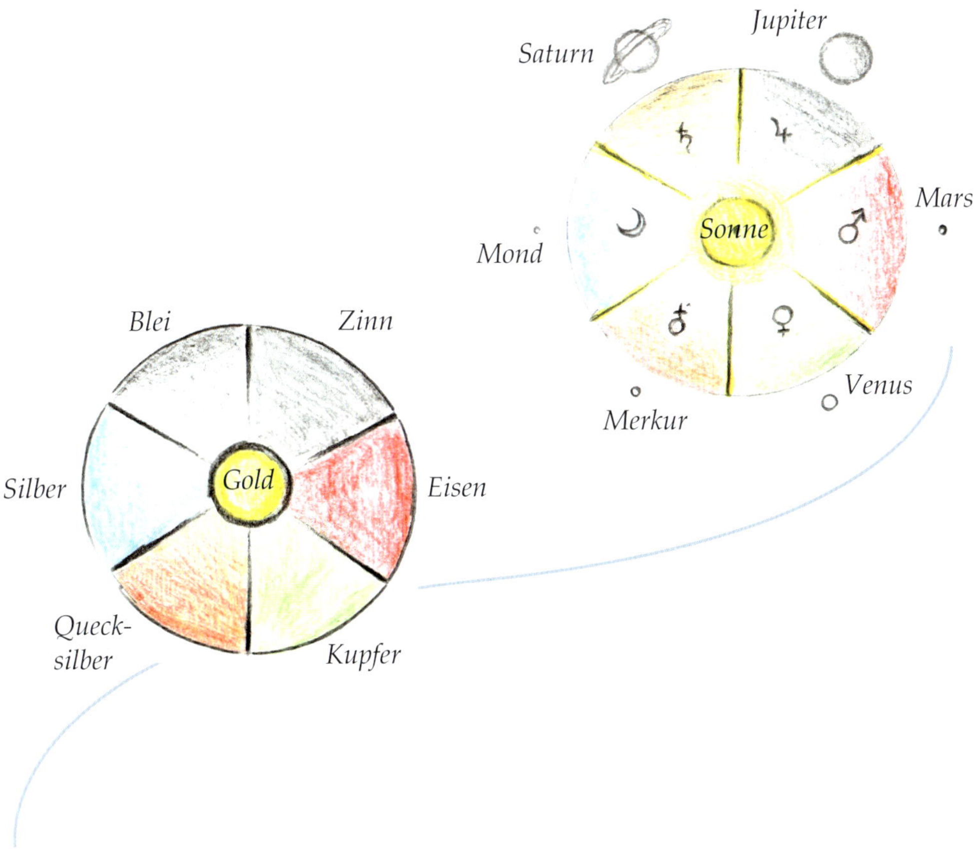

Darstellung der sieben Planeten und der sieben Metalle

Immunsystem und Heilmittel

Gastbeitrag von Dr. med. Petra Steigerwald

Da das Immunsystem zur Ich-Organisation des Menschen gehört und die Ich-Organisation der hauptsächliche Ort für eine Bewusstseinsentwicklung ist, kann man anthroposophisch hergestellte, aus der Natur kommende Heilmittel geben, um immunologisch fitter zu sein.

Dabei fragt man sich sogleich, ob es Heilmittel/Arzneien gibt, die sich gezielt nur zur Ich-Organisation hin ausrichten können?

Sie sollen sich nur oder verstärkt an das Bewusstsein wenden, also mehr als an die anderen Organisationen des Menschen, um somit die Bewusstseinsarbeit zu fördern oder gar erst möglich zu machen. Nimmt man z. B. die Kieselsäure, die den Menschen in seiner bewussten Wahrnehmung unterstützt und verwendet als Heilmittel den Ackerschachtelhalm, der sehr viel Kieselsäure enthält, so scheint eine Brücke zwischen dem Seelisch-Geistigen und den anderen Organisationen besser vermittelbar zu sein. Kieselsäurehaltige Pflanzen und deren besondere Signaturen dienen der Vermittlung, der Verbindung zwischen den menschlichen Organisationen. Die Natur und deren Prozesse sind im Lebenszusammenhang vorbildhaft für den Menschen.

Kann ein Therapeut diesen Blick dem Patienten gegenüber eröffnen und empfindet der Patient diesen natürlichen Zusammenhang, überträgt sich ein Ideal: Wir Menschen stehen im Kontext mit der Umwelt, der Natur. Der Mensch entwickelt sich in, mit und durch die Natur.

Ein Weiteres sollte Beachtung finden: Das Seelisch-Astralische sucht immer eine enge Verbindung zum Ich. Damit kann die Umsetzung eines Willensimpulses mit Herz und Verstand in die Tat umgesetzt werden. Die Begleitung des Patienten, um eine menschliche Entwicklung zu einer höheren geistigen Ebene zu führen, wäre ein Ziel, damit gegebenenfalls in der Zukunft der Mensch sogar ganz ohne materiell-stoffliches Heilmittel auskommen kann. Eine Bewusstseinsarbeit hätte dann wirkungsvollen Einfluss sowohl auf die Gesundheit, wie auch auf die geistige Entwicklung der Menschen. Der unterschiedliche Einsatz und individuelle Umgang mit Heilmitteln eröffnet, wenn man sie aus anthroposophischer Sicht denkt, neue Möglichkeiten.

Man kann also Heilmittel gebrauchen, damit Bewusstseinsarbeit erst möglich wird. Ein Hinlenken zum Ich. … Denkt man sehr weit in eine ferne Zukunft, könnte sich die Bewusstseinsarbeit so weit entwickeln und erstarken, dass die Menschen kein materiell-stoffliches Heilmittel mehr brauchen.

Der kieselsäurehaltige Ackerschachtelhalm drückt sehr deutlich klare Formstrukturen aus. Dadurch können sich Therapeut und Patient zu den stark formenden Kräften des Kiesels durch Anschauung gut in Beziehung bringen.

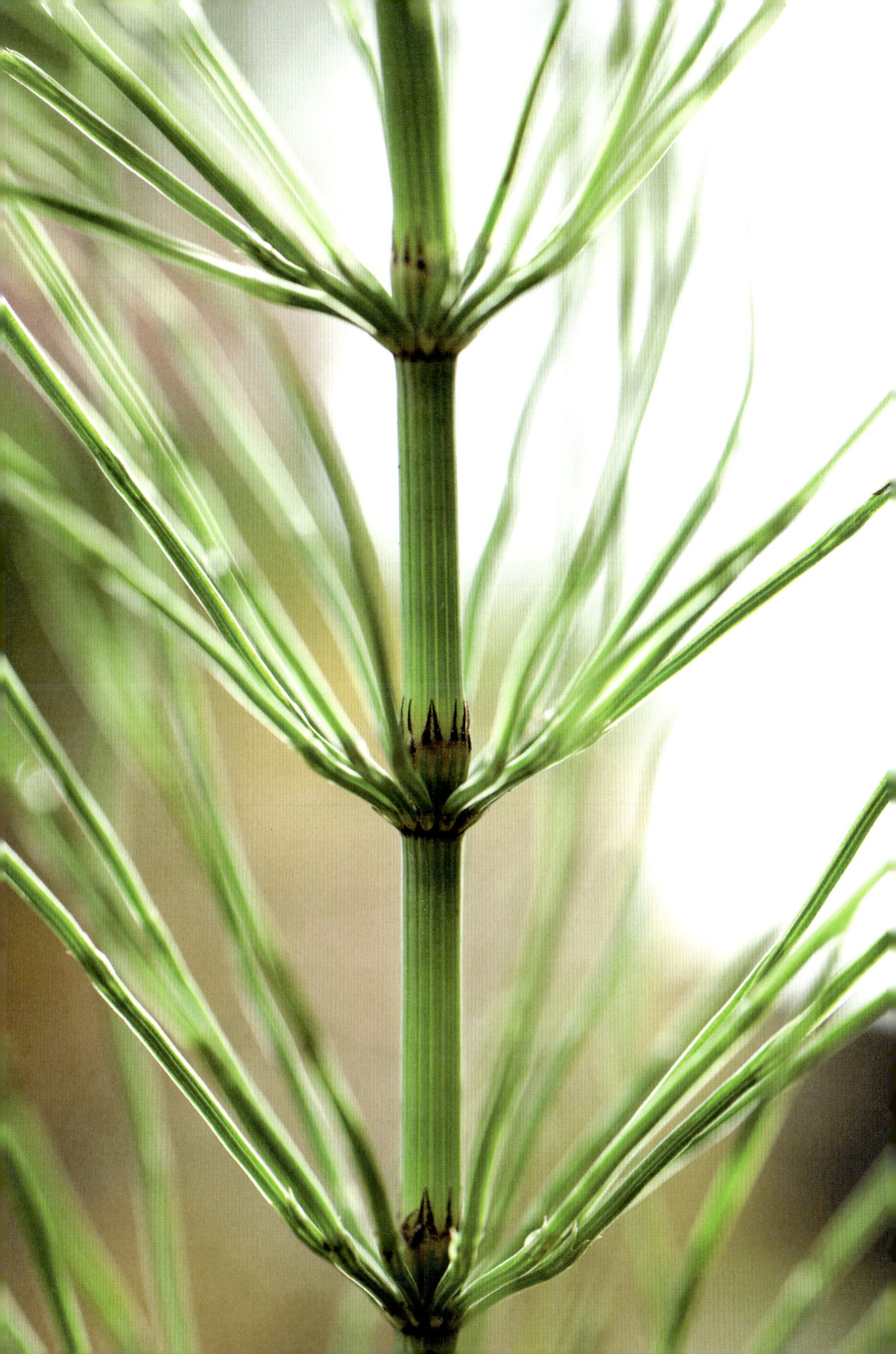

Immunstärkung und persönliches Grenzüberschreiten

Heute leiden viele Menschen unter falschen Arbeitsanforderungen, starken Leistungsdruck oder an einer Art Sinnentleerung des ganzen Daseins und geraten dadurch in Erschöpfungsphasen. Sie benötigen auf den ersten Blick gesehen zunächst Ruhe, Entspannung und dürfen sich keinen größeren Belastungen aussetzen. In der Regel ist es bekannt, dass bei intellektueller Überforderung der Ausgleich durch Sport oder allgemeine körperliche Tätigkeit sehr heilsam wirkt. Dennoch aber genügt der Ausgleichsport nicht mehr, um eine länger dauernde Erschöpfungsphase zu heilen.

Das menschliche Bewusstsein braucht, ähnlich wie die körperliche Muskulatur, eine ständige Herausforderung, ein Training und eine Art Entwicklung. In ganz besonderem Maße ist es sogar das Bewusstsein, das eine Ausdehnung in neue und unbekannte Verhältnisse sucht, es will sich nicht in den Gewohnheiten, in denen es langsam verödet, erlahmt und in Depressionen versinkt, aufhalten, sondern es will Berührungen des Interesses und gewissermaßen ein neues Licht, das über alle subjektiven bekannten Verhältnisse hinausgeht, kennenlernen.

Es ist erstaunlich, welche großartige, regenerierende Wirkung in grenzüberschreitenden Handlungen liegen kann. Wenn eine Knospe niemals zur Blüte aufbrechen würde, müsste sie ihr farbiges Wesen zurückhalten. Es ist der Astralleib, der in sich die Tendenz und den Drang nach Ausdehnung besitzt. Durch die vielen Ängste, die häufig mit einem Denken an banale Sicherheiten des Daseins verbunden sind, raubt sich der einzelne Mensch entschiedene Entwicklungsmöglichkeiten. Er fällt langsam in Stauungsprozesse, wird müder und verzagter. Sein Bewusstsein, das mit der Gehirnbildung einhergeht, kann sich nicht in ausreichendem Maße mit neuen Schaltverbindungen entfalten. Eine Arbeit, die jemand nur um der äußeren Form und Verpflichtung willen erledigt, erschöpft den Menschen meist mehr, als wenn er eine Tätigkeit beginnt, die er zu einem ästhetischen und ehrwürdigen Ergebnis führen möchte und dieses somit in ein soziales Gesamtgefüge mit eigenem Engagement einfügt.

Der Weg auf einen Berg bis hinauf zu einer ungewöhnlichen Höhenlage erfordert eine große Disziplin des Durchhaltens. Nach mehreren Stunden der Aktivität fühlt sich der Bergsteiger vielleicht körperlich müde, jedoch im ganzen Umfang seiner Seele gestärkt. Er überschritt die Grenzen, lernte ungewöhnliche Naturbedingungen kennen, hinterließ Schweiß auf der Wegstrecke, eroberte eine Höhenlage, die ihm vielleicht unsicher anmutete und kehrt schließlich nach vielen Stunden wieder zum gewöhnlichen Alltag zurück. Nach einer grenzüberschreitenden Tätigkeit kann die gesamte immunologische Kompetenz besser und intensiver in die Körperlichkeit eindringen.

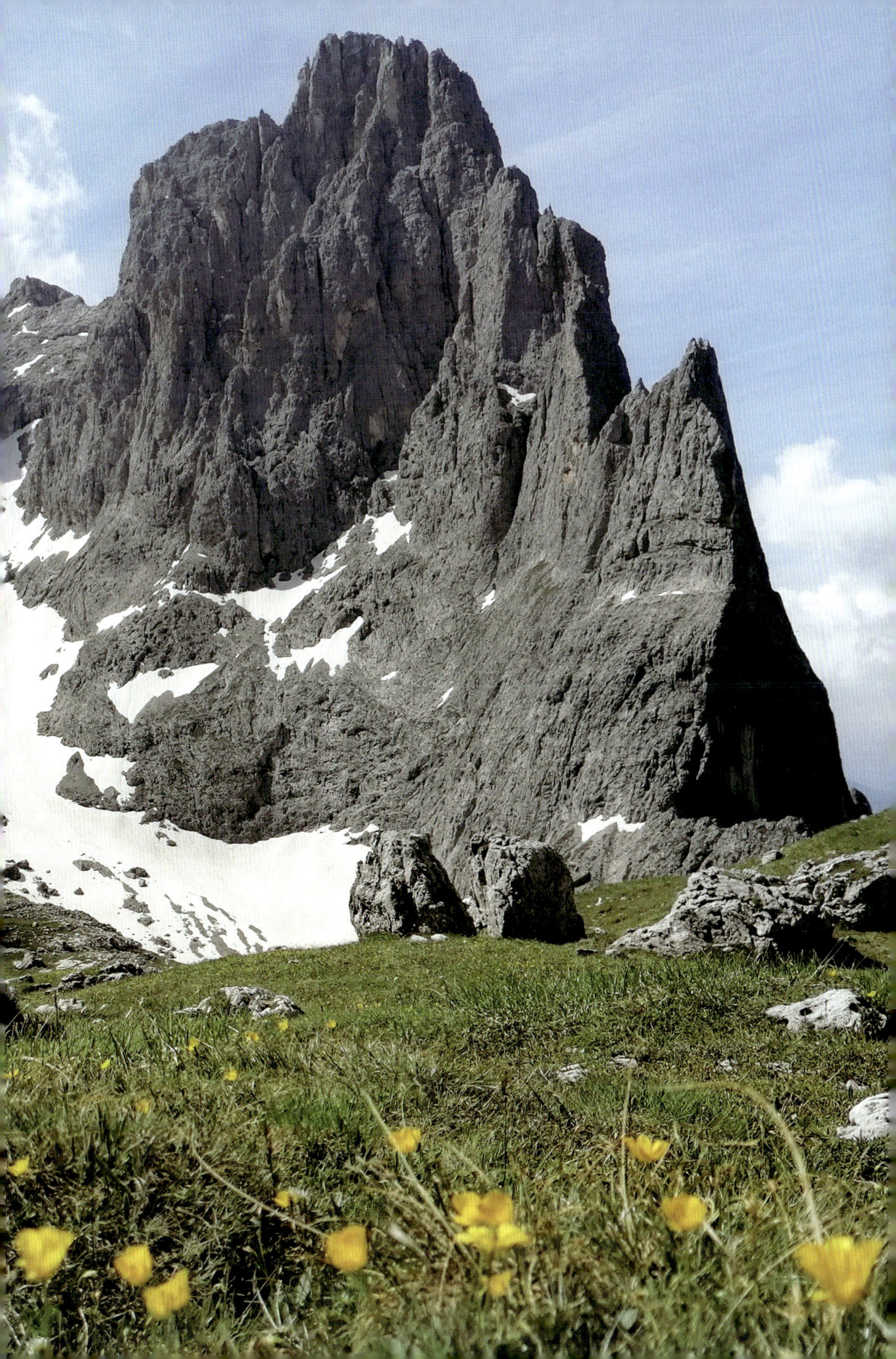

An einem Beispiel kann eine grenzüberschreitende Aktivität und ihre heilsame Bedeutung sehr anschaulich dargestellt werden: Die Meditation mit Konzentration auf einen weisen Textinhalt, der sich nicht sogleich in seinem Sinngehalt erschließt, kostet dem Übenden eine sehr große Mühe. Bei den ersten Versuchen zur Meditation fällt er gerne in Schläfrigkeiten zurück und benötigt bald einige Entspannungsphasen.

Die Erfahrung aber zeigt, wenn eine Meditation mit wiederholtem Einsatz geleistet wird, von eigenem Interesse getragen ist und der Übende sich aus seinen gewohnten Verhältnissen übersteigt, befreit und intensiv zum Text in Beziehung tritt, wie plötzlich neue Lebenskräfte freigesetzt werden.

Das Grenzüberschreiten von der subjektiven emotionalen Gebundenheit zu einer bewusstseinsorientierten objektiven Tätigkeit, welches mit sehr viel Einsatz, Engagement und einem gesunden Begehren nach ästhetischer Veredelung verbunden ist, kann manche erschöpfte Phase im Dasein bereinigen und dem Menschen zu einer neuen Sinngebung im Leben verhelfen. Es sind auf der körperlichen Ebene schließlich weitere Netzverschaltungen im Gehirnkortex sichtbar. Diese steigern die Lebenskräfte, und zehrende depressive Stimmungen, die bis hin zu Apathie und vollkommener Selbstaufgabe tendieren können, ergreifen den Menschen nicht mehr so leicht.

Grenzüberschreitungen des Bewusstseins, von einer normalen passiven Gehorsamkeit zu einer weisheitsvollen Handlungsinitiative, geben dem Menschen oftmals die entscheidende Schubkraft, damit er im Leben die großen Prozesse der Verzweiflungsattackierungen und des emotionalen Auf und Nieders positiv bewältigen kann.

Das Immunsystem benötigt grenzüberschreitende Bewusstseinsanforderungen mit weisheitsvollen Aufgaben, die sich vielleicht der Einzelne in künstlerischer,

Ein Grenzüberschreiten kann sowohl in mentaler wie auch in körperlicher Form oder auf beiden Ebenen erfolgen. Neben dem Heim, das Frau Isabell Flaig führt, in denen kein Coronafall zutage trat und alle Kontakte aufrechterhalten wurden, gab es auch in Südtirol zum Beispiel in einem Heim, bei dem auf vernünftige Weise die Kontakte gepflegt wurden, ebenfalls weniger Ansteckung und vor allem keine Todesfälle. Es erfordert jedoch von der Heimleitung und selbst auch von den Mitarbeitern eine sehr große Disziplin und wahrlich ein Grenzüberschreiten über die Ängste vor Ansteckung hinwegzugelangen, damit Vernunft und Bewusstsein, das sind diejenigen Fähigkeiten, die den Menschen stabil halten, gewahrt bleiben. Das mentale Grenzüberschreiten kann den Menschen sehr gute Kräfte für eine Gesundheit bei ihm selbst und auch eine gesundheitliche Ausstrahlung auf andere geben.

moralischer, in sportlicher oder in allgemein menschenwürdiger Weise geben sollte.

Sehr beeindruckend sind die Ergebnisse, die Isabell Flaig in dem von ihr geführten Altenheim vorweisen kann. Sie hatte keinerlei Coronafälle, obwohl sie keinen Maßnahmen, die zur Auflage vorgegeben waren, Folge leistete. Ihre außerordentlich mutige Entschlossenheit, zu der sie alle Elemente der Vernunft benützte und darauf achtete, was für die Bewohner und Mitarbeiter gut und was für diese ungünstig ist, scheinen hier für den Erfolg maßgeblich und beschreiben in der Geschichte eine angenehme, authentische Wirkung. Aus einer ganzen Eigenständigkeit und einem großen Maß an Unabhängigkeit traf Frau Flaig ihre pflichtgetreuen und mutigen Entscheidungen, die sich dann in ihren Handlungen ausdrückten.

Diese mutige Haltung, die im wahrsten Sinne eine hohe Tugendkraft des Menschen darstellt, konnte auf der Grundlage von ihren eigenständig erworbenen Wahrnehmungen eingenommen werden und damit konnte sie ihre Entscheidungen durchsetzen. In der Führung eines Heimes mit älteren Menschen stieß sie auf Widerstände im Außen und musste mit diesen ohne Verhärtungen und Verzweiflungen umgehen lernen.

Viele Personen, die mutig in ihren Heimen ein natürliches Konzept mit Kontakten und Wahrung der menschlichen Bedürfnisse aufrecht erhielten, überschritten eine kleine Bewusstseinsgrenze und stärkten dadurch ihr Immunsystem.

Die mutige Vorgehensweise und das Vertrauen in die eigenen Kräfte der Handlung steigern nicht nur die Immunkräfte im eigenen persönlichen Verhältnis, sondern sie geben eine Möglichkeit nach außen, sodass sich sogar andere Menschen mit einer gesünderen Atmosphäre verbinden und nicht krank werden.

Das Treffen von Entscheidungen nach Vernunft und Weisheit sind ebenfalls Schritte zu einer Stabilisierung derjenigen Dimension, die man als Selbst bezeichnet. Gewissermaßen ist es heute bereits ein Grenzüberschreiten, wenn man von Fremdbestimmtheit zur vernünftigen Eigeninitiative gelangt.

Kontakte als Bedürfnisse wirken stärkend

Kontakte sind für den Menschen heute wichtig, sowohl für ältere Personen als auch für die Jüngeren oder die Mitarbeiter eines Betriebes. Wenn die Menschen aus Angst zu stark in Kontaktverbote gehen, schwächen sie sich und es entwickelt sich eine Prädisposition nicht nur für Infektionen, sondern für Demenz und andere Degenerationen. Eine bekannte Tatsache ist die verhängnisvolle Wirkung von Isolation und Einsamkeit. Ältere Menschen erfreuen sich beispielsweise eines jeden Kontaktes, denn sie erleben sich durch die Aufmerksamkeit der Mitmenschen wahrgenommen. Würde man sie im Heim abisolieren, ein Umstand wie er häufig in Altenheimen geschehen ist, fühlen sie einen Mangel an Wahrnehmung und sie produzieren sogar nicht selten den Wunsch nach einem erlösenden Sterben. Die Isolationen der Menschen betreffen aber auch die Mitarbeiter eines jeden Betriebes und vermutlich uns alle.

So wie es ein Bedürfnis darstellt, dass man nicht isoliert, sondern gemeinsam zum Essen zusammenkommt, am Tisch redet und sich mit dem Personal austauscht, so ist auch das Bedürfnis nach einer natürlichen Anerkennung gegeben. Ein Mensch, der sich isolieren muss, weil er eine Ansteckung fürchtet, weiß nicht mehr, wofür er lebt. Er will seinen gebrechlichen Körper erretten, aber durch die Isolation entwickelt er sehr schnell Depressionen oder progrediert im Krankheitsbild zur Demenz. Alle Isolationen, die vor allem sehr übertrieben werden, führen deshalb in ein gesundheitliches Gegenteil.

Auf das Immunsystem bezogen erscheint es deshalb so, dass die Personen, die in natürlichem Kontakt bleiben, eine gesündere Abwehr gegen einen Virus haben. Sie fühlen sich auch noch als ältere Menschen in einer Art Selbstbestimmung und bemerken eine Bejahung zum Leben. Die Isolation, die einen Schutz vor einem Virus geben sollte, muss unweigerlich zu einem verneinenden Lebensgefühl führen. Die Ängste von älteren Menschen, die an Demenz erkranken, sind nicht gerade gering. Wenn man aber die Situation der Menschen respektiert, zu einem erbauenden, bejahenden Lebensgefühl beiträgt und auf eine gesunde und vor allem vernünftige Atmosphäre achtet, dürfte die Chance, eine Infektion zu überstehen, relativ groß sein.

Praktische Erfahrungen mit dem Immunsystem bei Mensch und Tier

Gastbeitrag von Dr. Wilhelm Höfer

Während des Studiums zum Tiermediziner fiel mir bald auf, dass wir vorwiegend theoretische Informationen und tote Bilder vermittelt bekamen: die Anatomie an Leichen, die Histologie an konservierten Präparaten, die entwässert, gefärbt, in Paraffin eingelegt, mit einem Mikrotom in feinste Scheibchen zerschnitten und im Mikroskop betrachtet wurden. Wir mussten so viel Physik, besonders Chemie lernen, dass die Beziehung zum Lebendigen weitgehend auf der Strecke blieb. Allegorisch gesprochen erschienen mir viele der staatlich finanzierten Professoren als Wissenschaftler, die wie fleißige Raupen in ihrem selbst gesponnenen Kokon vergessen haben, dass es ihre Aufgabe wäre, sich als Schmetterlinge zu entpuppen.

Als Tierarzt fuhr ich 15 Jahre von Hof zu Hof, es begegneten mir viele fieberhafte Infektionsherde, aber trotz fehlender Hygiene habe ich nicht ein einziges Mal erlebt, dass eine „infektiöse Krankheit" von einem Stall zum nächsten Stall übertragen wurde.

Tiere sind von ihrer Grundkonstitution her gesund, das Immunsystem arbeitet 24 Stunden, Krankheiten treten nahezu nur auf, wenn die Lebensbedingungen nicht tiergerecht sind.

Wir Menschen haben zusätzlich eine individuelle Ich-Persönlichkeit und bringen ein Schicksal mit. Wenn wir ein anstehendes Thema nicht bewusst ergreifen, sinkt dieses bis in den Körper. Er antwortet dann eventuell mit Krankheit, das ist seine Sprache.

Der physische Leib des Menschen erkrankt also nicht von sich aus, sondern er wird von seinen energetischen Leibern gesteuert: von den Lebensbildekräften – Ätherleib, und den Empfindungskräften – Astralleib, die in Harmonie zusammen wirksam sein müssen. Dazu kommen das Ich-Bewusstsein und eventuell ein Schicksalseinschlag, welche das Immunsystem beeinflussen.

Die Geschichte von der Infektionslehre wurde vorwiegend durch Louis Pasteur ab 1885 verbreitet. Er war ein politisch aktiver, wortgewaltiger Mediziner, der durch eine erfolgreiche Impfung eines Jungen gegen Tollwut bekannt wurde. Auch Robert Koch konnte durch den Nachweis eines Erregers die Tuberkulose als Infektion definieren. Diese Erklärung einer Krankheit mit Hilfe der Zellularpathologie, auch nach dem Berliner Professor Rudolf Virchow (1821–1902) benannt, ist so einleuchtend einfach, dass sie bis heute ausschließlich Anerkennung findet.

Dagegen trat jedoch bald eine erweiterte Ansicht ins Blickfeld, z.B. durch Prof. Enderlein und Prof. Pettenkofer. Dieser schluckte eine Cholera-Suspension, um Robert Koch zu beweisen, dass der Erreger nicht alleine für eine Erkrankung verantwortlich ist. Beide zeigten, dass nicht der Erreger die alleinige Ursache einer Krankheit ist, sondern dass immer ein Ungleichgewicht im Organismus vorausgeht. Das Milieu ist alles, der Erreger ist nur die Folgeentwicklung. Seine verschiedenen Namen sind lediglich eine andere Bezeichnung für die im Mittelalter als „Dämonen" bekannten Wesen.

Im Dunkelfeldmikroskop sieht man im Blut in den roten Blutkörperchen vielfach einen pulsierenden Kern, aus welchem bei Stress die unterschiedlichsten „Lebewesen" austreten. Diese machen sich selbständig und können als Viren, Bakterien oder Pilze unseren Stoffwechsel belasten, im schlimmsten Fall krank machen – falls das Immunsystem die Oberhand verliert. Das bedeutet, die heute alleinige Betrachtung eines „Infektionsgeschehens" als von außen über die Einatmung kommend, ist nur ein Teil der Wirklichkeit.

Die Dunkelfeldmethode:

Bild 1) Blut gesund, nur ein Erythrozyt enthält einen Kern.
Bild 2) Blutbild Erythrozyten stoßen Candida-Vorstufen aus.
Bild 3) Blutbild gestresst durch Hitze, es sind verschiedene parasitäre Stadien aus den roten Blutkörperchen ausgetreten.

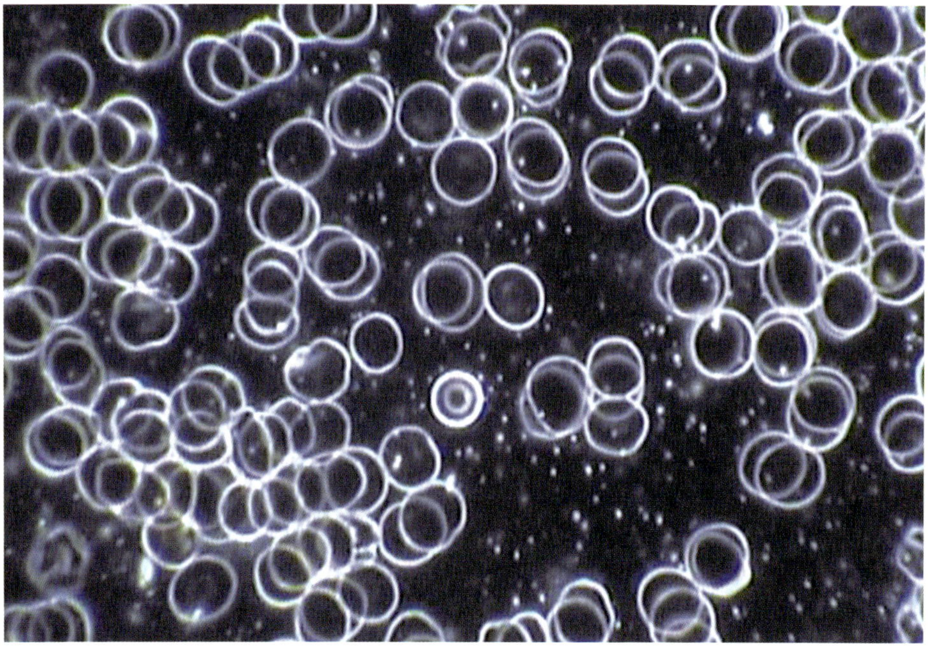

1) gesundes Blut im Dunkelfeldmikroskop, 1000 fache Vergrößerung

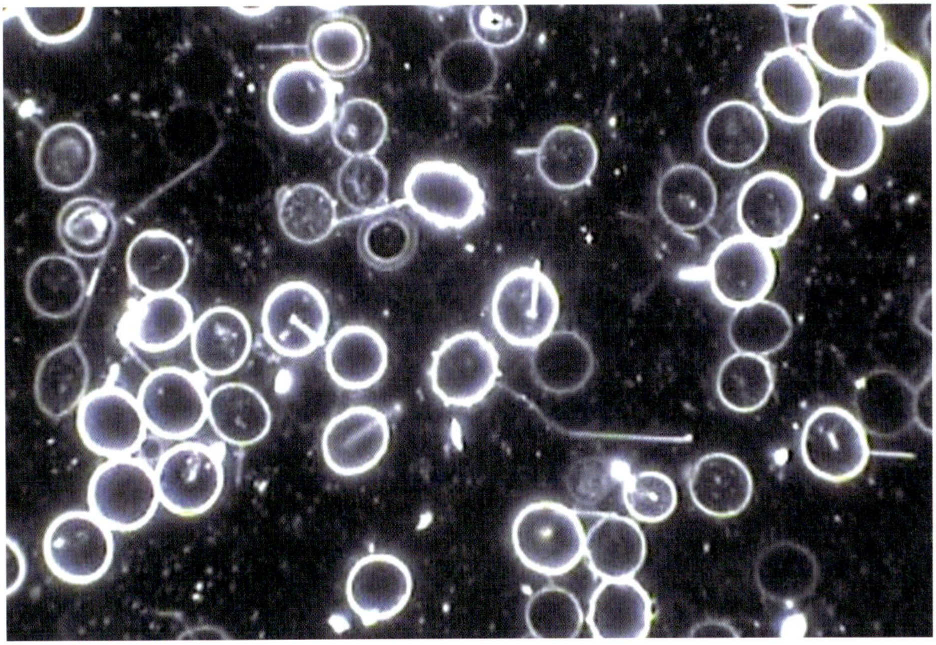

2) Blut mit Candida-Belastung

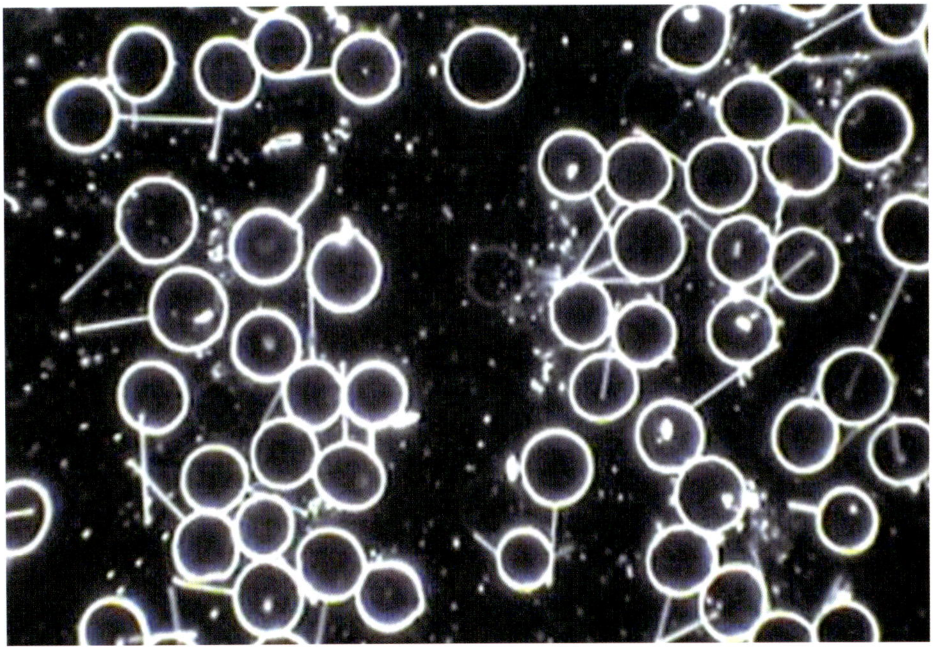

3) Blut mit diverser parasitärer Belastung

Als Menschen laufen wir auf Messers Schneide durch das Leben. Wir laufen ständig Gefahr, herunterzufallen, aus dem Licht in die Dunkelheit.

Rechts wartet – Ahriman mit Materialismus-Habsucht, einseitiger Intellektualität, Egoismus, Nervosität, Irre sein, Lügen, Neid, Kälte (Viren).
Links wartet – Luzifer mit Schwärmerei, Geltungssucht, Überheblichkeit, der Feuergeist (Bakterien).

Die Gesundheit braucht ein starkes Ich, mit Selbstbewusstsein, Willensstärke und einem geistigen Inhalt. Wir brauchen einen gesunden geistigen Hintergrund.

Wer sich als Materialist ausgibt, dessen Weltbild provoziert geradezu Krankheit. Erst „hinter dem Atom“ beginnt das Leben, was von den Physikern längst bewiesen wurde. D.h. wir müssen Kämpfer für die Spiritualität werden, denn bereits mit dem 3. Lebensjahr haben fast alle Menschen vergessen, dass wir geistige, unsterbliche Lichtwesen sind. Mit diesem Bewusstsein braucht niemand Angst vor dem „Tod“ zu haben. Der Körper baut auf die Liebe zu ihm; sich gut versorgt und beschützt wissen, das gibt ihm Kraft. Sich selbst annehmen, schätzen, ja lieben lernen, in Gemeinschaft mit Gleichgesinnten leben, das macht das Immunsystem stark. Jeden Tag sich neu auf die Füße zu stellen und morgens aufstehen und sich selbst fröhlich begrüßen: „Guten Morgen lieber Wilhelm – schön dass Du neu geboren bist – durch Dich wird die Welt ein Stück reicher.“

Bakterien und Viren leben immer in und mit uns. Werden letztere zu einem Problem, so hat das mit Kälte, auch mit intellektueller Kälte zu tun. Viren existieren in den Nervenzellen, (Z. B.: Herpes Zoster-Gürtelrose ist eine Nerven-Ganglienentzündung), im Gegensatz zu den Bakterien, welche in der Körperflüssigkeit leben. Eine sogenannte Infektion durch Viren, findet viel mehr über unsere Ausstrahlung statt, die das Gegenüber beeinflusst, als über den Austausch eines angeblichen Viruspartikels. Die spanische Grippe von 1918, welche uns als abschreckendes Beispiel einer Pandemie vorgestellt wird, konnte nachweislich nicht durch die Atmung über Anhusten übertragen werden; sie hat nur Menschen befallen, die vorher geimpft wurden gegen Pocken, Typhus, Hämophilus influenzae.

Atemübungen an der Frischluft, Abhärtung, wie ein Bad im kalten Wasser, Barfuß laufen im Morgentau und basische Ernährung und kein Zucker sind als Vorbeuge angesagt. Und dann gibt es die Angabe von Rudolf Steiner, dass die Disposition zu Infektionskrankheiten auf einem im vorigen Erdenleben ausgeprägten egoistischen Erwerbssinn beruht, der in selbstischer Weise daran denkt, für sich Reichtümer zu sammeln; das sollte uns hell aufrütteln!

Hier eine Empfehlung aus der Homöopathie zur Vorbeuge und Behandlung eines „grippalen Infektes“:

- Bei Kältegefühl mit Schüttelfrost: Aconit;
- Bei Fieber mit rotem heißem Kopf und Schwitzen: Belladonna und Ferrum phosphoricum;
- Bei zu hohem Fieber: Argentum metallicum D30.

Wenn auf der Intensivstation bei Lungenentzündung mit viel O_2 (Sauerstoff) beatmet wird, dann soll das die allerletzte Notmaßnahme sein. Es ist viel mehr dafür Sorge zu tragen, dass das CO_2 (Kohlensäure) ausgeschieden werden kann, das verlängert das Leben – auch prinzipiell. Wenn wir den Kohlenstoff aus der Nahrung nicht ständig mit Hilfe der Kohlensäure ausatmen würden, könnten wir uns, wie die Bäume, nicht frei bewegen. Dazu ist eine Kreislaufunterstützung z. B. mit Strophantin wichtig, denn es stärkt den Herzmuskel vornehmlich durch Entsäuerung.

Grundsätzlich kann ich sagen, nahezu jeder Schmerz im Körper wird durch Übersäuerung erzeugt, der wiederum das Immunsystem einengt. Alle Entzündungen gehen mit Übersäuerung einher. D.h., wenn eine „Erkältung im Anmarsch" ist, tun wir gut daran, etwas Bikarbonat (Kaiser Natron, Basica) einzunehmen oder als Fußbad; auch Essig- oder Zitronenwasser zu trinken, denn diese Säuren werden über die Atmung ausgeschieden und der gebildete basische Rest bleibt im Körper. Sehr empfehlenswert sind dann Sauerkrautsaft mit Rechtsmilchsäure und Buchweizen als basische Nahrung. Getreide und Zucker, wie auch Fleisch und Milchprodukte soll man dann meiden, denn diese erzeugen im Stoffwechsel Säuren.

Zur Vorbeuge setze ich jeden Herbst „Winterwärme" an: Es werden in Obstler eingelegt: Schwarze Johannisbeere, Holunder, Blaubeere, Vogelbeere, Hagebutte, Schlehe, Aroniabeere – auch Sonnenhut, Schwalbenwurz, Beifuß; diese Essenz wird mit Honig geschmackvoll und bei Bedarf bis zu stündlich löffelweise eingenommen; wer Alkohol meiden will, kann auch in Essig einlegen.

Alle Fremdsubstanz im Körper schwächt das Immunsystem

Das sind Luftverschmutzung, Impfstoffe, Elektromagnetismus, besonders der Induktionsherd (!), Mobilfunk, WLAN, Toxine, Schwermetalle wie Quecksilber und tote Zähne, welche ununterbrochen Leichengift abgeben.

Die Tatsache, wie eine Fremdsubstanz oder Fremdenergie im Körper schwächend auch auf das Immunsystem wirkt, kann mit bildgebenden Untersuchungsmethoden dargestellt werden:

Bilder von Nahrungsmitteln, dargestellt mit der spagyrischen Kristallanalyse

Auf dieser Seite sind zwei Kristallisationsbilder mit 10 Minuten auf Gas gekochten Möhren im Edelstahltopf zu sehen.

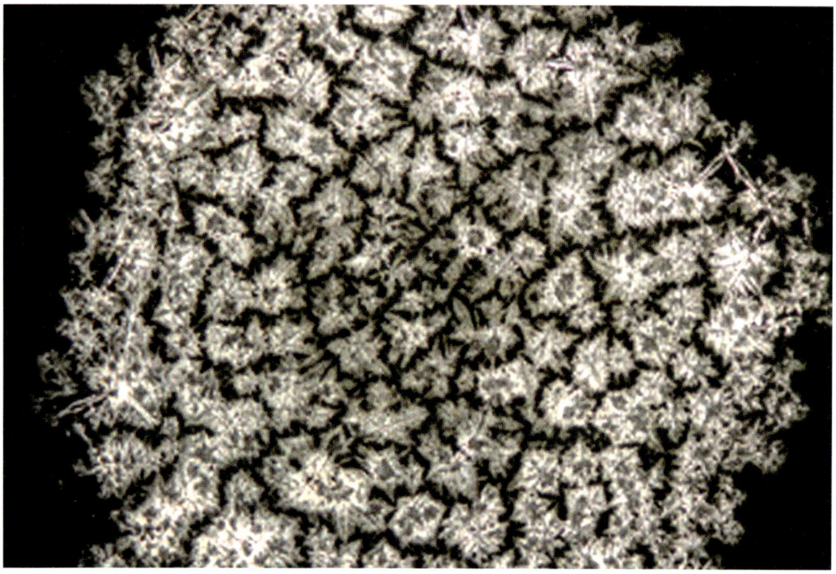

Möhre gekocht auf Gas, 20 fache Vergrößerung

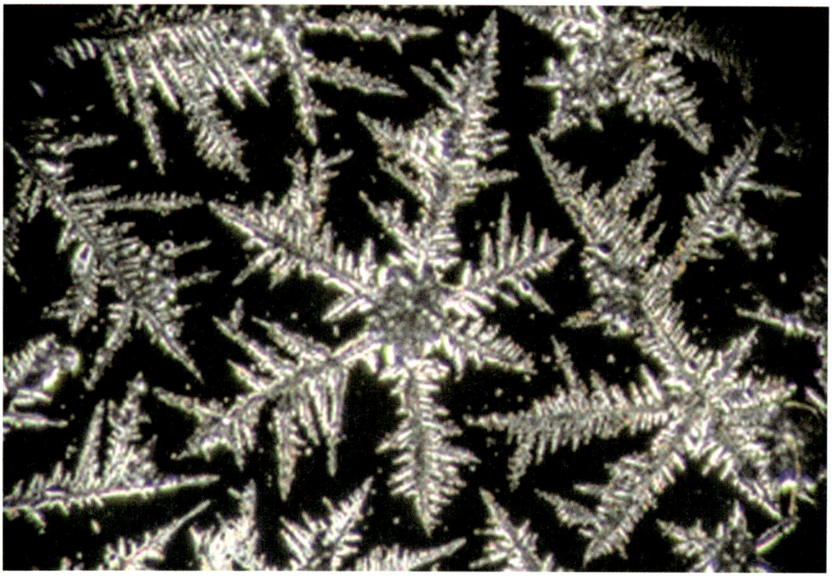

Möhre gekocht auf Gas, 100 fache Vergrößerung; die sechseckigen Strukturen geben einen Hinweis auf die Kieselsäure

Zur Wirkung von Halmsilica mit Korallenkalk

Die nächsten drei Kristallbilder zeigen Ausschnitte von spagyrisch aufbereitetem Schachtelhalm im Mikroskop.

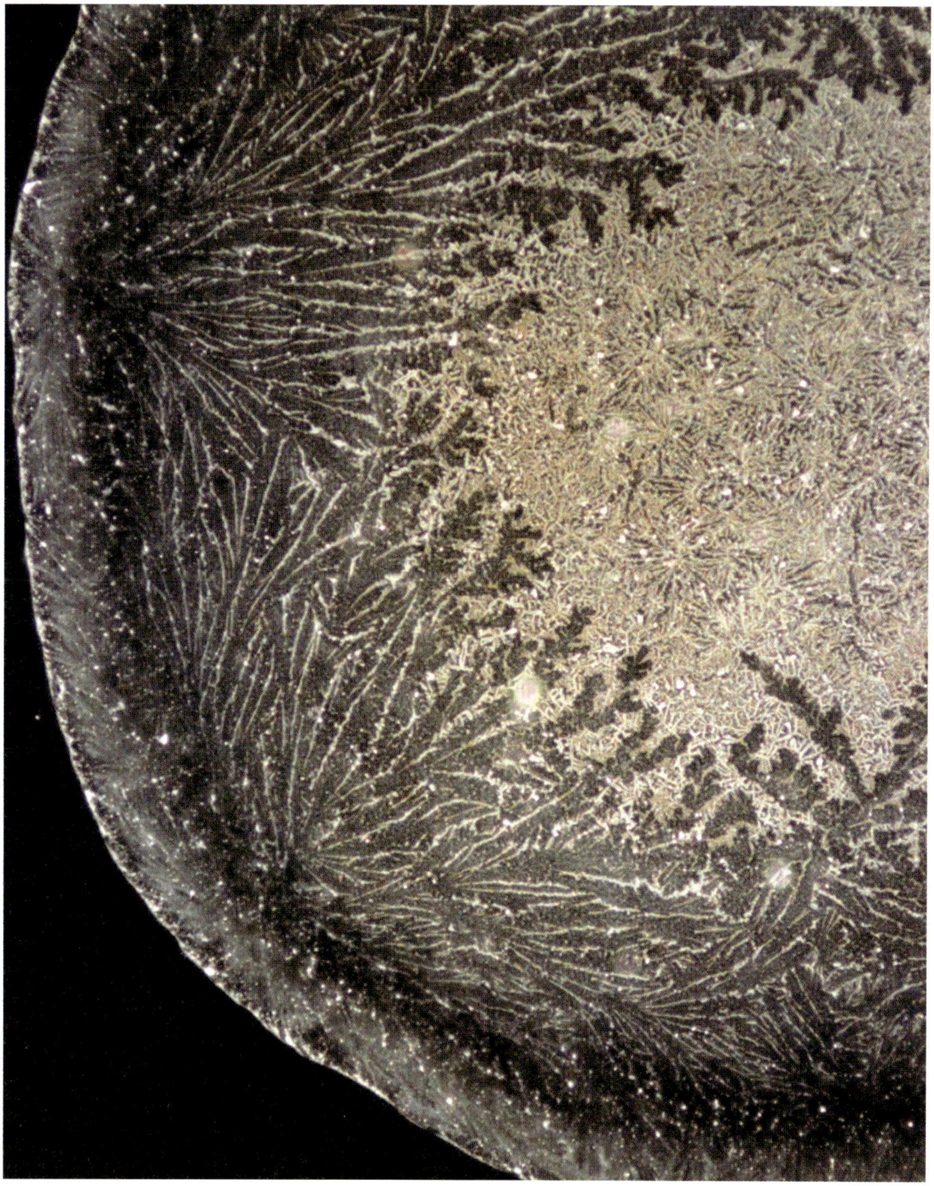

Bild 1: Halmsilica 20 fache Vergrößerung

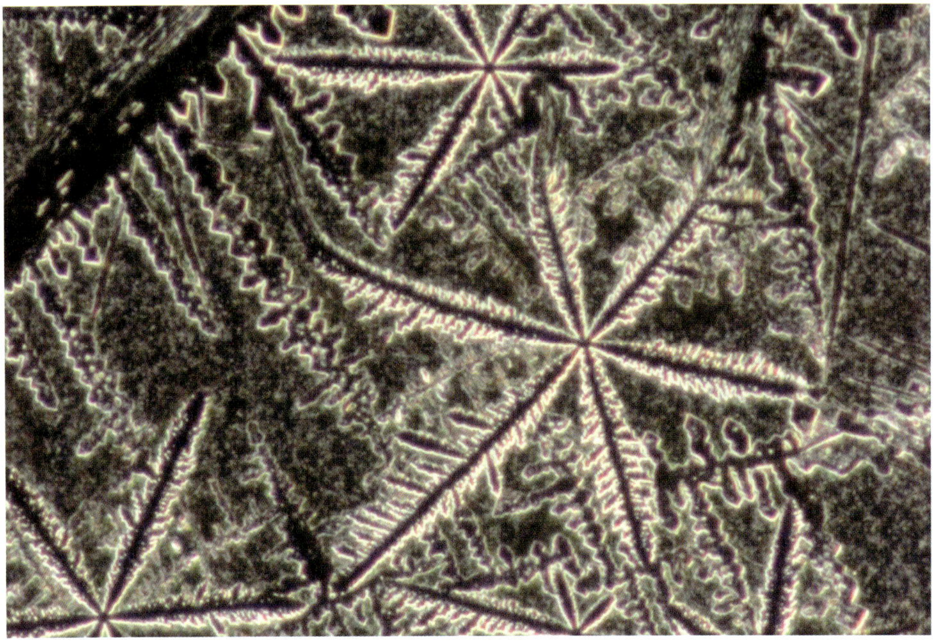

Bild 2: Halmsilica 100 fache Vergrößerung

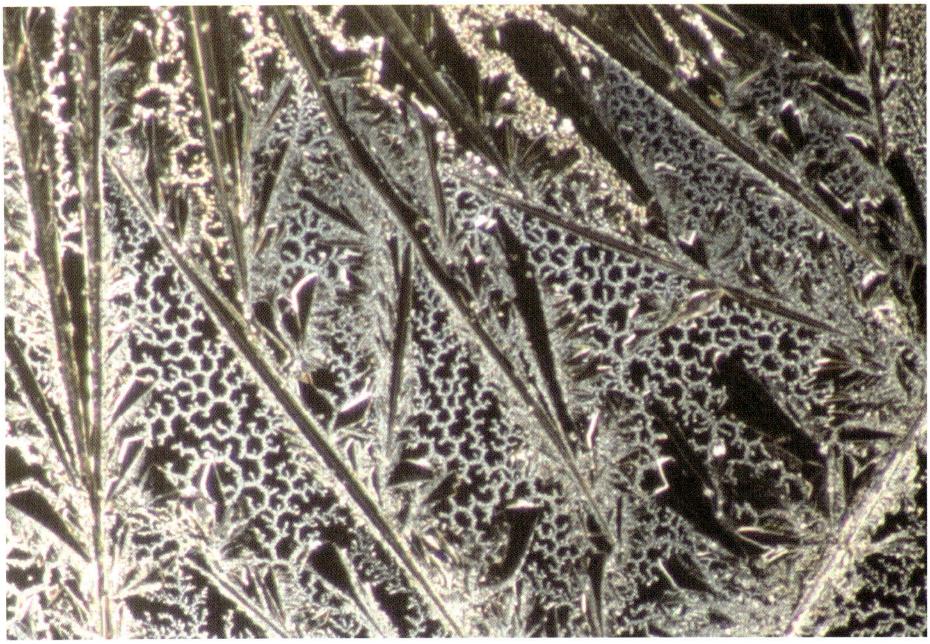

Bild 3: Halmsilica 40 fache Vergrößerung

Das Wasser ist ein sensitives und rezeptives Medium. Das Verhältnis, wie wir mit dem Wasser in Verbindung stehen, verdient eine gebührende Aufmerksamkeit, denn mit seiner Qualität oder inneren Spannkraft steht und fällt auch unsere Gesundheit.

Die für uns nicht wahrnehmbaren Frequenzen haben die guten Strukturen des Wassers zerstört. Wasser lässt sich auch mental durch unsere Denkkraft, unsere Emotionen und den Willen beeinflussen. (1)

Anhand der Bilder über das Wasser lässt sich nachvollziehen, wie die Lymphe und die Wahrnehmungsfähigkeit unserer Zellen durch das menschliche Denken, Wahrnehmen und Fühlen erheblich beeinflusst werden können.

(1) Weitere Beispiele finden Sie im Buch Phönix aus der Asche von Dr. vet. med. Wilhelm Höfer.

Bilder von Wasser, dargestellt mit der spagyrischen Kristallanalyse

Auf dieser Seite sind zwei Kristallisationsbilder von Wasser zu sehen.

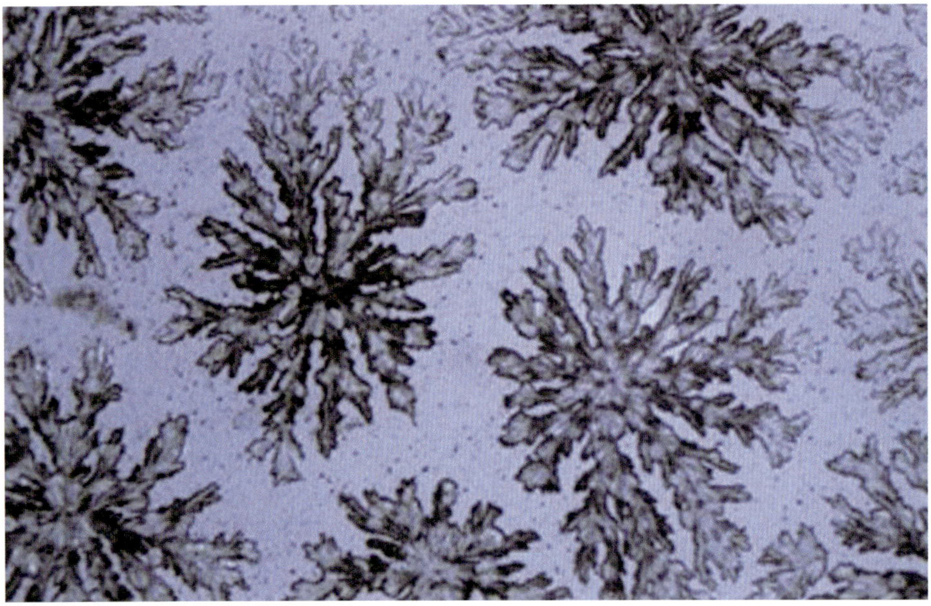

Wasser gekocht auf Gas, 100 fache Vergrößerung

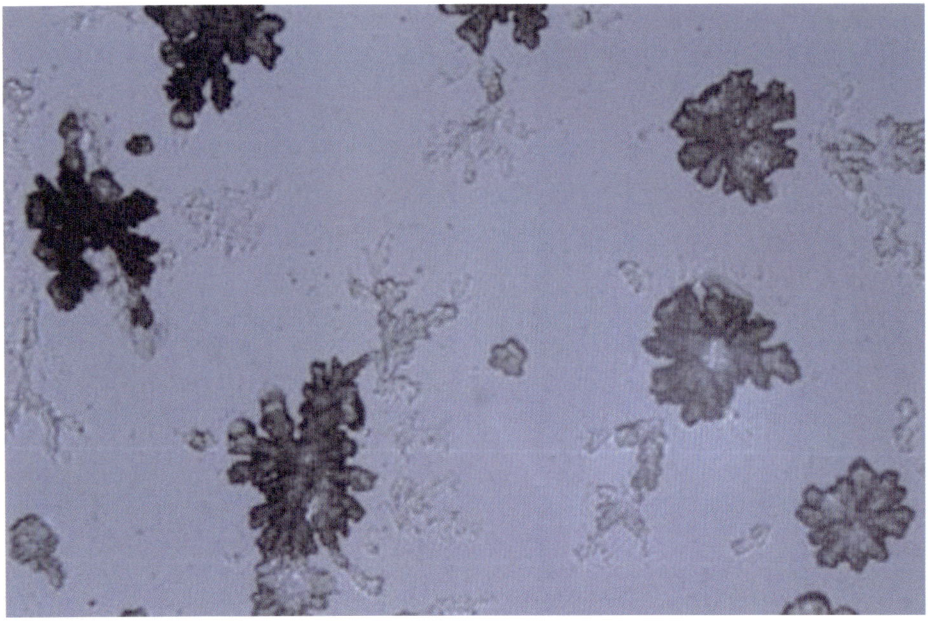

Wasser gekocht im elektrischen Schnellkochtopf, 100 fache Vergrößerung; die lebendigen Strukturen und Kristalle sind zerstört

Ein Beispiel der Wirkung von Elektrosmog auf unser Blut

Bei der Kristallisation von 2 Tropfen Blutserum sind sog. Serokristalle ein Hinweis auf die Wirkung von Elektrosmog (WLAN, Induktion, 5G, Handy, Navi).

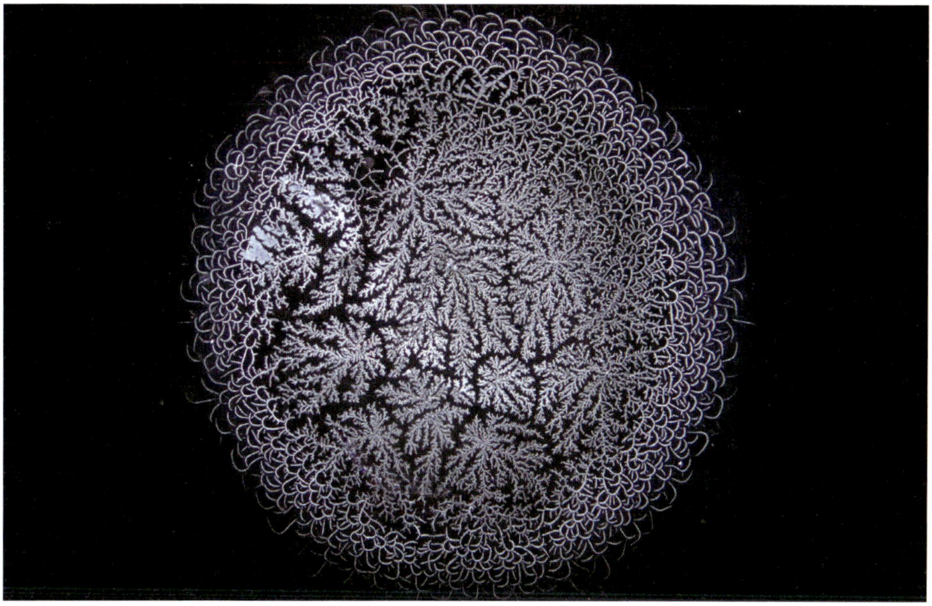

Unbehandelt

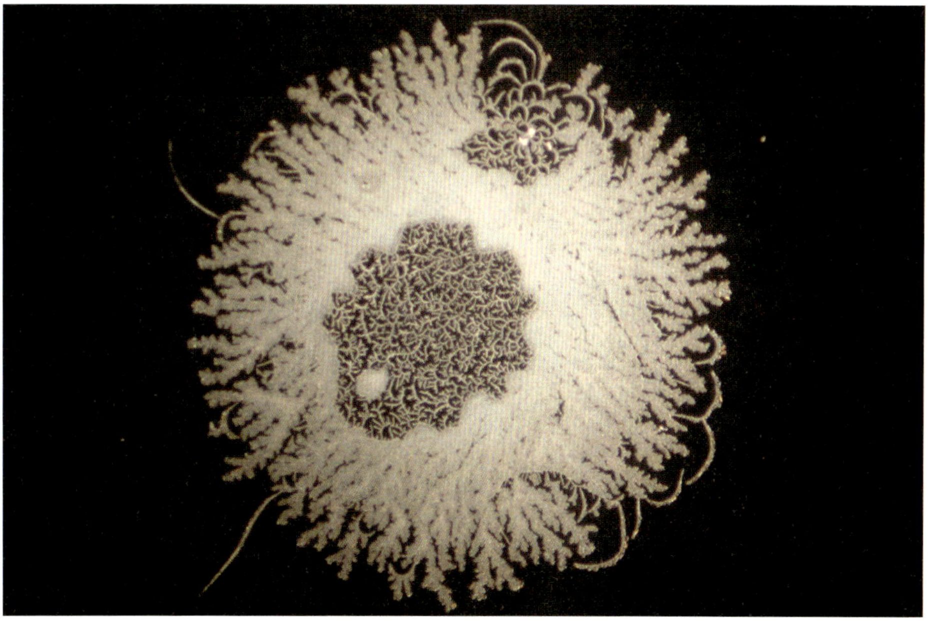

nach 3 Stunden am WLAN Rooter

Das menschliche Bewusstsein kann Ansteckung und Krankheit verhindern

Der Vergleich vom Menschen zum Tier, den Dr. Wilhelm Höfer eindrücklich vorgestellt hat, gibt sehr gute Aufschlüsse über die sogenannte Wesenhaftigkeit von Krankheiten. Die Tiere werden deshalb krank, weil sie nicht tiergerecht gehalten werden. Alle Tiere besitzen ein natürlich funktionierendes Immunsystem, das in ihrer jeweiligen Art auf gesunde und instinktiv orientierte Weise Krankheitserreger abwehrt.

Ganz anders als die instinktive Tierwelt reagiert das menschliche Bewusstsein. Wie sagte es Dr. Höfer: „Wir Menschen haben zusätzlich ein individuelles Ich, eine Persönlichkeit und bringen ein Schicksal mit. Wenn wir ein anstehendes Thema nicht bewusst ergreifen, sinkt dieses bis in den Körper. Er antwortet dann eventuell mit Krankheit, das ist seine Sprache."

Die Entfaltung des Bewusstseins ist eine dringende Tätigkeit für den Menschen. Es könnte der Fehler passieren, dass der Patient unter Bewusstseinsentwicklung Stress vermeiden und sich möglichst viel Ruhe zu gönnen, versteht. „Tue dir etwas Gutes und vermeide alle negativen Einflüsse, dann bist du gesund." Diese so häufig gebrauchten Wortformulierungen dürften wohl mit einer sehr klaren Bewusstseinsentwicklung, die den gesamten Immunstatus des Menschen erbauen kann, sehr wenig zu tun haben.

Grundsätzlich benötigt die Entwicklung des Bewusstseins zwei große tragende Aktivitätsleistungen, die sich gegenseitig in ihrer Dynamik ergänzen müssen. Zum einen muss der Einzelne, der sein Bewusstsein zu einer größeren Ausdehnung, Tiefe und Wirklichkeitsempfindung führen möchte, Ideen zu praktischen Gedanken ausarbeiten. Er muss sein Denken, seine logische Fähigkeit zur Vorstellungsbildung und letzten Endes zur Forschungsarbeit entfalten und zum anderen muss er gesunde Beobachtungsprozesse mit detaillierten Wahrnehmungen, die nicht auf ihn selbst, sondern auf seine Mitmenschen oder auf Objekte der Forschung gerichtet sind, fördern. Gedankenbildung und objektive Wahrnehmung führen in der Folge zu reichhaltigen Empfindungen in der Seele und der Einzelne weitet sich tatsächlich im Bewusstsein.

Ein Professor, der die künstliche Intelligenz studiert hatte, sagte in einem Vortrag: „Wenn das Denken in mechanischen Gewohnheitsabläufen stattfindet und die Sinne wie auch die Vorstellungen der Außenwelt gar nicht mehr an den Menschen richtig herankommen, wenn er die Tage wie eine Reproduktion seines bekannten Daseins erlebt und jede neue Möglichkeit einer erweiterten Wirklichkeitserkenntnis zurückweist, befindet er sich gewissermaßen in der künstlichen Intelligenz." Das Bewusstsein benötigt immer wieder neue hinzukommende Erfahrungen und Erweiterungen. Es muss sich kreativ an der Außenwelt entzünden und sich über die so schwer gewordenen Gewohnheiten und leiblichen Emotionen hinwegheben.

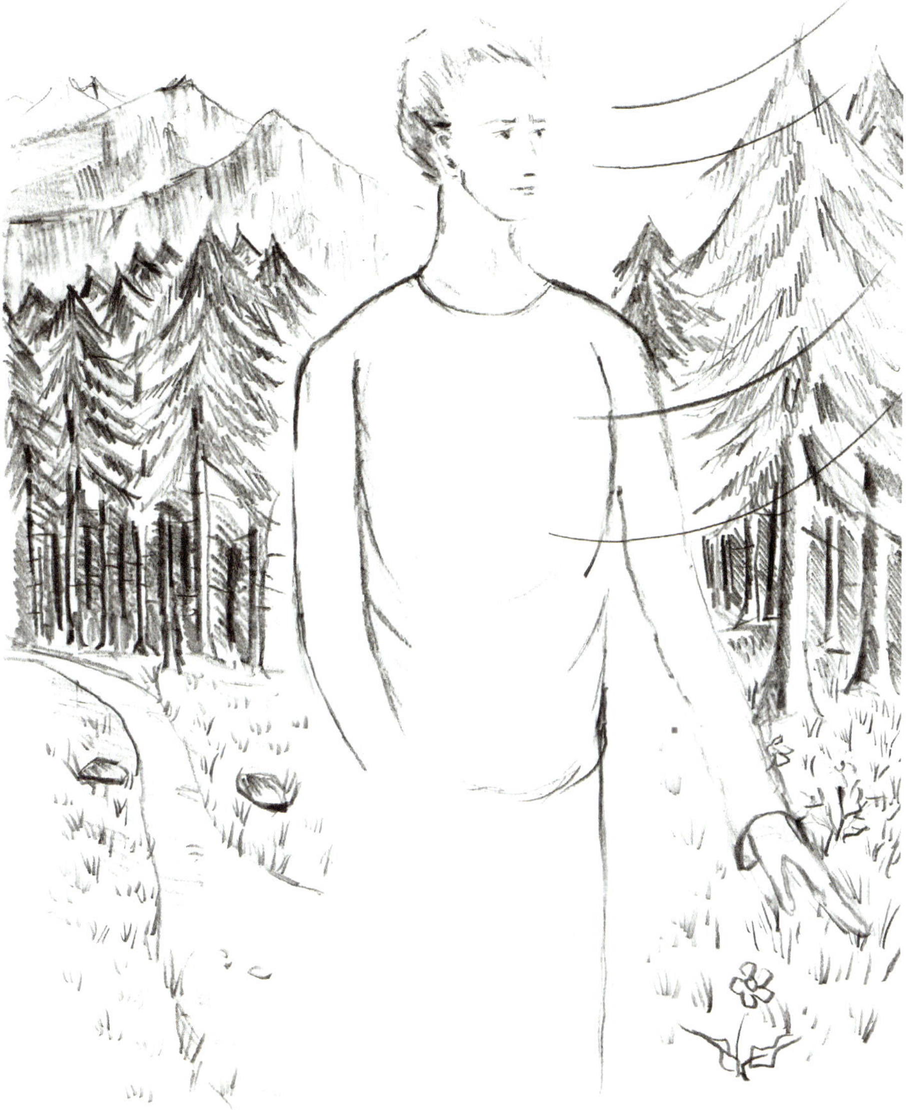

Das Bewusstsein benötigt immer wieder neue hinzukommende Erfahrungen und Erweiterungen. Es muss sich kreativ an der Außenwelt entzünden.

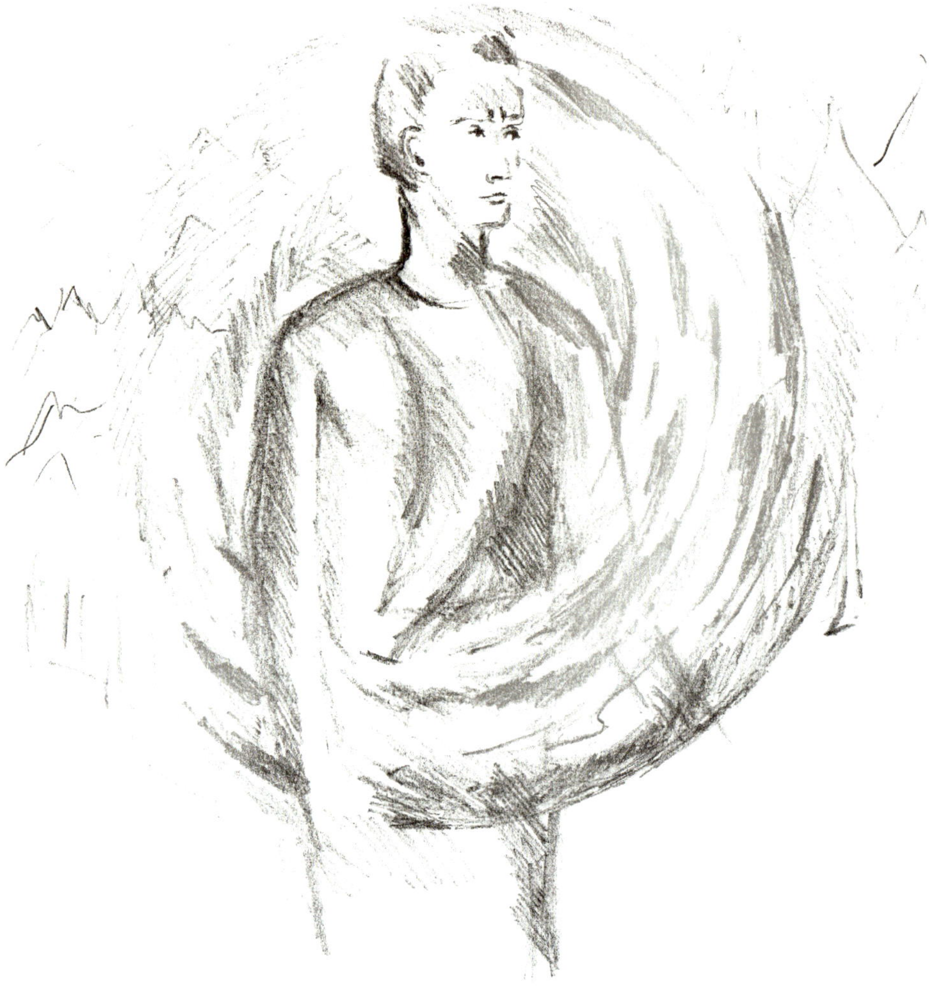

Die Anforderungen an das Bewusstsein, sich über die schwer gewordenen Gewohnheiten zu erheben, scheitert oft und der Mensch fällt allzuleicht in sehr subjektive und abschirmende Emotionen zurück. Diese aber schwächen ihn.

Die Berührung der Sinne, verbunden mit logischen Denkprozessen und objektiven Wahrnehmungsvorgängen, die nicht auf Reproduktion und Wiederholung beruhen, sondern auf tatsächlich gelebter Begegnung, geben dem Bewusstsein erst die entschiedene Dynamik, die es zur Gesamtentwicklung des individuellen Daseins und schließlich zu der Entfaltung eines integeren Immunsystems benötigt.

Die Erfahrung von Wasseranwendungen, wie sie im klassischen Sinne durch den Pfarrer Kneipp gegeben sind, zeigen durchaus, dass es viele Möglichkeiten gibt, den Körper zu stählen und die allgemeine Tragfähigkeit der Immunabwehr zu steigern. Grundsätzlich bieten sinnvoll gewählte Herausforderungen einerseits einen Appell an die Individualität und andererseits in gleicher Folge eine Stärkung der Organe und schließlich der Bereitschaft, Krankheiten zu begegnen.

Es ist jedoch möglich, dass man nicht nur über den Körper und seine ausdauernde Erziehung zur Tauglichkeit gegenüber Hitze und Kälte das Immunsystem stärkt, es kann direkt über das Bewusstsein geschehen. Man tauche beispielsweise am frühen Morgen, ganz besonders wenn es noch nicht sehr heiß ist, in ein Kaltwasserbecken. Sehr sorgfältig sollte man das Bewusstsein aktivieren und an der Haut die kühle Frische des Wassers erleben. Für wenige Sekunden kann diese bewusst getätigte Abkühlung bis zu einem Schmerzempfinden, das an der Haut wahrgenommen wird, stattfinden. Bedeutungsvoll ist, dass man nicht nur den Körper stählen möchte, sondern sich mit dem Bewusstsein gegenüber dem Kalten schult. Nach wenigen Sekunden dieser Anwendung, dann wenn das Wasserbecken bereits verlassen ist, entsteht eine angenehme Wärmedurchflutung, die von innen heraus die Peripherie erobert.

Das Bewusstsein jedenfalls wirkt schützend, denn es begegnet der Kälte mit einer konkret getätigten Wahrnehmung und bewusst gewählten Entscheidung und somit kann der, der sich auf diese Weise übt, durch die Kälte nicht krank werden. Erkältungskrankheiten entstehen beispielsweise nicht durch eine bewusste Begegnung mit der Kälte sondern durch Wärmeverschiebungen und schleichende Abkühlungen, die mehr im emotionalen menschlichen Dasein ganz unbewusst geschehen.

Auf all jenen Gebieten, auf denen der Mensch ein Bewusstsein entwickelt, kann er negativen Einflüssen sinnvoll begegnen und er kann auf natürliche Weise kreativ eine nächste Entwicklungssphäre eröffnen. Krank wird deshalb der Mensch, wenn er sich zu sehr unbewusst dem Leben überantwortet.

Dr. Wilhelm Höfer beschrieb die verschiedensten Bilder seiner Forschungsarbeit. Sie sind Kristallisationen nach einer spagyrischen Methode oder Dunkelfeldaufnahmen. Die Erforschung von verschiedenen pathologischen Symptomen, Erscheinungen, Phänomenen bewirkt keineswegs ein Krankwerden des Forschers. Er begegnet den verschiedensten, oftmals so schwer fassbaren Pathologien und erhebt sich somit durch Kreativität mithilfe seines Bewusstseins über die Krankheit hinaus und erforscht in letzter Konsequenz ein Ideal des Lebens.

Immunsystem und chemischer Äther

Wenn man das Immunsystem ausreichend begreifen möchte, ist es sehr hilfreich, wenn man den Begriff des sogenannten chemischen Äthers, der einer der vier Äther ist, die in einem Ätherleib zusammengefasst sind, betrachtet. Dieser chemische Äther wird in der Anthroposophie mit Recht als Zahlenäther benannt. In ihm lebt eine außerordentlich deutliche Proportionalität. Gleichzeitig könnte man ihn als den Äther der sogenannten Anziehungskraft benennen, da er die Fähigkeit besitzt, Kräfte aus der Umgebung sowie Ströme, die im Körper stattfinden, gewissermaßen wie eine Art magnetische Kraft heranzuziehen.

Das Lymphsystem arbeitet beispielsweise im Sinne von Anziehung und Zusammenziehung. Es organisiert das Wässrige im Körper und, wenn man es nur einmal von einer allgemeinen bildhaften Funktion betrachtet, es fördert den Aufstieg und die harmonische Verteilung der Flüssigkeit des Organismus durch eine sehr deutliche, formgebende, zusammenziehende Dynamik. Die Erschöpfungsphasen der Zeit äußern sich häufig durch Stauungserscheinungen, das ist jener Umstand, der auf eine mangelnde Formerkraftung und Abschwächung der zusammenziehenden Kräfteströmungen im Organismus hindeutet. Man kann sagen, dass der chemische Äther oder auch grundsätzlich die Ätherkraft, die sogenannte Lebenskraft des Menschen, schwächer wird und sich deshalb Stauungen im Organismus entwickeln.

Sowohl in der anthroposophischen Medizin als auch in der Naturheilkunde sind Bitterstoffe und Bittermittel zur therapeutischen Anwendung bekannt. Sie werden gerne bei Enzymschwäche verordnet. Jede Stauungserscheinung zeigt eine Art Mangel an fließender Kraft im Organismus und allzuleicht überdehnen sich die Organe und die Lymphe. Es ist sogar so, wenn man die Angelegenheit etwas metaphysisch betrachtet, dass die Leber innerhalb von Erschöpfungsphasen und Stauungsbildungen ihre Formkräfte verliert. Sie wird wie eine Art Schwamm, der jedoch durch die Stauung voll erscheint und dadurch keine weitere Anziehungskraft auf die ganze Körperlichkeit, sowie auch auf den Tonus der Haut richten kann. Die Leber bricht in ihrer ohnehin nicht gerade grazilen Form wie zusammen, figurativ gesprochen, und der Tonus der Haut repräsentiert die damit beginnende Schwäche im gesamten Organismus. Bittere Nahrungsmittel und bittere Tropfen aus Absinthium, Gentiana und anderen, können deshalb die Lebensätherkräfte anregen und zumindest ein gewisses Gegenbild zur übereilenden Schwäche leisten.

Im allgemeinen aber ist es der Ätherleib, der durch entsprechende bewusstseinsbildende und heiltherapeutische Maßnahmen geheilt werden sollte. Es gibt neben dem Zahlenäther oder chemischen Äther einen sogenannten Wärmeäther, einen Lichtäther und schließlich, nach unten hin geordnet, einen vitalen Äther. Wärmeäther und Lichtäther sind nicht unmittelbar im Menschen inhärent, sie tragen sich durch den Kosmos, durch die Sonnenkräfte in den Menschen hinein und werden ein Teil von ihm. Sie wirken wie von außen an der Form, durchdringen die Form, jedoch platzieren sie sich nicht im Inneren, sie sind gewissermaßen zentripetal wirksam und, wie es allen vier Äthern gemeinsam ist, bleiben sie immer dynamisch, sie können nicht statisch werden.

Das Charakteristische der Lebenskräfte ist ihre Bewegtheit. Der chemische Äther und im Weiteren noch tieferen Sinne der vitale Äther sind, obwohl sie ebenfalls sonnenhaft sind, Teil des inneren Menschen. Sie strahlen zentrifugal aus dem Leibe heraus. Sie platzieren sich also in der Form und wirken von innen nach außen bis an die Peripherie. Sonnenhaft sind diese Äther deshalb, weil sie alle eine sehr lichte und von der Schwerkraft unabhängige Wirkungsdimension in sich

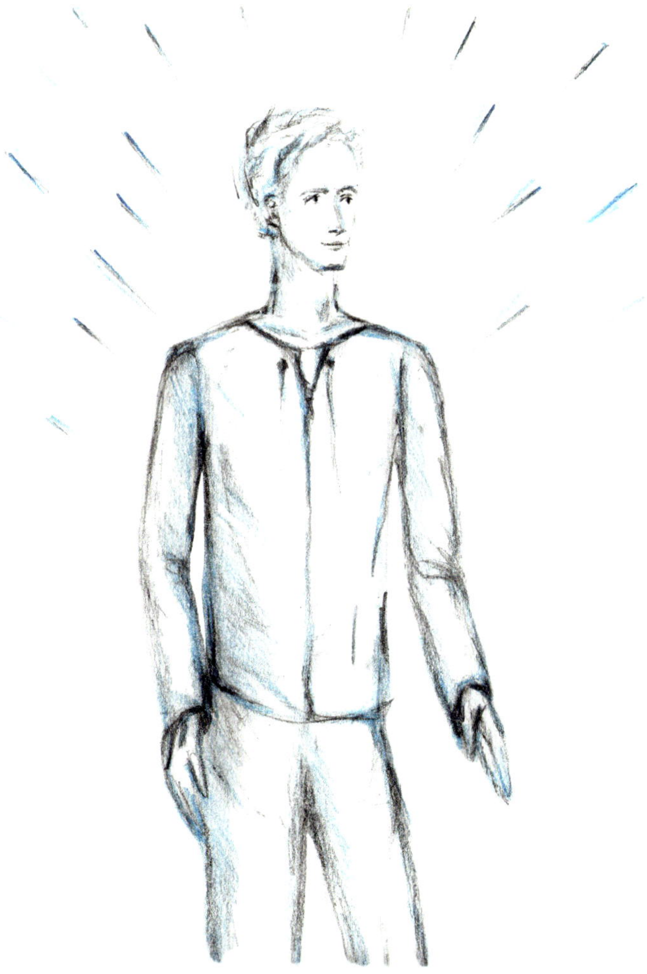

Feuer- und Lichtkräfte wirken auf zentripetale Weise auf den Menschen.

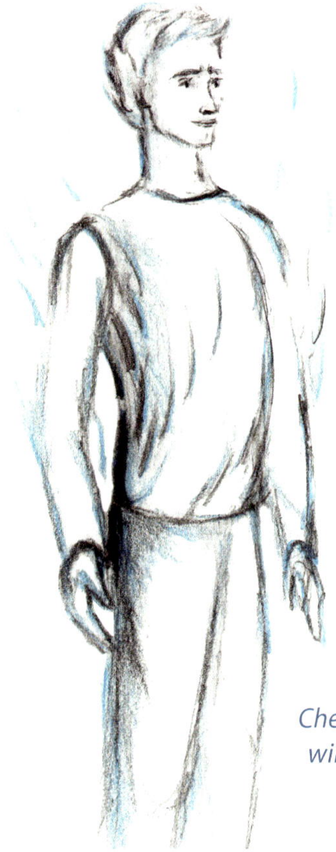

Chemische und vitale Ätherströme wirken aus dem Inneren und verströmen sich zentrifugal.

tragen. Rudolf Steiner sprach in vielen Vorträgen davon, dass der Ätherleib des Menschen in der Sonne seinen Ursprung gefunden hat.

Das Immunsystem arbeitet nun wie in einem hochkarätigen Chemielaboratorium und gehorcht maßgeblich diesem chemischen Äther und seinen Anziehungskräften. Der andere Name für diesen Äther lautet eben Zahlenäther; Rudolf Steiner bezeichnete ihn mit der Logik der Zahlen. Warum kann man diesen chemischen Äther Zahlenäther nennen?

Alle Prozesse, die im Menschen in der Tiefe des Stoffwechsels stattfinden und eine Art chemische Umsetzung im Sinne von Verwandlungs- und Aufbauprozessen darstellen, signalisieren eine genaue Ordnung.

Nun würde man auf den ersten, laienhaften oder sogar auf den ersten fachlichen Blick hin behaupten, dass all diejenigen Vorgänge, die in unserem Magen, in dem Duodenum und weiter abwärts gerichtet im Ileum und Jejunum ablaufen, einem mehr oder weniger großen Chaos, einem unüberschaubaren peristaltischen Fortgang, der nicht einer sorgfältigen Ordnung gehorcht, unterliegen. Die Verdauung ordnet sich gerne nach Eigenleben und wenn man etwas von ihr will, trotzt sie mit dem Gegenteil. Mathematik müsste deshalb nach einer ersten Einschätzung dem Bauchraum und all seinen geheimnisvollen Verwandlungsprozessen fern sein.

Die Aufbauprozesse, die Wachstumsvorgänge, zum Beispiel die Entwicklung von menschengerechten, individualisierten Proteinen, unterliegen jedoch einer ganz genauen Proportion und sie sollten keinesfalls durch Schwäche oder Störeinflüsse aus dem Lot geraten.

Das, was sich so sehr unrhythmisch oder chaotisierend für das subjektive Befinden im Bauchraum zeigen kann, offenbart eine Dystonie oder, anders ausgedrückt, eine bereits in dem gesamten Bewusstsein bestehende Störung. Wie schnell Unannehmlichkeiten im Bauchraum erwachen und wie sehr Stresseinflüsse allerlei Störungen in diesem untergründigen Raum verursachen, muss in dieser Ausführung nicht lange erklärt werden. Das Immunsystem jedenfalls darf wesentlich dem chemischen Äther beigemessen werden und dieser Äther folgt genauen Proportionen. Es stellt sich aber die Frage, woher diese Proportionen oder woher die Logik entspringen, denen sowohl der Bauchraum als auch das Immunsystem unterworfen sind.

Würde man den Fehler machen und nur einen Teil des Menschen allein definieren, beispielsweise das Mikrobiom im Colon, so muss man im weiteren Verlauf seiner Forschung die wirkliche Logik, die sich bis in das tiefe Stoffwechselgeschehen hinein vollzieht, übersehen. Die Betrachtung muss deshalb nicht nur für einen Teil, der maßgeblich mit dem Immunsystem integrativ arbeitet, erfolgen, sondern es muss eine ganze und umfassende Sicht auf den Organismus, auf die Psyche und auf die Stellung des lenkenden Selbst des Menschen gerichtet werden.

Das Immunsystem arbeitet in der Tiefe des Körpers und somit verbleibt es mit seinen Aktionen im Unbewussten. Es stellt eine hochinterssante Frage dar, wie nun das Bewusstsein entfaltet werden kann, damit es auf richtige Weise auf dieses Immunsystem einwirken kann. Gleichzeitig kann diese Fragestellung eine große Problematik im Leben eröffnen. Wie sicherlich schon viele Therapeuten beobachtet haben, werden die Menschen, die eine sehr materialistische Gesinnung haben, häufig weniger krank, als jene, die eine idealistische zum Zielpunkt nehmen. Die Fragestellung, wie Bewusstseinsprozesse und Ideale mit dem Unbewussten zusammenhängen, sollte uns deshalb noch an späterer Stelle wesentlich begleiten.

Würde ein Wissenschaftler das ganze Immunsystem nur als einen rein körperlichen und von außen abgeschlossenen Mechanismus erklären wollen, kann er niemals zu einem fundierten Anschauen kommen. Die innerleiblichen Prozesse sind mit dem individuell orientierten Bewusstsein unmittelbar verbunden und zwar so unmittelbar wie in einer Art Telepathie. Das Immunsystem ist aber ein individuelles System und nicht ein universales. Deshalb reagieren verschiedene Persönlichkeiten auf Fremdeinflüsse unterschiedlich.

Eine bekannte Tatsache in der wissenschaftlichen Forschung ist die Existenz des sogenannten Homunkulus, der ein Gehirnareal darstellt, das in genauer Beziehung zum Körper steht. Aus einer erweiterten Sichtweise spiegeln sich in diesem Areal alle Funktionen, die im Stoffwechsel oder in den Gliedmaßen auftreten, wider. Es finden Abgleichungs- und Reflektionsvorgänge statt, die die Bedeutung haben, dass das Immunsystem vor allem mit den verschiedenen T-Lymphozyten rechtzeitig in einen Einsatz geführt wird. Interessant ist jedoch die Frage, welche übergeordneten Dimensionen diesen Homunkulus beeinflussen und in der Funktion kräftigen. Wenn diese Gehirnareale in einer guten gesamten universalen Kontaktbereitschaft stehen, findet im Körper, wie Matthias Girke es darstellt, im Sinne einer Selbstrepräsentation eine gute Erhaltung der Immunabwehr statt. Es kann aber der Fall eintreten, dass diese Gehirnareale aus einem größeren Zusammenhang herausfallen und das menschliche Vermögen der Entwicklung tragischerweise versagt und somit das ganze steuernde abgleichende System für die Immunabwehr versagt. Die Entstehung der Karzinomkrankheit, bei der der Körper die eigenen pathogenen Zellen nicht mehr erkennt, ist eine Folge dieses Herausfallens der Gehirnareale, die zur Erhaltung des ganzen funktionierenden Lymphsystems notwendig sind.

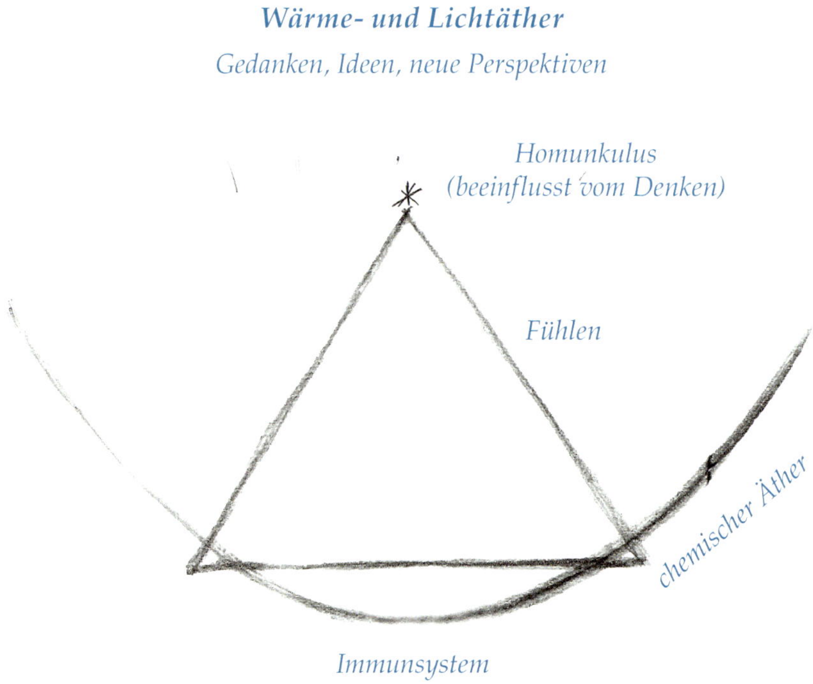

Im Gehirn findet eine ständige Abgleichung und Identifizierung aller Körperabschnitte statt, für die Immunabwehr nehmen deshalb die sensorischen und motorischen Nerven eine sehr wichtige Bedeutung ein.

Ein kleines Beispiel aus der Anatomie kann die Außen- und Innenbeziehung, die ein Mensch immerfort lebt, darstellen. Hierzu kann der Sinnesprozess sehr anschaulich dienen.

Der Sinnesvorgang des Hörens

Das Hören im Innenohr ist ein hochsensibler und feinfühlig abgestimmter Prozess, der dann zutage tritt, wenn Luftschwingungen an das Trommelfell herantreten und über das Mittelohr bis an das Innenohr getragen werden. Vibrationen in der Luft können genau vom Menschen wahrgenommen werden und somit besitzt der Mensch die Fähigkeit des Hörens. Er kann sogar so fein dieses Gehör entwickeln, dass er beispielsweise als Musiker die kleinsten Abweichungen oder Fehlgriffe auf der Tastatur hört; oder er kann ein sogenanntes F von einem V durch das sensible Abgestimmtsein des Gehörvorgangs unterscheiden. Luftschwingungen geben für die materielle Forschung die Erklärung zum Hören. Gäbe es keine Luftbewegungen, so würde der Mensch sich nicht mit seinen Mitmenschen akustisch verständigen können.

Nun kann man sich aber mit dieser Erklärung, die nur die materielle Übertragung darstellt, nicht zufriedenstellen. Welcher geistige, übergeordnete Vorgang liegt den Luftbewegungen zugrunde und wie könnte man diese mit geeigneten Worten benennen? Diese anspruchsvolle Frage muss eine geistige Neugierde erwecken und sie muss gerade für den Therapeuten von brennendem Interesse sein.

Wer den Gehörvorgang studiert, kann sich mit der Mathematik der Weltenschöpfung beschäftigen. Er dringt schließlich in den sogenannten Zahlenäther oder, anders ausgedrückt, in eine Logik der Weltengesetze ein.

Die Zahl ist ein Teil der Weltenschöpfung. Sie ist immanent in der Weltenschöpfung. Sie ist in der Erde und im Geist zu finden. Wie bereits ausgesagt, trägt der chemische Äther die Maßeinheiten, die durch Zahlen repräsentiert sind. Aus diesem Grunde ist das menschliche Gehör von der genau bemessenen Distanz der ausgesprochenen Laute, die den Buchstaben und Zahlen zugrunde liegen, gelenkt.

Es existieren in der geistigen Welt sogenannte Intervalle, oder anders ausgedrückt, genau bemessene Proportionen. Sie sind gewissermaßen wie Distanzen. In dieser geistigen Welt herrscht eine weisheitsvolle Ordnung, die sich nach arithmetischen Gesetzen manifestiert.

Die Fähigkeit des Hörens entsteht im irdischen Sinn durch die sensibel aufgenommenen Luftvibrationen am Trommelfell, während jedoch diese Luftvibrationen, die beispielsweise der menschliche Kehlkopf verursacht, oder die ein Musikinstrument hervorbringt, wie dies klassischerweise in der Posaune geschieht, ein übergeordnetes, sehr differenziertes Gestimmtsein in sich tragen. Es sind nicht direkte Formen, sondern es sind genaue Beziehungsverhältnisse, Proportionen, die durch ihre Existenz mit dem menschlichen Dasein und den Naturbedingungen zusammentreten können und somit eine sehr exakte Klangschwingung hervorbringen. Jeder Klang hat eine Beziehung, einen Anfang und ein Ende und fügt sich gleichzeitig wieder in ein Ganzes.

Die Weltenschöpfung ist eine hervorragende Architektur, die Proportionen offenbart und die sich schließlich bis in den einzelnen, artikulierten Wortklang oder in die gesungene Melodie hineinbegeben kann.

Wie verhält es sich in dieser Beziehung mit dem Immunsystem? Zunächst gibt dieses Beispiel, wie der Sinnesvorgang des Hörens von oben nach unten stattfindet, nur eine Analogie.

Oben, in einer geistigen Welt, existieren Gesetze, die sich in der Fortsetzung nach unten in sichtbaren Erscheinungsformen oder wägbareren Phänomenen ausdrücken. Die Art des Denkens, die Art des Fühlens, die eine Form der Entwicklung des Bewusstseins darstellen, lenkt, wie dies bereits von Dr. Gunter Albert ausgedrückt wurde, das Immunsystem und seine Abwehr- und Aufbauprozesse.

Nun darf der Therapeut nicht dem Fehler verfallen und das Immunsystem wie von einem größeren Geist gelenkt betrachten. Obwohl alle Naturbedingungen, wie das Wachsen von Pflanzen, durch größere kosmische Einflüsse geregelt sind, so ist das menschliche Immunsystem nicht durch ein übergeordnetes kosmisches Geschehen motiviert. Der Klang besitzt eine kosmische Dimension. Jeder Laut, der an das Innenohr heranklingt, verhält sich proportional zu einem Weltenganzen. Der einzelne Mensch reagiert mit seinen Immunantworten nach seinen eigenen

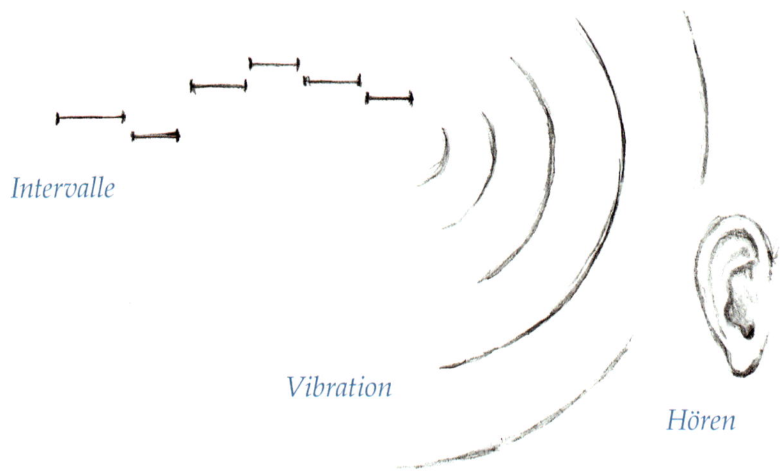

Die Schallwellen, die an das Ohr dringen, haben eine genau bemessene geistige Proportion.

individuellen Maßeinheiten und nach seinen relativ stark persönlich bemessenen Entwicklungswünschen. Die Proportionen, die im Lymphsystem und allgemein in der Abwehr des Unbewussten stattfinden, treten aus dem Denken, aus dem Begehren und Wollen individuell hervor. Aus diesem Grunde kann der Mensch die Proportion seiner Reaktionen einerseits freiwillig, aber doch in letzter Konsequenz wiederum unfreiwillig bestimmen, wie er mit Abwehr oder auch ohne Abwehr reagiert. Er denkt beispielsweise an einen kranken Menschen und bemerkt in relativer Unmittelbarkeit seines Denkens, wie sein Immunsystem mit entsprechend auftretenden Symptomen zu reagieren beginnt. In der Coronazeit ist es sogar maßgeblich die Angst, die der Einzelne in seinem eigenen, noch nicht reiflich entwickelten Bewusstsein erzeugt, die zu allerlei Überreaktionen, Verstärkungen der Symptome und letzten Endes zu Komplikationen führen kann. Freilich nimmt der Einzelne von außen über suggestive Beeinflussungen sehr schlimme Bilder von einer Coronapandemie auf und trägt sie infolge mangelnder Unterscheidung und Verarbeitung mit einer individuellen Antwort auf seinen Organismus weiter. Grundsätzlich bestimmt aber die ganze Proportionalität des individuellen Seelenverhaltens, wenn man das so sagen kann, das Reagieren des Immunsystems.

Es gibt beispielsweise Personen, die sehr stolz sagen, dass sie nicht krank werden und jeglicher Virusinfektion gewachsen seien. Welche Dynamik, Abstimmung und sogenannterweise Proportion leben in diesem Denkprozess, der sich in der Regel einer reiflichen Bewusstheit entledigt und bei genauer Betrachtung vollster Emotionalität ist? Es liegt jedenfalls ein nicht differenziertes Wahrnehmen und vielleicht ein sehr unachtsames Umgehen mit der Situation vor. Auf dieser individuell orientierten emotionalen Grundlage erhält das Immunsystem eine Art Fremdübertragung und weil sich die Person gerade gegen ein Krankwerden und ein Hindurchgehen durch Krankheit aus hybrischem Stolz wehrt, erzeugt es keine Reaktionen. Es sind jedenfalls die genauen Abbilder des individuell entwickelten Bewusstseins oder Halbbewusstseins, verbunden mit hohen Anteilen unbewusster Motive, die sich genau proportional von oben nach unten über das vegetative System in den Immunreaktionen zeigen.

Während der Gehörvorgang mit verschiedenen Lauten und Klängen immer an einem universal Ganzen teilnimmt, zeigt sich im Immunsystem das genaue Spiegelbild der individuellen Persönlichkeitsstruktur. Es darf nicht von einer universalen Wirkungskraft, sondern von einem individuellen, zum Teil unbewussten Reagieren ausgegangen werden.

Die Entwicklung von Bewusstseinsinhalten zur Stärkung der Gesundheit

Wenn man die Bestimmbarkeit des Immunsystems als individuelles Abbau- und Aufbausystem kalkuliert, erscheint es für die Zukunft sehr wichtig, dass man nicht nur nach heiltherapeutischen Substanzen forscht, sondern die Bewusstseinsprozesse auf bestmögliche und harmonische Weise entwickelt. Eine reine Psychotherapie muss noch keinesfalls bedeuten, dass das menschliche Bewusstsein in ausreichendem Maße beansprucht und entwickelt wird. Es bedarf der Kenntnisnahme von geistigen Gesetzmäßigkeiten und eine logische Umsetzung dieser bis hinein in die therapeutische Handlung.

Dr. Matthias Girke, der Leiter der anthroposophischen Ärzteschaft, beschreibt in seinem Buch *Innere Medizin*, dass die oberen Wesensglieder nicht mehr sinnvoll in die unteren eingreifen und deshalb die Krankheiten ihren Verlauf nehmen. Mit dieser Frage der Wesensglieder sind das sogenannte Ich, der Astralleib, der Ätherleib und der physische Leib benannt. Die anthroposophische Medizin unterscheidet diese vier Glieder und, genauer benannt, befinden sich im oberen Bereich das Ich und der Astralleib. Das Ich ist durchaus auch das gleiche Glied, das die indische Philosophie mit dem Selbst benennt. Es ist dasjenige Glied, das den Menschen zu wachen und reifen Urteilen bemächtigt. Der Astralleib ist derjenige Teil, der dem allgemeinen Bewusstsein und den unbewussten Vorgängen, die noch nicht ganz in das wache Wahrnehmen geraten, entspricht. Der Astralleib wird deshalb in der Anthroposophie so genannt, da er mit den Sternenkräften einhergeht. Die tiefsten Anteile des Astralleibes befinden sich, wie bereits erwähnt, im Stoffwechsel und im untergründigen Willen. Die Angabe über die Gesundheit im Buch von Dr. Matthias Girke ist in relativ allgemeiner und wenig differenzierter Weise gegeben. Wenn die oberen und die unteren Glieder nicht zusammenwirken, dann entgleiten dem Menschen seine Führungsprozesse des Lebens. Er wird zu unbewusst oder gerät in irrtümliche Formen. Er verfällt z. B. in Suggestionen und nun leidet sein Ätherleib, das heißt seine Lebenskräfte, und zuletzt wird der physische Leib krank. Die oberen Glieder, die reiflich die Führung im Leben bewahren sollten, können die unteren nicht mehr lenken und durchdringen.

Es ist tatsächlich nahezu bei jeder Krankheit der Fall, sei es beim Karzinom oder einer entzündlichen Krankheit, dass diese sogenannten oberen Glieder sich nicht ausreichend emanzipieren und entwickeln und fremde Mächte, wie beispielsweise Suggestionen, die den Menschen irreführen, überfluten. Er kann dann diese fremden Mächte nicht mehr abwehren und er wird schließlich zu einer gegebenen Zeit krank. Bei Psychosen und schizophrenen Prozessen dominieren in der Regel ebenfalls Einseitigkeiten aus dem körperlichen, ungesteuerten Triebleben und das sogenannte Ich und auch das Bewusstsein sind nicht mehr Herr des Geschehens. Die oberen Glieder müssen deshalb in die unteren richtig und harmonisch eingreifen. Diese Formel des Eingreifens der oberen Glieder in die unteren Glieder, muss jedoch genauer benannt werden.

Diese Wortformeln werden häufig ohne genaue Kenntnis gebraucht und somit entstehen regelrechte Vereinfachungen, bei denen man sich nicht mehr die Mühe macht, die rechte Ich-Entwicklung und geeignete Bewusstseinsverfassung zu plastizieren. Es gibt die verschiedensten therapeutischen Ansätze zur Willensstärkung, zur Entwicklung eines logischen Denkens und es gibt auch viele Möglichkeiten, wie Empfindungen und Gefühle stimuliert werden können. Plastizieren mit Ton beispielsweise oder das Herausarbeiten einer Skulptur stärken den Willen, während künstlerisches Zeichnen die Denkkräfte herausbildet. Diese therapeutischen Maßnahmen sind in jedem Fall sehr günstig. Sie können eine Überbrückung zu der eigentlich werdenden Bewusstseinsarbeit darstellen. Die Förderung der Glieder des Bewusstseins und des Weiteren eines angemessenen Ich, das sich weder in Hybris verliert, noch sich in Selbstaufgabe herabsetzt, benötigt eine sorgfältige Schulung und Ausrichtung zu weisheitsvollem Gedankengut.

Ist es wirklich wahr, dass diese oberen Wesensglieder wie das Ich und der astralische Leib sich von den unteren Wesensgliedern und ihrer mehr der Materie entsprechenden Natur abwenden können? Sind es nicht diese oberen Wesensglieder, die vielmehr erst richtiggehend zu entfalten sind, damit sie zu ihrer durchdringenden, strukturierenden, formgebenden und heilsamen Wirkung gelangen?

Nach meiner Erfahrung muss das Denken und das menschliche Empfindungsvermögen ausreichend frei und intelligent aufgebaut werden, damit ein oberer Wirkungsbereich entsteht und auf den Ätherleib und den physischen Leib gesundend einwirken kann. Schließlich ist es ja der Äther, der vom Menschen durch eine freie und gut mit der Welt in Beziehung stehende Gedankenbildung gebildet wird, welcher auch die ätherische Grundlage des Leibes erneuern kann. Würde man z. B. nur bei einer Idee stehenbleiben und sich nicht Mühe geben, diese so auszuarbeiten, dass sie zu einem brauchbaren Ideal entwickelt wird, kann sich das Ich nicht ausreichend emanzipieren. Es bleibt in seiner Bindung an die Materie und in vielen alten Gewohnheiten und das Bewusstsein bleibt uneingestimmt, das heißt es kann keine Heilkraft auf das Immunsystem werfen.

Es bleibt wie ein Musikinstrument, das nicht gespielt werden möchte und verstimmt sich. Dadurch aber, dass den unteren Wesensgliedern der anhebende Impuls fehlt, bleiben diese ungegliedert und ungeordnet und entwickeln aus einer gewissen Schwere heraus eine Eigendynamik, die den Menschen immer mehr bestimmt und ihn dadurch unfrei macht. Der Mensch wird immer mehr zum Untertan seiner unteren Wesensglieder und damit wie eine Art Sklave der Materie.

Der Aufbau eines eigenständigen Bewusstseins mit differenzierten Gedankenbildungen muss den Menschen zu Idealen, zu konkreten Fragen und weitreichenden Betrachtungen, die für die heutige Zeit so notwendig sind, führen, damit das ätherische Potential, das heißt die Lebenskräfte wieder in ihr gutes Gedeihen kommen. Dann erst wirkt der Mensch mehr im Sinne einer Universalität auf sein Immunsystem und kann die entsprechenden Wahrnehmungsprozesse im Sinne des richtigen, kompetenten Reagierens auf Überfremdungen anwenden. Es wird dann das Bewusstsein zu einem kräftigen, dynamischen Instrument, sodass der Mensch durch gut durchdachte, logische und mit der Welt in Beziehung stehende Gedanken sich selbst wahrt und dennoch sozialfähig bleibt. Er wirkt den Überfremdungsversuchen und Manipulationsabsichten der Welt mit einem eigenständigen Bewusstsein entgegen und er kann und muss keine Krankheitserreger aufnehmen.

Diese Fähigkeit, sich gegenüber anderen Meinungen, Emotionen, Positionen und sogar Aggressionen mit Integrität aufzurichten, wirkt auf das Immunsystem wie von oben nach unten belebend, weisheitsvoll und kann die entschiedenen Proportionalitäten im Reagieren lenken. Das Denken wird zu einer Quellenkraft und es enthebt sich aus den engen individuellen Verhältnissen zu einem universalen Bewusstsein, das aber wiederum sehr harmonisch auf die untere Region, das heißt auf die unteren Wesensglieder des Menschen einwirkt. Fehlt diese Quelle des eigenständig dynamischen Bewusstseins mit der Fähigkeit zu einem objektiven Denken und zu wirklichkeitsgetreuen Wahrnehmungen, könnten sehr eigenartige Abwehrreaktionen im Menschen eintreten. Er verwehrt sich dann gegen gesunde Bewusstseinsmöglichkeiten und klammert sich ängstlich an scheinbare Sicherheiten des Daseins.

Es ist tatsächlich zu wenig, wenn man einem Krankheitsprozess nur mit dem Schema gegenübertritt, dass die oberen Glieder in die unteren einwirken müssen und da sie zu wenig wirken, die Krankheit zu wüten beginnt. Diese allgemeine Formel muss in eine weitere Differenziertheit, Klarheit und schließlich in eine genaue Aussage gebracht werden. Die wenigsten Menschen nämlich wissen über welche Möglichkeiten das Ich-Selbst verfügt und sie können sehr wenig unterscheiden, was Bewusstsein und bewusstseinserweiternde Prozesse darstellen. Solange diese fehlen, kann sich die obere Dimension mit der unteren, unbewussten nicht begegnen. Es ist eine Schulung für den Menschen, ganz besonders sogar für Therapeuten und nicht zuletzt für Patienten, heute wichtig. Die Notwendigkeit zeigt sich sogar noch dringlicher in der stark überfremdeten Zeit durch die Coronakrise.

Wie wirkt das Gedankenleben bis hinein in die Physis?

Wie geschieht der Vorgang des Einwirkens eines entwickelten Gedankenlebens mit Ideen zu Idealen auf den Ätherleib und auf den physischen Leib? Wie muss man sich die Prozesse nicht nur psychologisch, sondern sogar rein von der geistigen Wirkungsdimension von oben nach unten vorstellen? Geschieht dies wie ein Herabtropfen von Regen auf die Erde oder muss man sich die Übertragung rein geistig vorstellen? Für die heutige Zeit und für eine gelungene anthroposophische Arbeit oder allgemein sogar für eine gelungene oder hochwertige therapeutische Arbeit ist das Zusammenwirken von geistiger und physischer Dimension sehr bedeutungsvoll. Wie kann man sich das Wirken von Gedanken und Bewusstseinsprozessen auf die physische Leiblichkeit vorstellen? Der Ätherleib, ganz besonders der vitale Äther und der chemische Äther levitieren. Sie sind schwerelos, sie dürfen nicht zu stark der Schwerkraft unterliegen, etwa durch Zwänge, oder, wie dies in Depressionen der Fall ist, durch schwer gewordene Gedanken. Diese Kräfte stehen gewissermaßen den Wärme- und

Lichtkräften gegenüber, sodass es im Ätherleib ebenfalls ein Oben oder eine zentripetale Wirkungskraft gibt und eine zentrifugale. Der chemische Äther und der vitale arbeiten in die Aufbauformen nach oben, sie bewirken Wachstum, während die Wärme beispielsweise Gleichgewicht, Innerlichkeit, Harmonie fördert und das Licht, das sogenannte ätherische Licht, nicht das äußere Licht, sondern das Kräftewirken im Licht, Strukturen betont.

Jener Mensch nun, der sein Denken auf logische Weise weiterentfaltet und der sogar noch weiter geht und sein Denken zu Bedeutungsinhalten schult, sodass er seinem Leben eine regelrechte Sinnfrage abringt, jener der nicht bei der Idee stehen bleibt, sondern eine Idee zu einem Ideal, zu einem Können in der Welt und zu einer Bedeutung oder Sinngebung ausarbeitet, erschafft ein geistiges Potential. Er ist intensiv geistig tätig. Diejenige Dimension oder das Produkt, das er kreiert, man kann sagen, das geistige Produkt, das er kreiert, sollte von moralischem Wert sein.

Bei einer vor kurzem stattgefundenen Tagung gab es nämlich die fragende Anmerkung eines Teilnehmers, dass es ja doch ebenso eine geistige Arbeit darstellt, wenn eine künstliche Intelligenz erfunden wird oder gar etabliert werden soll. Auch dies ist eine Idee, die aus dem Geist durch eine Arbeit umgesetzt wird. Der Teilnehmer sagte aber, dass diese Ideenumsetzung wohl nicht als christlich zu bezeichnen sei, es fehle ihr an Moralität.

Man kann es deshalb noch spezifischer ausdrücken: Es muss sich um eine wirklich fundierte, gute, polaritätsfreie, menschenwürdige, wahre Idee handeln, die der Einzelne zu einem Bedeutungsinhalt und zu einer Sozialfähigkeit in der Welt ausarbeitet. Im Gehirn entwickeln sich auf diese Weise hervorragende Netzverschaltungen, die im wahrsten Sinne die Lebenskraft steigern und den Menschen zu einer größeren Freiheit führen. Sie geben eine gute Abgleichung mit den weiteren Körperabschnitten. Es ist die Freiheit des Menschen deshalb möglich, da er nicht intellektuell in der Ideenwelt stehen bleiben muss, sondern die Ausarbeitung bis zur irdischen Umsetzbarkeit, Sozialität und Soziabilität fördern kann. Der Mensch erhebt sich durch diese Art Arbeit.

Dieses Erheben seiner Kapazität findet in der Erweiterung von Synapsen im Gehirn statt und sie tritt des Weiteren mit einem gesunden Selbstbewusstsein zutage. Die Tatsache, dass eine Erhebung, Veredelung und Erweiterung des Denkens und Fühlens durch geeignete Anstrengung, das heißt durch geeignete Willensformung stattfindet, soll als wesentliches Kriterium einmal genau beobachtet werden. Wenn man den Menschen studiert, der diese Prozesse leistet, wird man feststellen, dass er beispielsweise schöner und authentischer wird, gewissermaßen wahrer in seinem Menschsein und dadurch eine Erkraftung in seiner Gesundheit und spezifische Kräfte sogar in seinem Immunsystem entwickelt. Auf den chemischen Äther, der in der Tiefe des Leibes organisiert ist, nehmen diese Prozesse einen intensiven Einfluss. Äußerlich könnte man vielleicht feststellen, dass sogenannte sympathikotone Neigungen durch den regenerativen

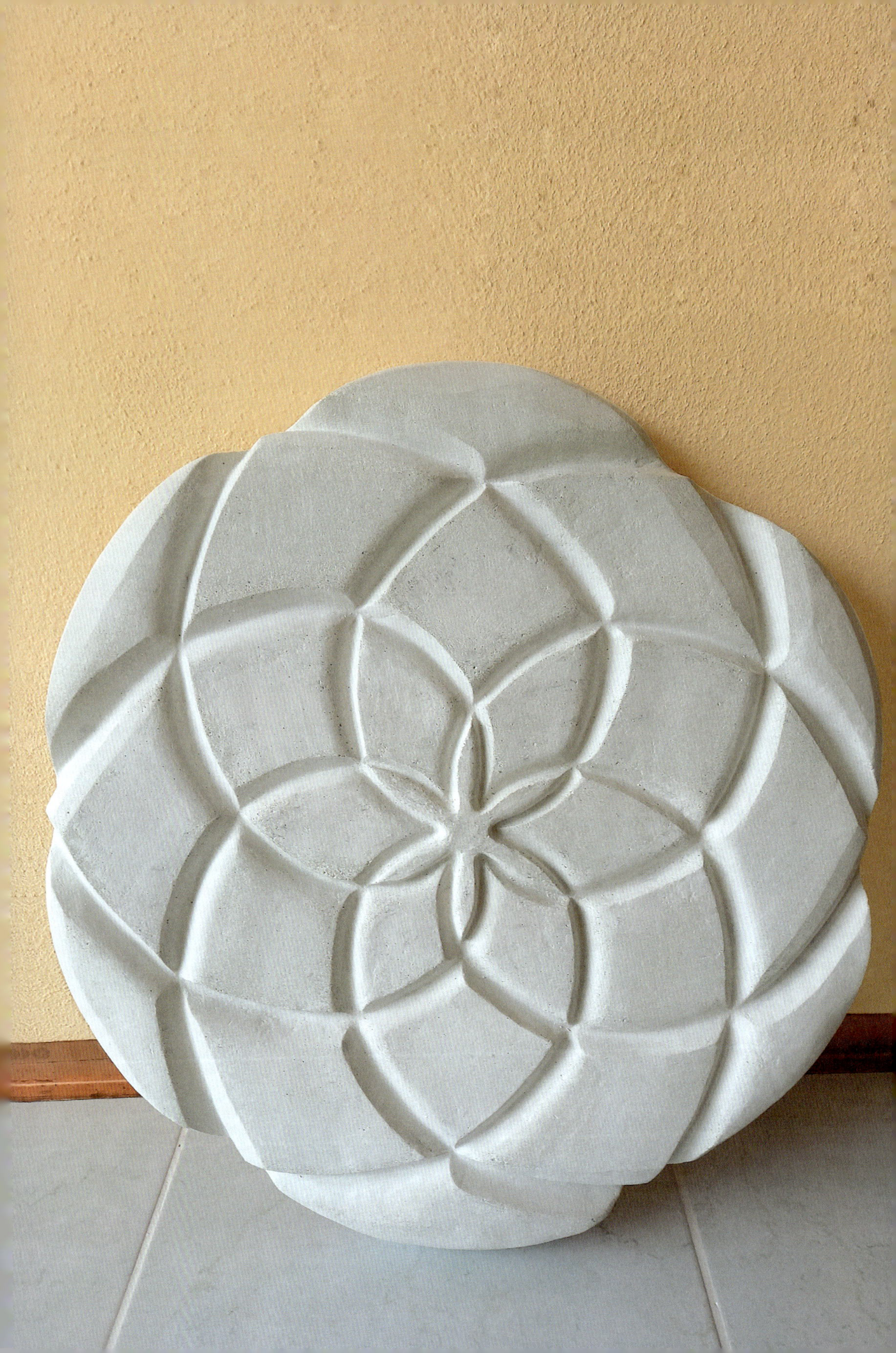

Parasympathikus abgelöst werden und beispielsweise die natürliche Peristaltik sich aus der Lähmung löst, die Verdauungsströme harmonisch zu fließen beginnen und der Mensch sich freier vom Physischen fühlt. Er wird seelisch lebendiger. So wie sich die Luftbewegungen am Trommelfell sammeln und ihre Vibrationen bis an das Innenohr fortsetzen, so wirkt die obere Welt, die geistige Welt, auch in andere Bereiche des Menschen hinein und beispielsweise stärkt diese geistige Welt die Lebenskräfte, die chemischen Vorgänge und ätherischen Flüsse im Verdauungssystem. Die gesunden Aufbauprozesse können dann am besten stattfinden, wenn das menschliche Denken und Fühlen sich zu hohen und höchsten Bedeutungsinhalten erheben lernen. Der Äther im Bauchraum braucht die anhebende Kraft des Denkens und des Fühlens, damit er in seine gesunde Tätigkeit gelangen kann. Licht- und Wärmeäther heben das Bewusstseinspotential des Menschen an und dadurch kann die harmonische Entfaltung der unteren Ätherkräfte erfolgen.

Die gesunden objektiven Erkenntnis- und Wahrnehmungsprozesse zu der Welt stellen für jeden Menschen eine notwendige Entwicklungsanforderung dar. Ein passives Rezeptieren ohne eigenständige entwickelte Bewusstheit kann selbst sinnvolle Gedanken, die in der Welt ausgesprochen werden, zu einer Fremdwirkung für das Individuum geraten lassen. Das Bewusstsein will, ähnlich wie das Verdauungssystem alle Eindrücke der Außenwelt sinnvoll verarbeiten und zu einem individuellen, persönlichen Verhältnis transformieren. Es will anhand der vielen, guten wie bösen Gedanken in der Welt gewissermaßen auferstehen. Diese Aktivitätsleistungen, die weitaus mehr sind als Stressfaktoren zu vermeiden, befreien die Ätherkräfte und ganz besonders kann sich aufgrund des sich entfaltenden und ausdehnenden Bewusstseins das chemische Laboratorium in gesunden Aufbauprozessen wiederentdecken. Der chemische Äther beginnt die harmonischen Intervalle, die das Bewusstsein nun individuell liefert und die von universaler Gültigkeit sind, harmonisch im Inneren zu koordinieren. Es sind die T-Lymphozyten, die genau in dieser Arbeit die Proportionalitäten wahrnehmen und tätig werden. Sie sind gewissermaßen wie der Schwingungsvorgang am Ohr. Die Immunabwehr mit verschiedenen Wahrnehmungs- und Erkennungsprozessen benötigt dann keine Überreaktionen und sie verfällt dann auch nicht in die Trägheit des Nicht-Reagierens. Sie entwickelt ihre souveräne Kompetenz, indem sie alle Proportionalitäten richtig bis in die physische Leiblichkeit hinein aussteuert. Die Ätherkräfte arbeiten sowohl im oberen Menschen als auch im unteren Menschen harmonisch zusammen.

Die Ätherkräfte stärken und befreien sich im gesunden Maße, wenn sich, wie bereits gesagt, die Bewusstseinsprozesse ausreichend emanzipieren und sich das Denken und das Fühlen aufbauen. Die Entwicklung des Bewusstseins zu Objektivität und im weiteren Verlauf sogar zu Bedeutungsinhalten des Lebens, fördert genau die richtigen Wahrnehmungsprozesse, die schließlich der chemische Äther aufnimmt, fortträgt und im Inneren mit gesunden Immunantworten bewerkstelligt.

Das Bild zeigt den chemischen Äther nach künstlerischer Vorstellung. Die Bewegungen greifen rhythmisch ineinander und repräsentieren gleichzeitig eine offene Empfänglichkeit für übergeordnete Einflüsse.

Verschiedene Ätherkräfte arbeiten an der Entwicklung der Pflanze

Wie wirken die verschiedenen Pflanzensegmente auf das Immunsystem?

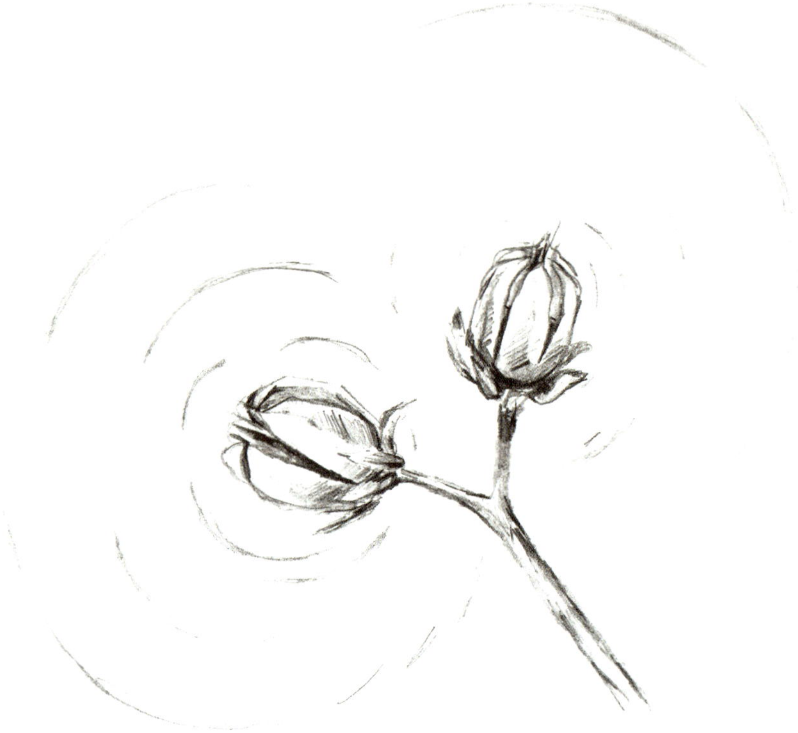

An der Samenbildung, Blüte, Blattentwicklung und Wurzelbildung der Pflanze lassen sich die Bewegungsformen der jeweiligen Ätherkräfte erkennen. Die Form, wie sie entsteht, trägt in ihrer Eigenheit Bewegtheit, die jedoch in sich selbst zu einer Art sichtbaren Endmanifestation gekommen ist.

Die Samenkörner, seien es Sesamsamen, Getreidekörner, Nüsse oder der Kern einer Avocado, sind tendenziell fast immer oval oder direkt wie eine Kugel. Sie bilden einen Kreis. Der Kreis und sein Zentrum bezeichnen die Bewegtheit des Wärme- oder Feueräthers. Es ist der Kreis ein Ausdruck des Kosmos und der Mittelpunkt, das Zentrum, der geozentrische Endpunkt des Kosmos. Der Wärmeäther wirkt immer von oben oder von außen zu einer Mitte.

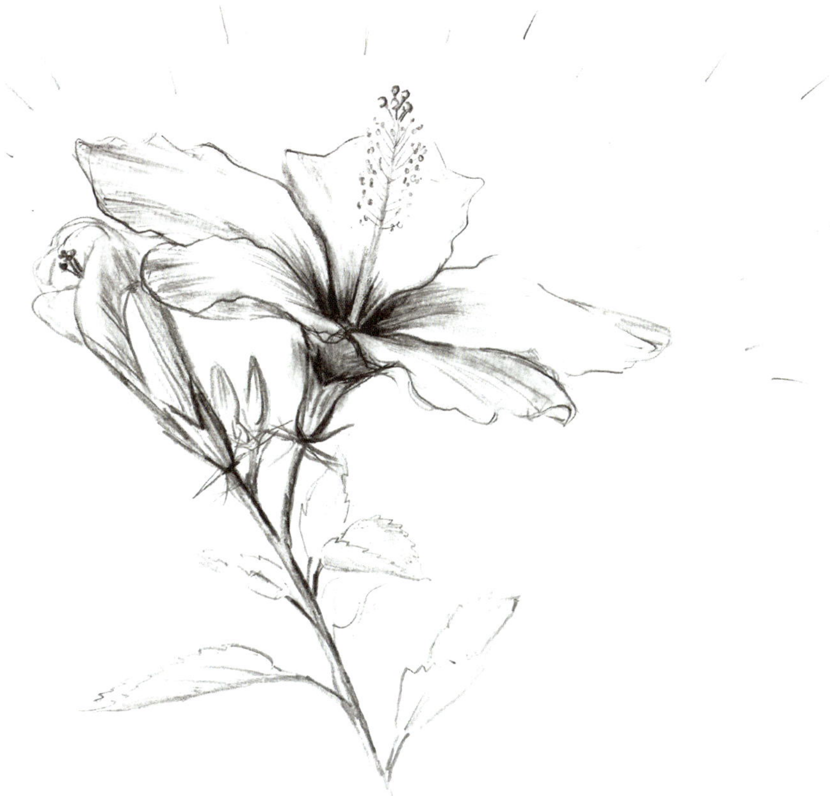

Die Blütenbildung, die in ihrer Signatur nahezu immer eine kelchartige Form aufweist, versinnbildlicht die Empfänglichkeit des Lichtes. Die Blütenblätter sind wie grazile, von Farbe reichhaltig tangierte Zweige, die eine hohe Lichtbeziehung aufweisen. Eine Blüte gliedert sich hinaus, hinauf und hinein in die Lichtsphäre.

Sie lebt in hoher Kommunikation mit dem Licht und deshalb erweckt sie die Sinne zu Interesse und Freude. Der Lichtäther ist der strukturierende Äther, der die Interessenskräfte zur Kommunikation und Beziehung des Menschen erweckt. Wenn jemand an einem Thema, an einer Sache oder an einem Menschen hohes Interesse entwickelt, steigen in ihm lichte Sinnesbewegungen, die sich wiederum auf die ganze Stoffwechsellage belebend auswirken.

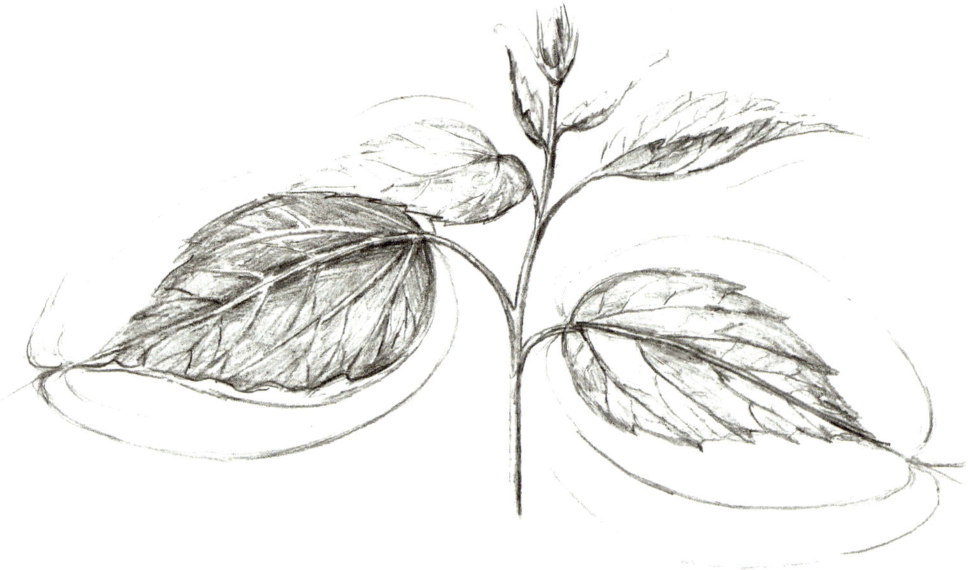

Der chemische Äther befindet sich hauptsächlich in den Blattstrukturen. Ausdehnung und Zusammenziehung sind in der Bewegung der meist flächenhaften Blattformen sichtbar. Die Blätter wachsen aus ihrer Mitte in die Länge hinaus und runden sich in der Kontur seitlich zurück zum Stiel.

Die sogenannten Aderungen oder Fasern im Blatt zeigen diese Bewegung. Im menschlichen Lymphsystem lebt eine ähnliche, koordinierende Bewegung. Die Flüssigkeiten strömen aus und ziehen sich an bestimmten Orten, wie den Lymphknoten oder der Leber wieder zusammen. In der Stärke dieser Lymphbewegung zeigt sich eine gewisse Stärke im Immunverhalten.

Die Wurzel ist ein Ausdruck für eine irdische Verankerung. In ihr sammeln sich die Kräfte aus einem gesamten Umkreis und bilden eine mineralische Lagerstätte. In manchen Pflanzen wird die Wurzel zum Mittelpunkt, wie beispielsweise bei der Karotte.

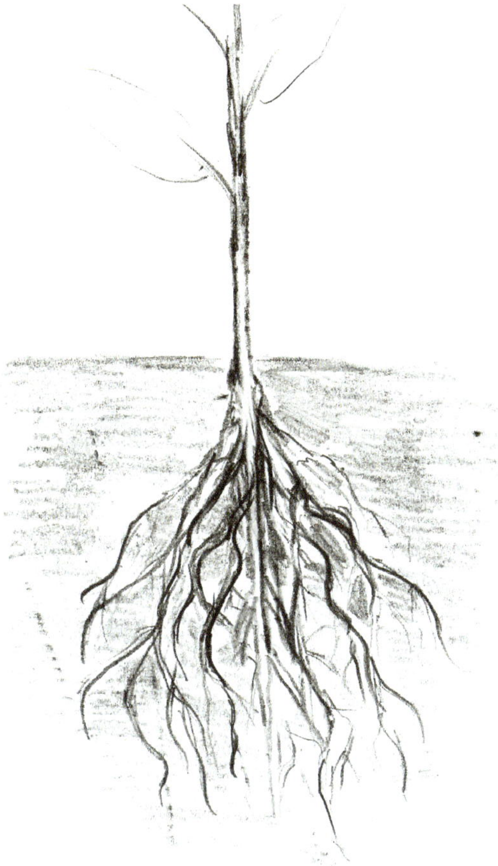

Die Lichtwurzel stößt sehr tief hinab zur Erde, als Zeichen ihrer vitalen Ätherkräfte und gleichzeitig als Ausdruck von Bewegtheit von Licht und Chemie. Im Wurzelwesen überwiegt das vitale Ätherelement. Wer sehr viele Wurzeln isst, stärkt damit sein zentrales Nervensystem, denn die Lebensätherkräfte korrespondieren mit der Stärke des Nervensystems. (1)

Das Immunsystem benötigt alle vier Ätherkräfte: den Feueräther, die Lichtätherkräfte, die chemischen Umsetzungen und die vitalen Substanzen. Es gründet sich aber im Wesentlichen im chemischen Laboratorium des Körpers. Der chemische Äther zieht die anderen Äther heran.

(1) Der Zusammenhang zwischen Blüte, Blatt und Wurzel in Beziehung zum Stoffwechsel, Rhythmischem System und Nervensinnessystem wird in verschiedenen Veröffentlichungen von Udo Renzenbrink, u.a. in „Ernährung unserer Kinder" beschrieben.

Die Bedeutung der T-Lymphozyten

Eine nicht leicht zu deutende Funktion besitzt die Thymusdrüse, die im Mediastinum oberhalb des Herzes liegt. In einem Alter von etwa 14 Jahren und aufwärts beginnt diese zum Immunsystem gehörende Drüse langsam zu atrophieren und wird zunehmend durch Fettzellen ersetzt. Eine Restfunktion bleibt aber bis ins hohe Alter vorhanden, und sie dürfte nach Beobachtung verschiedener Menschen noch sehr weitreichend unterschiedliche Grade der T-Zellproduktion leisten. Man könnte sagen, dass in den frühkindlichen und kindlichen Jahren das Denken noch nicht ausreichend ausgebildet ist und deshalb ein Organ eine ausgleichende und empfangende immunologische Aufgabe erfüllen muss. Mit dem Beginn des Denkens in dem dritten Lebensjahrsiebt reduziert sich dieses Organ.

Im Thymus durchlaufen die im Knochenmark gebildeten T-Zellen eine, man könnte sagen, Wahrnehmungsschule, oder besser sogar gesagt, eine Empfindungsschule. Ihnen werden verschiedenartigste Antigene präsentiert, einerseits von antigenpräsentierenden Zellen, die in ihrem Zellinneren mit körperfremden Antigenen beladen von der Peripherie in den Thymus einwandern, andererseits von Thymusepithelzellen selbst. Es ist eine große Besonderheit, dass Thymusepithelzellen mehrere tausend verschiedene Proteinstrukturen bilden können, die in ihrer Form und Zusammensetzung den verschiedenen Gewebearten des Körpers entsprechen. Es werden also Bruchstücke aller Gewebe und der vom Körper gebildeten Stoffe produziert und den T-Lymphozyten zur Wahrnehmung gezeigt. Solange sie auf diese eigenen Eiweißstrukturen reagieren, werden sie durch Apoptose eliminiert. Diese Eliminierungsfunktionen zeigen eine hohe Erhaltungskraft im Sinne einer Selbsttoleranz. Die verschiedenen T-Zellen, die im Thymus eine Reifung oder Prägung erhalten haben, wandern im weiteren Verlauf in die lymphatischen Gewebe von Lymphknoten, Milz und Schleimhäuten ein und vermehren sich dort weiter.

Eine ganz besondere Bedeutung gewinnt für die gesunde T-Zell-Funktion und ihr sinnvolles Eingreifen in die wahrnehmende, strategische Abwehr der mittlere Körper, vornehmlich der Brustorganismus. Das Rückenmark in der Mitte nimmt für die Immunabwehr eine nicht unwichtige Bedeutung ein. Je flexibler und dynamischer dieser mittlere Wirbelsäulenabschnitt auch in älteren Jahren entwickelt ist, desto günstiger verhält es sich mit dem Eingreifen der sehr stark nach Wahrnehmung orientierten verschiedenen T-Lymphozyten.

Dr. Matthias Girke beschreibt in seinem Buch der inneren Medizin, dass die T-Zelle tendenziell zum Nervensinnessystem zu rechnen ist, während der B-Lymphozyt eine sehr deutliche Neigung zum sogenannten Stoffwechselgliedmaßensystem aufweist. So gesehen ist das Wahrnehmen mit dem Denken mehr verbunden und der Stoffwechsel mit dem Willen. Diese Zuordnung von verschiedenen Zelltypen, die zum Immunsystem gehören, lässt jedoch viele Fragen offen

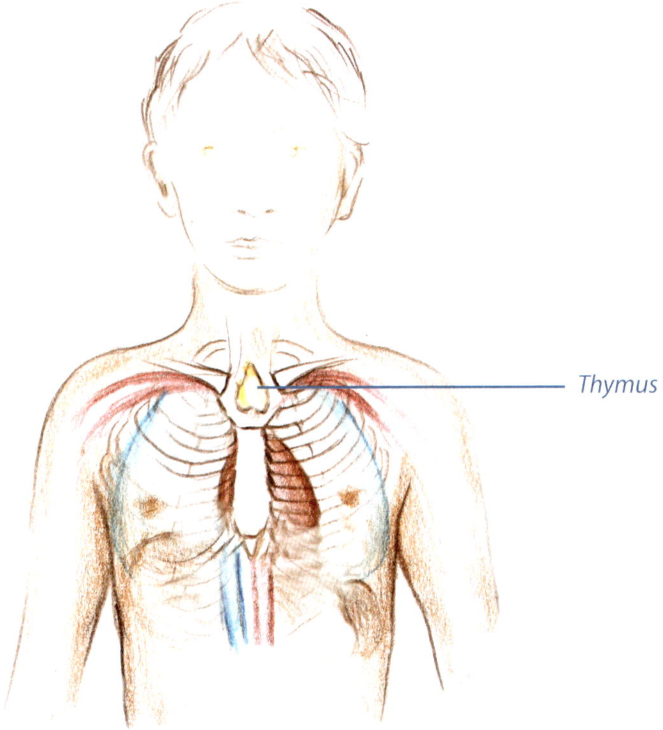

Der Thymus erscheint weißlich, hell, fast wie leuchtend. Nach esoterischer Forschung lernen die Lymphozyten jene Unterscheidungsbildung zu den unruhigen und leibinternen Begehrenskräften kennen. Diese sind meist abgedunkelt oder durch Unruhe wie rötlich, bräunlich oder giftig. Begehrenskräfte müssen immerfort durch Entwicklungsfragen überwunden werden, denn wenn sie sich zu sehr in den Leib hineinbegeben, beginnt der Mensch unvernünftig zu werden und folgt seinem reinen Verlangen, das aus dem Leibe kommt. Er will beispielsweise in der Tendenz der Krankheit, die allgemein mit Karzinomen und ihrem proliferierenden Wuchercharakter einhergehen, leben und bemerkt aber gar nicht, dass er von seiner psychischen Verfasstheit dem Leben gar nicht richtig begegnen kann. Das Verlangen nach Leben in unphysiologischer Weise ist deshalb eine aus dem Leib kommende Begehrensmacht. Die T-Lymphozyten müssten nun die Zellen, die auf dieser Grundlage zu degenerieren beginnen und aus dem Gesamtzusammenhang fallen, erkennen und sie müssten hierzu die Schule im Thymus, dort wo sie Reinheit erleben, absolvieren. (1)

und sie kann geradewegs die wesentlichsten, zentralen Aussagen im Kern des Themas verkomplizieren. Wenn man die Informationen über das Immunsystem und über das Eingreifen der verschiedenen Zelltypen zur Abwehr studiert, erhält man unendlich viele Informationen.

Es lässt sich jedoch schwer eine zusammenfassende Logik erstellen, wie es sich im Bild eines ganzheitlich orientieren Ablaufes für die menschliche Entwicklung verhält. Es existieren unendlich viele Einzelanalysen, die sich jedoch nicht in einer logischen Gesamtsumme einer tatsächlich deutlichen Aussage treffen. Es wäre für die Zukunft sogar wichtig, dass man weniger Analogien, Zuordnungen und Einzelinformationen sammelt, sondern zusammenhängende logische Bilder entwickelt, die mit den detaillierten Forschungen über die verschiedenen Lymphozyten korrespondieren, aber sie doch in ein ganzheitlich orientiertes Menschenbild hineinführen.

Die T-Lymphozyten besitzen eine besondere Wahrnehmungsfähigkeit, die sich jedoch nach geistiger Forschung aus einem intakten Empfindungsorganismus entwickelt. Die Frage ist hochinteressant und durchaus esoterisch, wie ein T-Lymphozyt, der Ordnung und sinnvolle Erkennungsarbeit gegenüber dem zunächst einmal Fremden leisten muss, seine Wahrnehmung ausdrückt. Er sucht jedenfalls gemäß eines neuen Gedankens oder einer Entwicklungsdimension, die durch das gedankliche Bewusstsein ansteht, eine genaue Proportion im Körper. Er sucht die kommende Bewegung, die aus der ideenhaften Gedankenwelt entsteht, in den unbewussten Regionen des wässrigen Milieus des Körpers genau zu koordinieren, zu bemessen und nach dieser zu beurteilen. Die Wahrnehmungsfähigkeit betrifft die genau proportionale Bewegung, die aus dem kommenden Gedanken gewollt ist. Wenn nun im Bewusstsein des Menschen die Idee entflammt, er müsse um der Wahrheit willen eine Rede vor seinen Mitmenschen halten, beginnen die verschiedenen Lymphozyten, vor allen die des T-Typus, eine genau proportionierte Bewegung zu entfachen. Sie fühlen die Richtigkeit der Bewegung bis in den Leib. Hält nun aber derjenige, der weiß, er müsste sie halten, aus äußeren Gründen die Rede nicht, zieht er sich zurück, stört er sein inneres Gleichgewicht und die Lebenskräfte, die mit den T-Lymphozyten zu Ordnung und Stabilisierung des Organismus wirksam werden wollen, treten nicht in ihre Umsetzung. Der Rückzug bewirkt deshalb im Organismus und im T-Lymphozytenapparat eine Störung, die gleichsam wie ein Bewegungsmoment ist, der in ein Stolpern übergeht und deshalb nicht zielsicher zu einem ästhetischen und geordneten Ende gelangt.

Dr. Matthias Girke spricht in Bezug zu den T-Lymphozyten von einer sogenannten immunologischen Selbstrepräsentation im Sinne eines Homunculus, das heißt eines genauen Abbilds „des immunologischen Menschen" auf den T-Zellen, das eben für die Erkennung von Eigenwelt und Fremdartigem zuständig ist. Die Frage, ob nun aber das Fremde wirklich immer Fremdes sein muss oder ob es nicht vielleicht gerade umgekehrt ist, dass das Fremde über die Bewegung im Organismus Eigenes werden möchte, ist bedeutungsvoll. In der Immunologie spricht man sehr viel über das Fremde und über die Wahrung des Eigenen. In Bezug auf das Beispiel will derjenige, der eine wahrheitsgetreue Rede machen möchte, gewissermaßen eine neue oder noch unbekannte und daher fremde Wirklichkeit in die bisherige, gegebene hereinführen. Er will eine Wahrheit integrieren und eine Bewegung bis in die Tiefen des Leibes, das heißt bis in die ordnenden Verhältnisse der immunologischen Voraussetzungen kreieren, damit er das sogenannte Eigene, das aber genau genommen ein Irrtümliches oder ein zu Überwindendes ist, eliminiert und das Fremde, das aber für die Entwicklung tauglich ist, zum eigenen, wahrenden Selbst erhebt.

Ein gesundes, logisches und thematisch bezogenes Denken führt in der Folge zu natürlichen Empfindungen mit Bewegungen im Organismus, die genau, harmonisch und lebenskräftig abgestimmt sind. Diese innerleiblichen Empfindungen können die verschiedenen T-Zelltypen in genauen Bewegungsabstimmungen im Organismus organisieren. Die Wahrnehmungsfähigkeit zur Erkennung des Zu-Überwindenden oder des Eigenen, das aber in Wirklichkeit ein Fremdes oder für die Entwicklung Schädliches darstellt, durch die T-Zellen des Lymphsystems weist optimale Bedingungen auf, wenn das Denken zum Fühlen bis hinein in die Empfindungsentwicklung harmonisch funktioniert. Es entsteht dann die empfindsame Bewegung, die der Natur der T-Zelle entspricht.

Heute beginnen sich durch die üblich gewählten Begriffe wie Fremdes und Eigenes die immunologischen Prozesse fast wie in eine ganz eigentümliche und tragisch anmutende Verkehrung zu begeben. Das Fremde wird natürlich in Viren und Bakterien gesehen. Produziert nicht aber der Körper dieses sogenannte Fremde selbst durch sein geschwächtes Milieu? Ist es nicht eine eigene verhaftete Welt, die im Sinne der mikroorganistischen Proliferationen gedeiht, weil gerade die Entwicklung, das heißt die selbstgetragene, wirkliche Welt der geistigen Möglichkeiten nicht ausreichend genutzt wird? Eine neue Dimension, die erst einmal fremd anmutet, wartet, damit die pathologisch werdende eigene Welt überwunden werden kann. Die pausenlose Angst jedoch vor Ansteckung, die in der Coronazeit durch Angstpolitik extrem geschürt wird, wäre eigentlich genau das pathologisch Fremde, das zu Überwindende, während die Entwicklung eines stärkeren, reiferen Erkenntnisbewusstseins mit ausreichend guten Empfindungen das Eigene und somit das Heilmittel wäre.

Wenn Dr. Matthias Girke von einer immunologischen Selbstrepräsentation spricht und diese durchaus mit einem biologischen Selbst assoziiert, ist wohl mehr der wahrnehmende Empfindungsanteil, der ordnend, koordinierend und ohne großartig irritative Reaktion immunologisch eingreift, gemeint. Dies ist jedoch ein hochgradiges inneres Fühlen im Organismus, das in der Vorbereitung ein entwicklungsfreudiges Denken trägt. Die verschiedenen T-Zellen leisten im Organismus eine ganz natürliche und beständig wahrnehmende und ordnende Ausgleichsfunktion. Indem man allgemein die T-Zellen zum Nervensinnessystem zählt, deutet dies an, dass diese Zellen maßgeblich, wie es die Anthroposophie benennt, von der sogenannten Ich-Organisation gesteuert werden. Leichter und praktischer werden jedoch die Aussagen über die Selbstrepräsentation verständlich, wenn der Zusammenhang betrachtet wird, wie das Denken in gesunder und objektbezogener Weise in der Folge eine Integrität im Empfindungsorganismus erzeugt und wie diese schließlich als eigene Kraftquelle, als natürlicher regulierender immunologischer Vorgang wirkt. Der T-Lymphozyt fühlt sich in die fortgesetzten Bewegungen vom Denken hinein in die leibliche Koordination. Empfindungen, die das Bewusstsein entwickelt, schützen den Menschen, harmonisieren ihn gegen Extremwirkungen des Intellektes und geben ihm gegenüber Fremdeinflüssen oder, anders ausgedrückt, Althergebrachtem und Zu-Überwindendem eine natürliche progressive Grundlage. Empfindungen tragen sich tief bis in die Lebenskräfte, das heißt in den Ätherleib hinein. Das Wort Thymus stammt aus dem Griechischen und bedeutet so viel wie Lebenskraft. Es sind damit Bewegungen von oben nach unten mit logischen, gesetzmäßigen Abstimmungen im Sinne eines energetischen, genau koordinierten Potentials gegeben.

Leichter ist diese Thematik, wie Ideen zu Gedanken und langsam zum Fühlen werden und wie sie eine Grundlage für das Immunsystem gewinnen, verständlich, wenn dieser Kontext auf eine natürliche Erfahrung des Lebens übertragen wird. Die Tatsache, dass eine Stunde Spaziergang im Wald die natürlichen Killerzellen und somit auch das Eingreifen der T-Zellen maßgeblich verstärkt und das Immunsystem mit einer gesunden Abwehr belebt, ist bekannt. Bei dem Seminarort in Naone in Italien, an dem viele Veranstaltungen zur Regeneration und Meditation stattfinden, muss jeder Teilnehmer eine halbe Stunde Aufstieg durch ein waldiges Gelände leisten. Er bewältigt 200 Höhenmeter und erreicht dann den Ort in einer offenen Lichtung, wo sich ein Steinhaus und viele Steinformationen mit hellem Charakter befinden. Welche Vorgänge finden während des Aufstieges durch das meist schattige und häufig feuchte Holz statt? Der Patient oder Seminarteilnehmer befindet sich mit seinen Beinen und seinem gesamten Körper inmitten einer lebendigen, wirkenden sogenannten Naturgeistigkeit, die den bereits erwähnten chemischen Äther im Organismus anregt. Sein Kopf oder, anders ausgedrückt, seine Sinne und sein Denken erheben sich bereits während des Aufstieges Schritt für Schritt aus dieser umhüllenden weichen Waldlandschaft. Licht und Wärme berühren sein Haupt. Die Bewusstseinswahrnehmungen sind nach dem Aufstieg durch den Wald sogleich freier und allgemein fühlt sich der Einzelne wie erfrischt und gestärkt. Das Arbeiten mit bewussten Gedanken führt schließlich in der weiteren Folge eines Seminares zu einem sehr harmonischen Eingreifen der gesamten Ätherkräfte. Das Denken erweckt eine zunehmende Empfindungstiefe und diese organisiert sich bis hinein in das Lebensgefüge. Wenn der Seminarteilnehmer nach getätigter Arbeit wieder ins Tal zurückkehrt und durch den Wald geht, so ergreifen ihn kaum intellektualistische, auszehrende Kräfte, sondern er fühlt sich getragen von natürlichen Gefühlen. Die körperlichen Aktivitäten und die leichte Höhenlage tragen naturgemäß dazu bei, dass sich das Bewusstsein nicht zu sehr intellektualistisch an den Körper verspannt. Die fühlende Wahrnehmungsfähigkeit im Organismus entwickelt sich auf harmonische Weise durch geordnete Denkaktivitäten, Empfindungen und geeignete Willensformungen. Die Selbstrepräsentation mit ihrem immunologischen Stellenwert kann sich durch diese Eingliederung in die Naturbedingungen verstärken, sodass das Neue zum Eigenen wird und das Fremde sich auf naturgegebene Weise als Altes ausscheiden kann.

(1) Nach Dr. Matthias Girke „ist der Thymus kein Organ der unmittelbaren immunologischen Auseinandersetzung, sondern prägt die Qualität des Nervensystems in die lymphatische Organisation" und bereitet die Zellen auf die Abwehr vor. (siehe Matthias Girke, Innere Medizin, Salumed Verlag S. 552.)

Der Waldweg in Naone, unten schattige Kühle, nach oben zu den Sinnen lichte Offenheit

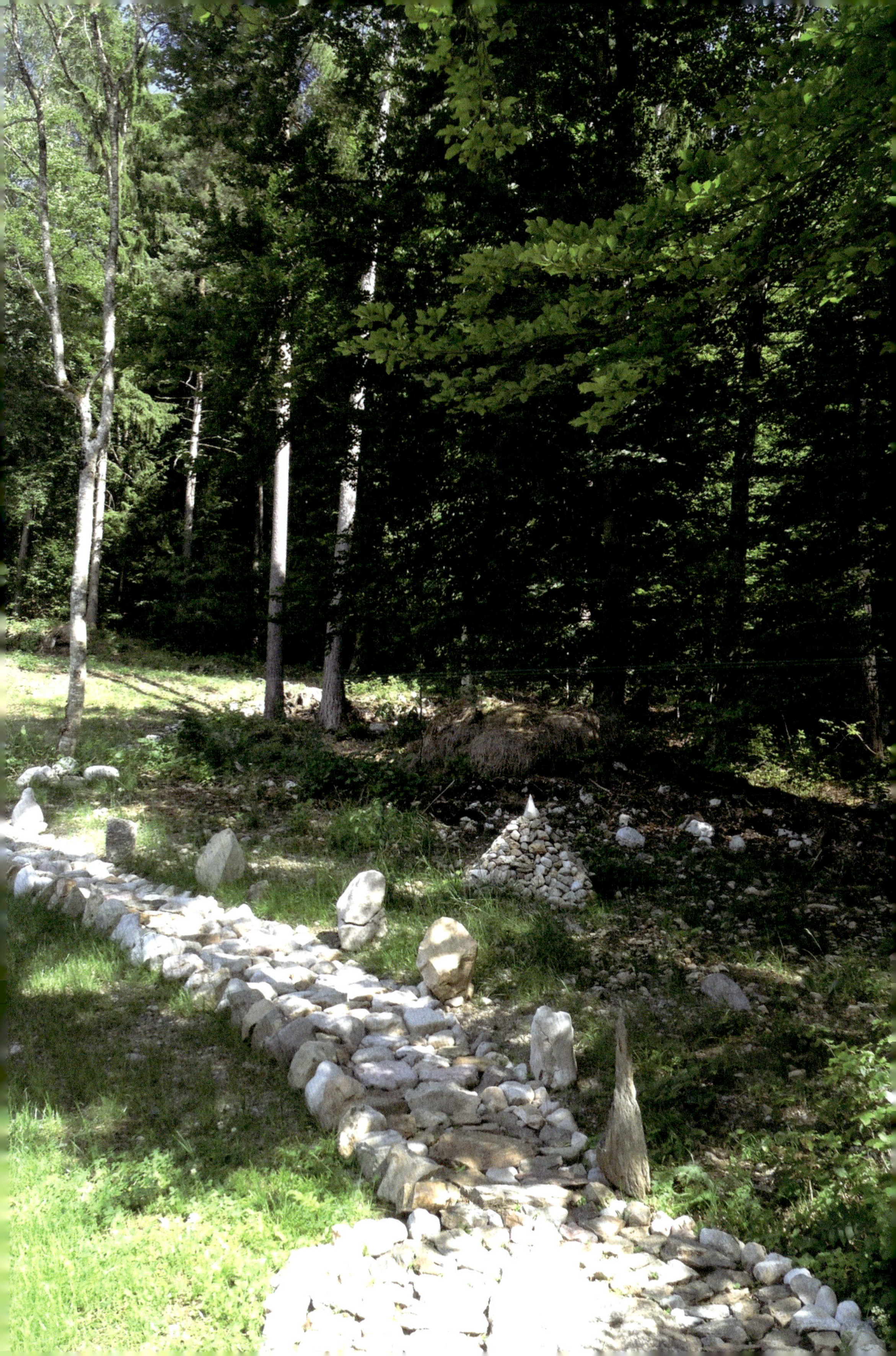

Immunschwäche, Erschöpfung und Krebs

Eine der allerwichtigsten Aufgaben des Immunsystems liegt in der Identifizierung und Beseitigung von proliferierenden Zellen. Obwohl die Krebskrankheit unendlich viele Gesichter offenbart, lässt sich dennoch eine partielle Schwäche oder sogar ein völliges Versagen der immunologischen Kapazität erkennen. Die T-Lymphozyten müssen die Wahrnehmung zu kanzerogenen Zellen leisten und die Immunabwehr zur Beseitigung dieser doch sehr gefährlichen Tendenz des unkontrollierten Wachstums anregen.

Bildhaft und geistig gesehen findet hierbei in der immunologischen Arbeit eine Art Umkehrprozess von Gesundheit und Krankheit statt. Jene Person, die geschwächt und erschöpft ist, neigt zu einer Übernahme von einer Fremdheit, erkennt diese nicht mehr und beginnt sie bis in das Innere des Körpers zu akzeptieren. Anstelle einer gesunden Abwehr entsteht eine eigenartige Aufnahme und Duldsamkeit einer Sphäre, die sich als Lebenswirklichkeit tarnt und doch dem Geschwächten fremd ist. Das Immunsystem greift das proliferierende Tumorwachstum nicht an und öffnet dadurch das Tor zu einem fremden, unorganisierten, formentgleisenden Wucherprozess.

Es ist in der Regel nicht eine Schwäche des Denkens und in der Regel auch keine Schwäche des Stoffwechsels, die dieses übergreifende Prinzip des Fremden erlaubt, sondern es ist eine Art Einbruch in der Mitte des Menschen, in seinen Empfindungen und Gefühlen, gleichsam wie ein Mangelzustand oder ein Verlieren von wertvollen Wahrnehmungen, die es schließlich erlauben, dass der Körper das Pathologische als Eigenes duldet und die Möglichkeiten zu einem Erkraften der Entwicklung häufig zurückweist.

Die heutige Zeit mit vielen Lügen über Corona und über die Impfung prädestiniert den Menschen in seiner Psyche, sodass er ein Fremdes im falschen Glauben zu seinem Eigenen führt. Das natürliche Gefühl für Unwahrheit und Wahrheit geht auf einer bestimmten Ebene des Daseins verloren und in der Folge können die T-Lymphozyten die rechte Wahrnehmung mit genauen Abgleichungsprozessen im Körper nicht mehr ausreichend leisten. Die Krebserkrankung weist deshalb immer ein inneres Verlustgefühl im Empfindungsorganismus auf und dieses trägt sich tatsächlich mit der mangelnden Organisationskraft der Lymphozyten bis hinein in die körperliche Konsequenz weiter. (1) Die Impfung fördert erhebliche falsche Hoffnungen. Autoimmunkrankheiten und kompliziertere Infektionen wie auch auf lange Zeit eine Steigerung der Krebsgefahr muss unweigerlich als Spätfolge auftreten.

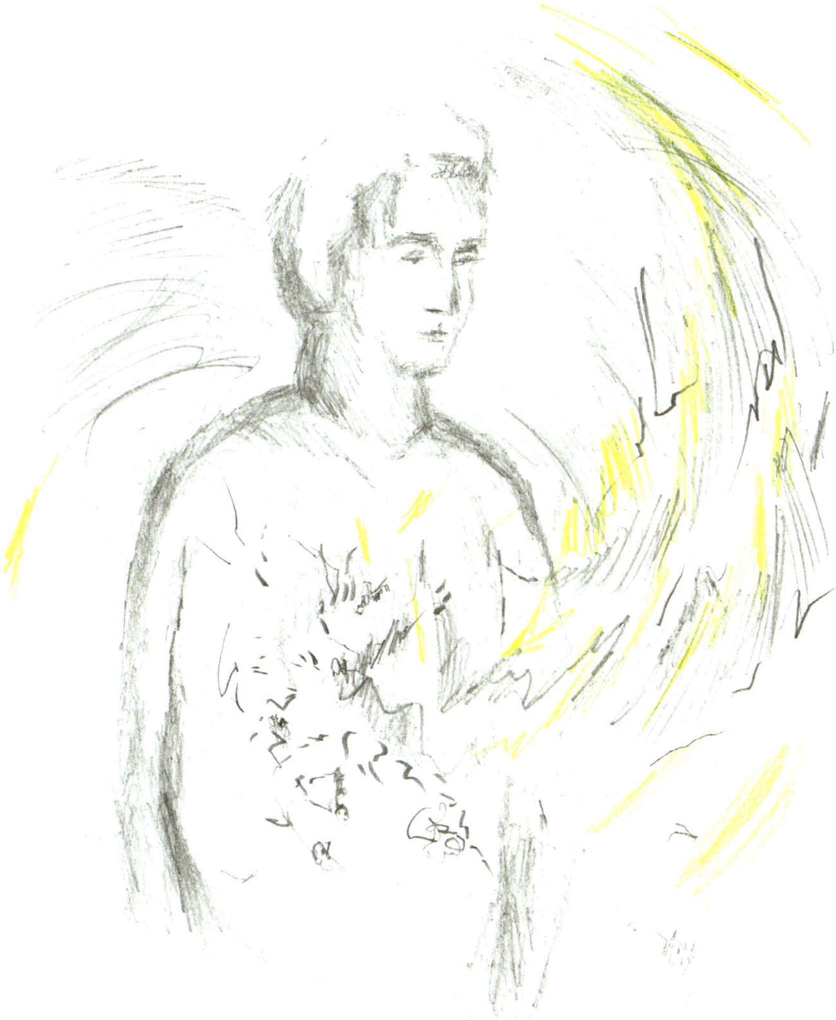

Bei der Krebskrankheit wird eine äußere, feinstoffliche, fremde Welt zur eigenen Welt und das Immunsystem erkennt diesen von außen einstrahlenden Einfluss nicht mehr. Rudolf Steiner spricht bei der Tumorkrankheit darüber, dass ein Sinnesorgan an der fremden Stelle manifestiert wird. Es ist diese Aussage von Rudolf Steiner so zu verstehen, dass eine tatsächliche, feinstoffliche, äußere Wirklichkeit zu einer inneren Wirklichkeit wird und ein falsches Wachstum erzeugt.

---

(1) Die Astrozyten und dentritischen Zellen, die über den Wirbelkanal ebenfalls eine heute noch nicht ausreichend erforschte Abwehrfunktion leisten, gewinnen bei der Krebsentstehung ebenfalls eine wichtige Bedeutung. Die Mitte in ihrer Bewegtheit, zum Beispiel physisch gesehen die Bewegtheit der Brustwirbelsäule, kann sehr positiv auf eine gesunde Empfindungsentwicklung wirken und eine Prophylaxe gegen die Krebskrankheit darstellen.

Skalarwellen – Träger biologischer Informationen und Bindeglied zwischen Geist und Materie

Gastbeitrag von Dr. Johannes Ebbers

Bewusstsein und Immunsystem stehen in einem funktionellen Zusammenhang. Dafür existieren viele empirische Belege. Ein ganzes Fachgebiet, die Psychoneuroimmunologie beschäftigt sich ausschließlich mit diesem Thema.

Wie aber kann es möglich sein, dass etwas ganz Nicht-Materielles, wie das Bewusstsein, am Ende konkrete materielle, biochemische Prozesse in Gang setzt?

Mit Hilfe der folgenden Überlegungen soll der Versuch unternommen werden, das Unvorstellbare auf logisch nachvollziehbare Weise zu erklären.

Ausgangspunkt der Überlegungen soll die Definition des Bewusstseins seitens der Psychologie sein: „Bewusstsein ist das Ergebnis von Informationsverarbeitung". (1) Hier kommt der Begriff der Information ins Spiel: Information ist ein gestaltbildender Impuls, der von einem Sender zu einem Empfänger übertragen wird. Um den gestaltbildenden Prozess in Gang zu setzen, muss der Impuls beim Empfänger „auf offene Ohren" stoßen. Physikalisch formuliert: Er muss schwingungstechnisch in Resonanz oder wenigstens in Interferenz gehen, um umgesetzt zu werden.

In biologischen Systemen – so auch im Menschen – werden bei einer geschätzten Zahl von $3x10^{12}$ prinzipiell autonomen Körperzellen sehr große Datenmengen ausgetauscht. Dies ist erforderlich, um eine harmonische Kooperation des Gesamtkollektivs der Zellen zu ermöglichen, was man „Gesundheit" nennt. Neben den allgemein bekannten Kommunikations-Strategien (Nervenbahnen, Hormone, Signalmoleküle etc.) wird die vermutlich evolutionsbiologisch älteste Form der Zellkommunikation vernachlässigt: der „Zellfunk", also der Informationsaustausch über elektromagnetische Signale.

Dabei produziert jede Zelle ein sehr starkes elektromagnetisches Feld (ca. 14 Millionen Volt pro Meter!). Dieses Feld ist informationstragend (informationsmoduliert). Entscheidend ist hierbei aber die geometrische Form der Ausbreitung dieser elektromagnetischen Wellen: Während die Technik Transversalwellen (also Wellen, die rechtwinklig zur Ausbreitungsrichtung schwingen) verwendet, erweist sich die Biologie weitgehend refraktär gegenüber dieser Wellenform. Stattdessen ist die Biologie hochsensibel auf elektromagnetische Wellen, die sich longitudinal (also parallel zur Ausbreitungsrichtung schwingend) ausbreiten.

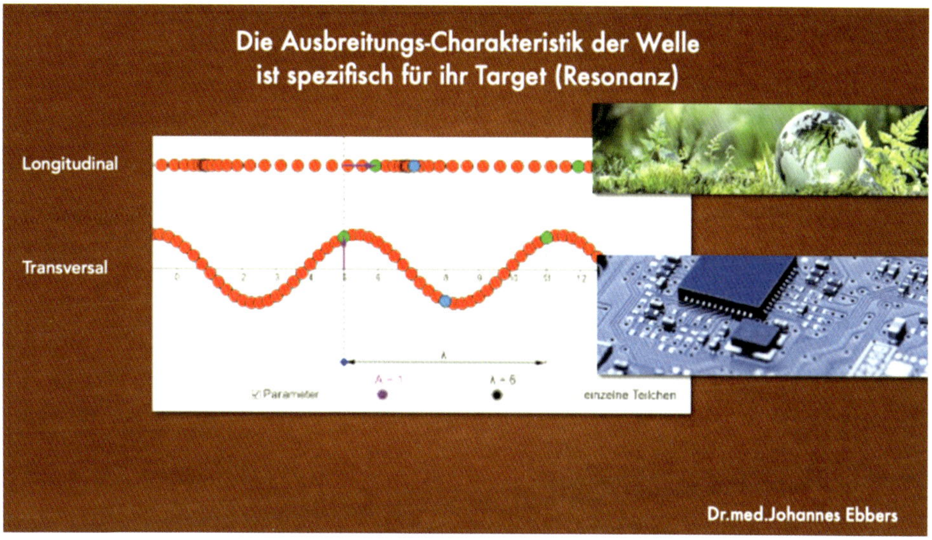

Abbildung 1: Longitudinalwellen (synonym: Tesla-Wellen, Skalarwellen) schwingen parallel zur Ausbreitungsrichtung (bevorzugte Ausbreitungsform in der Natur). Transversalwellen schwingen rechtwinklig zu ihrer Ausbreitungsrichtung (Verwendung in der Technik) (Copyright: Dr. med. Johannes Ebbers)

Nikola Tesla war der Erste, der die in der Natur weit verbreiteten longitudinalen elektromagnetischen Wellen technisch erzeugen konnte. Daher wird auch synonym von „Tesla-Wellen" gesprochen. Der Feldphysiker Konstantin Meyl, griff in den achtziger Jahren des vergangenen Jahrhunderts die Arbeiten Teslas wieder auf und stellte sie auf ein physikalisch-theoretisches Fundament. Er wählte für diese Form elektromagnetischer Wellen den Begriff „Skalarwellen" (2).

Elektromagnetische Skalarwellen besitzen erstaunliche Eigenschaften: So können sie ohne einen elektrischen Leiter elektrische Energie durch den Raum transportieren. Dabei entstehen praktisch keine Leitungsverluste; im Gegenteil, das Skalarwellenfeld sammelt sogar elektrische Energie aus dem Raum ein „Over Unitiy Effekt", was aber nicht mit freier Raumenergie verwechselt werden darf.

Da auch Tesla sich bereits mit medizinischen und biologischen Aspekten der von ihm erzeugten elektromagnetischen Wellen befasst hatte, lag es nahe zu prüfen, ob Skalarwellen in der Lage sind, kontaktfrei auf nicht chemischem Wege biologische Informationen so zu übertragen, dass biochemisch nachweisbare Effekte im Empfänger entstehen. Daher ersann der Autor ein experimentelles Setting, bei dem die bloße Information eines Fungizids (Clotrimazol, Handelsname Canesten) einen wachstumshemmenden Effekt auf Hefepilze ausüben kann.

Tatsächlich konnte durch die reine Informationsübertragung einer Canesten-Lösung per Skalarwelle eine Wachstumshemmung der Hefepilze von 21,4% gegenüber der Kontrolle (Übertragung von nicht informiertem Wasser) erzielt werden. Noch besser mit 34% Wachstumshemmung fiel der Versuch aus, wenn statt der originalen Canesten-Lösung eine sechste Dezimalpotenz davon (Clotrimazol D6) verwendet wurde (Abbildung 3). (3)

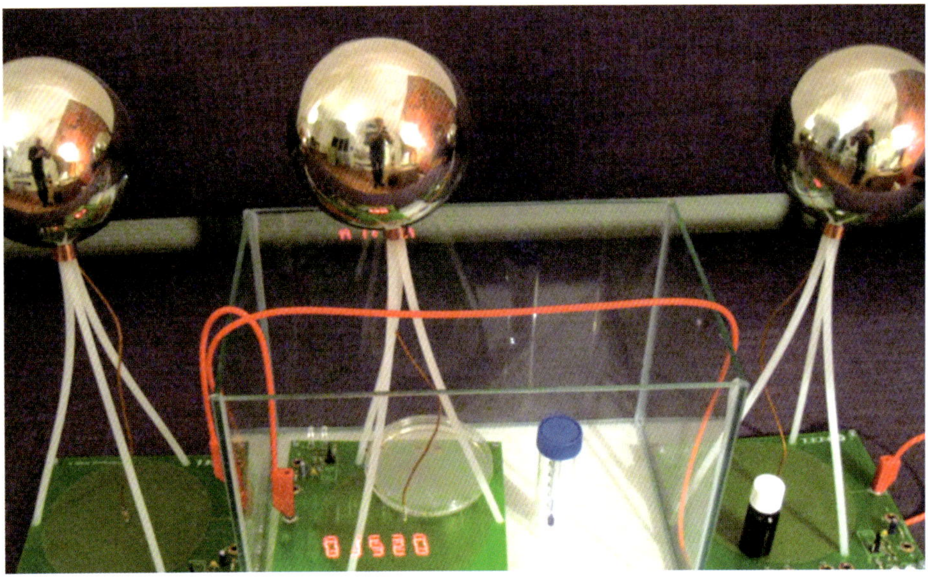

Abbildung 2: Versuchsaufbau zum Nachweis der Informationsübertragung eines Fungizids auf Hefekulturen: Petrischale mit Hefekulturen auf der Empfängerspule, Braunglasfläschchen mit dem Fungizid (Clotrimazol) auf der Sendespule. Erläuterungen siehe Text. (Copyright: Dr. med. Johannes Ebbers)

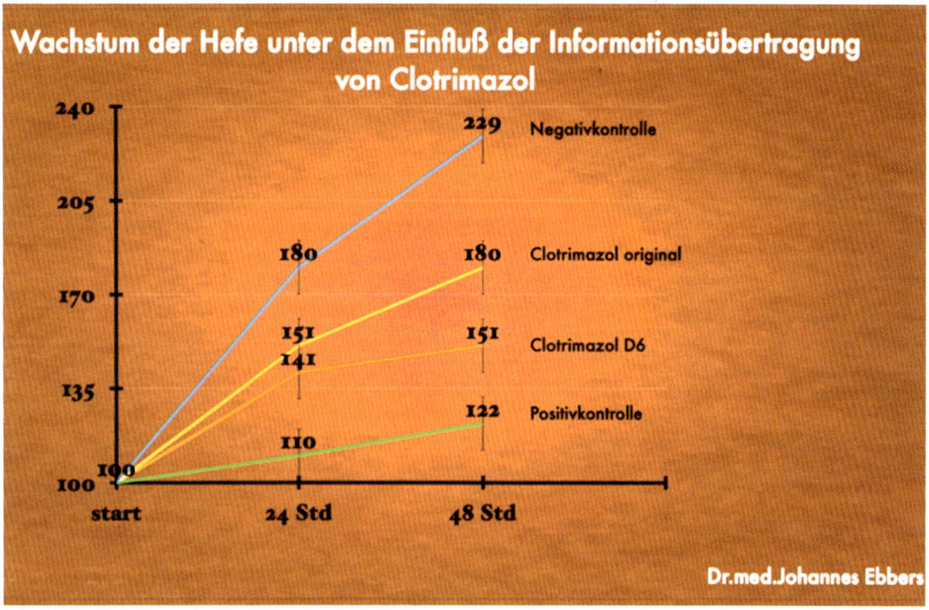

Abbildung 3: Wachstumskurven der Hefekolonien unter dem Einfluss des Fungizids, seiner 6. Dezimalpotenz, sowie Positiv- und Negativkontrolle (Copyright: Dr. med. Johannes Ebbers)

Diese Versuche stehen nicht allein. In der Folge konnte gezeigt werden, dass unter Verwendung desselben Settings Erbsen wesentlich schneller keimen, wenn sie per Skalarwelle mit Gibberellinsäure bewellt werden. (4)

In einer klinischen Studie mit drei Patienten, welche unter einer chronischen Erkrankung der Mitochondrien (der „Kraftwerke" der Zellen) litten, konnte eine deutliche Steigerung der zellulären Energieproduktion nach nur einmaliger Informationsübertragung von energiestimulierenden Substanzen per Skalarwellen gezeigt werden. (5)

Wie aber kann man sich nun vorstellen, dass ein informationstragender Skalarwellen-Impuls eine biochemische Reaktion anstößt?

In der organischen Chemie dominieren Benzol-, Purin- und Pyrimidinverbindungen (zum Beispiel Cholesterin als Bestandteil der Zellmembranen, alle Steroid-Hormone, die gesamte DNA und RNA). Allen diesen Verbindungen sind freie Elektronen gemeinsam, die die Ringstruktur energetisch stabilisieren.

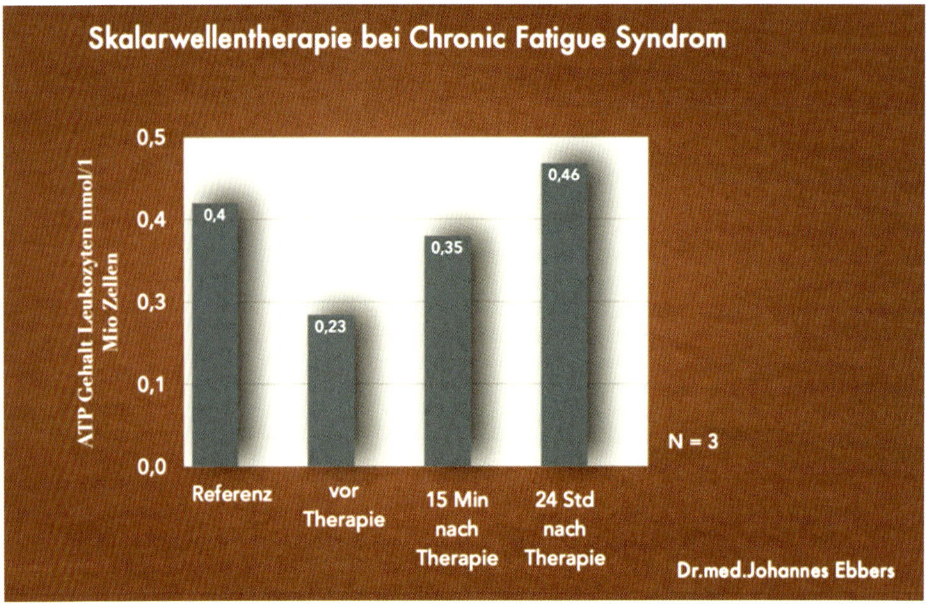

Abbildung 4: ATP Gehalt der Leukozyten vor und nach Skalarwellenübertragung von energiestimulierenden Substanzen (Copyright: Dr. med. Johannes Ebbers)

Der entscheidende Punkt liegt im magnetischen Anteil der Skalarwelle. Durchqueren nun informationstragende magnetische Skalarwellen unter Resonanzbedingungen orthogonal Benzol- oder Purinringe, so kommt es gemäß dem Faraday'schen Induktionsgesetz zur Ausbildung von elektrischen Mikroströmen, welche die gewünschten biochemischen Reaktionen anstoßen (Abbildung 5).

Auch wenn die technische Erzeugung von elektromagnetischen Skalarwellen schon mehr als hundert Jahre bekannt ist, so steckt deren Erforschung auf biologisch- medizinischem Gebiet noch in den Kinderschuhen. Die Übertragung von Medikamenten per Skalarwelle könnte eine nebenwirkungsfreie und umweltfreundliche Behandlungsoption darstellen, denn stoffliche Arzneien müssen vom Organismus – oft unter Nebenwirkungen – entgiftet werden. Medikamentenbelastete menschliche und tierische Ausscheidungen stellen eine erhebliche Umweltbelastung dar.

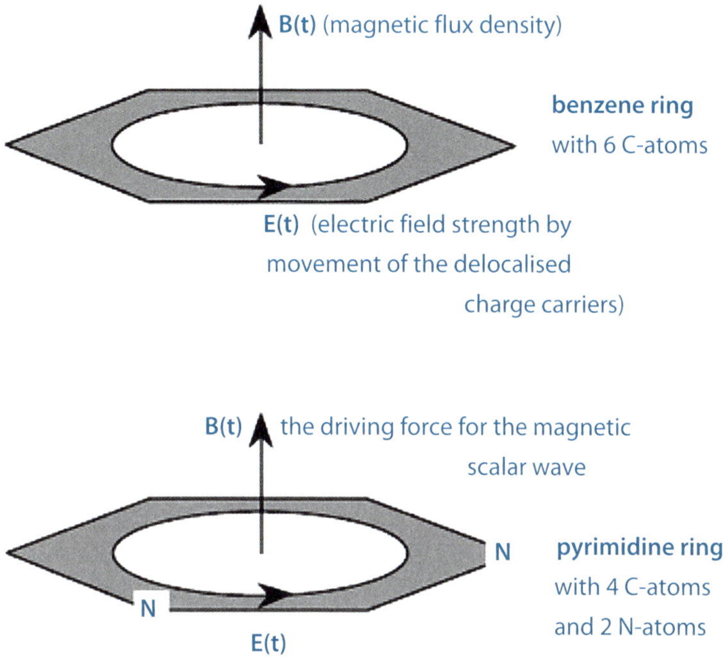

Abbildung 5: Hypothetisches Modell der Umsetzung einer informationstragenden magnetischen Skalarwelle in eine biochemische Reaktion (Copyright: Konstantin Meyl)

Sehr interessante Aspekte ergeben sich auch im Hinblick auf das Thema „Skalarwellen und morphogenetische Felder" oder das Phänomen der Telepathie. Hier sind die Bezüge noch unklar. Weitere Forschungen sind vonnöten.

---

(1) Jochen Müsseler, Martina Rieger (Hrsg.): Allgemeine Psychologie. 3. Auflage. Springer Spektrum, Berlin, Heidelberg 2017, ISBN 978-3-642-53897-1, S. 154-159.

(2) Meyl, Konstantin: Potentialwirbel Band 1-5, Indel-Verlag

(3) Ebbers J., Meyl K. Drug Effects in Yeast mediated by Scalar Waves, Medical Science, 8, 58-62 (2014)

(4) Meyl K., Schnabl H. Biological Signals Transmitted by Longitudinal Waves Influencing the Growth of Plants, International Journal of Environmental Engineering, 2015, 2, 23-27

(5) Ebbers J., Meyl K. Mitochondriopathie und Skalarwellenmedizin. Informationsübertragung per Skalarwelle steigert ATP-Synthese in Granulozyten CO.med Fachmagazin 4 (2016)

Die oberste Befehlsstelle für die Skalarwelle

Die wertvolle Darstellung von Dr. Ebbers entlüftet viele Geheimnisse, die im interaktiven Feld des menschlichen Zusammenwirkens vorhanden sind. Die Übertragung eines Heilmittels mithilfe der Skalarwellen auf den Organismus, ohne dieses oral oder per Injektion zu verabreichen, damit Belastungen, stoffliche Nebenwirkungen und langanhaltende Ausscheidungsprozesse vermieden werden, dürfte eine Forderung sein, die als Idee beachtenswert ist und eine genauere Betrachtung erhalten sollte.

Vorweg ist es aber noch einmal wichtig, die für den Laien, der nicht Physiker ist, schwer begreifbare Skalarwelle, genauer zu betrachten und sie eventuell in einigen Punkten abzugrenzen. Es gibt in der anthroposophischen Medizin den Begriff „Ätherleib“ und dieser besitzt Bewegungen, sodann gibt es als Anschauung den Astralleib, der wiederum durch seine Art wesenhafte Natur vielfach mit dem menschlichen Dasein und, wenn man es nach C.G. Jung bezeichnet mit dem kollektiv Unbewussten sehr viele Gemeinsamkeiten aufweist.

Die Skalarwellen sind also tatsächliche fein abgestimmte Wellen in genau bemessenen Proportionen, die nicht sichtbar, doch in ihrer Wirkung messbar sind. In diesem Sinne könnte eine Verbindung zwischen einem Sender und Rezeptor gekennzeichnet werden. Es stellt sich jedoch die Frage, welche Ordnung innerhalb des gesamten weltkosmischen Geschehens und des menschlichen Denkens die Skalarwelle einnimmt? Es erscheint mir dieses Thema hochinteressant, da sich sehr viele Phänomene innerhalb der menschlichen Begegnungen, Gruppenaktionen und der Übermittelung von energetischen Potentialen sichtbar machen lassen.

Eine Forschungsarbeit erscheint wohl auf diesem Gebiet sehr wesentlich und vielleicht lässt sich von meiner Seite eine Idee eröffnen. Es gibt verschiedene unerklärliche Kräftewirkungen. Eine dieser geheimnisvollen Kräftewirkungen zeigen beispielsweise die sogenannten Geister der Natur, die in unterschiedlichen Ausmaßen und Ordnungen an den Pflanzen, in den festen Bedingungen der Erde, an Tieren und auch im menschlichen Organismus arbeiten. Sie sind unsichtbare Substanzialitäten, die sich durch ein sensibles Bewusstsein einigermaßen zugänglich machen können, jedoch für die Augen und die sinnliche Bewertung sehr schwer zu erforschen sind.

Ein bestimmter günstiger Aufbau der elementaren Sphäre an einem Ort in Europa kann beispielsweise in Australien ebenfalls Veränderungen im Sinne dieser Naturgeistigkeit erzeugen. Wirkungen, die sowohl im Negativen als auch im Positiven eintreten und die meist von Menschenhand gesteuert werden, tauschen sich über sehr weite Bezirke der Erde aus. Die Form jedoch dieses Austausches findet über den Kosmos und über das Licht und die Lichtreflektionen der Planeten statt. Ein Erwachen bestimmter Geistigkeit in der Natur, eines schönen, fundierten, plastischen und anhaltenden Wärme- und Lichtspiels, das gerne ein Ergebnis einer guten spirituellen Formung ist, erweckt über den Kosmos in anderen Zonen der Erde erstaunliche Aufbauprozesse. Es ist nicht unmittelbar immer die Umgebung, die sich anschließt, von dieser Aufbauarbeit betroffen, sondern oftmals sogar ein ganz ferner Bezirk, der jedoch in Folge seiner Distanz und Unbekanntheit schwierig in Verbindung mit dieser Aufbauarbeit gebracht werden kann.

Nach meiner persönlichen Einschätzung bildet die Skalarwelle mit ihrem geometrisch abgestimmten Übertragungsmechanismus über das elektromagnetische Feld eine Erklärung dafür, wie Wege der Ansteckung bei Infektionskrankheiten und darüber hinaus viele psychische Interaktionen stattfinden, bei denen sich Menschen gegenseitig stärken oder schwächen können. Es ist jede kleine Aktion in der Erde, die sich sehr gut mit Wellen fortleiten lässt, mit einer kosmischen Wirklichkeit verbunden. Ein Kleines und ein Großes wirken eigentlich immer zusammen. Wer kennt die psycholgische Beobachtung nicht, die besagt, dass ab jenem Moment, ab dem sich beispielsweise eine positive Veränderung im Verhalten bei einem Menschen entwickelt, andere Personen, die in Beziehung stehen oder sogar ganze Gruppen, ebenfalls erbauende Veränderungen erleben. Häufig gibt es Reaktionen in der Psyche in eine konstruktive Richtung, während andere im Gegenzug in eine dekompensierende Dynamik verfallen. Die Aufbauformen können sich gegenseitig positiv ergänzen oder es können Scheinaufbauformen, das heißt Lügen, auf der anderen Seite missliche Ereignisse bei Menschen erzeugen. Die menschliche Psyche ist jedenfalls geheimnisvoll miteinander verkoppelt und eine Handlung oder ein Gedanke, den der Einzelne tätigt, wirkt sich nicht nur rückwirkend auf ihn selbst, sondern auch auf andere aus. Die Skalarwelle dürfte hierzu als Wellenbewegung eine natürliche Erklärung über ein fortgesetztes menschliches kreatives Wirken sein.

Die Skalarwelle, die sich der elektromagnetischen Strömungen bedient, besitzt, nach einer genauen Betrachtung, eine übergeordnete und höhere Befehlsstelle. Diese dürfte sich in den besten und edelsten menschlichen Schöpferkräften ansiedeln. Grundsätzlich aber dürfte das Triebleben, das auch ein Teil des Menschen ist, die Skalarwelle wesentlich beeinflussen.

Die Bewegungen, die im elektromagnetischen Feld stattfinden, sind bereits Reaktionen, die sich fortleitend im menschlichen Miteinander und darüber hinaus in vielen Naturbedingungen ereignen. Jenseits dieser Bewegungen liegt diejenige Dimension, die als rein geistige bezeichnet werden kann. Indem sie aber nun als geistige Dimension benannt wird, sollte man nicht dem Fehler verfallen und eine banale Theologie mit einem Gottesbegriff zur Erklärung des Letztendlichen herbeiführen. Die geistige Dimension lebt beispielsweise in einem Gedanken oder in einer Ideenwelt, wie dies Platon ausgedrückt hat. Sie ist eine Realität, die als unsichtbare, unspürbare und zunächst einmal unmanifestierte Dimension aller Schöpfung zugrunde liegt. Sie wäre die höchste Befehlsstelle. Je mehr sich beispielsweise nun ein Mensch einer wirklich hohen geistigen Idee hinwendet, diese zu denken, zu fühlen und wahrzunehmen lernt, desto mehr übersteigt er sich über alle elektromagnetischen existierenden Wellen hinaus. Er beginnt eine Art Meditation, die über die Skalarwellen hinausgeht und doch im weiteren Fortgang diese wieder beeinflusst. Seine Tätigkeit erweckt die Prozesse, die im weiteren Verlauf sehr günstige Synapsen im Gehirn kreieren. Diese nun wiederum führen sich beispielsweise über die Hypophyse und über den Hypothalamus bis hinein in den Stoffwechsel. Sie beeinflussen vor allem die Leber und das ganze chemische Laboratorium der Enzymbildungen und der abbauenden, wie auch aufbauenden Reaktionen. Der Stoffwechsel ist es schließlich, der die Bewegungen der elektromagnetischen Felder freisetzt und es entstehen die verschiedensten Prozesse innerhalb des menschlichen Daseins und darüberhinaus in der Natur. Je nachdem wie der einzelne Mensch sich durch höhere Ideale stimmig und harmonisch in die Weltschöpfung hineinbegibt, kreiert er ein Skalarwellenfeld, das beispielsweise eine Atmosphäre oder sogar eine Witterung positiv oder negativ beeinflussen kann.

Die Skalarwelle sollte deshalb nicht als die letztendliche Instanz des menschlichen Daseins betrachtet werden. Sie ist in die gesamte Kommunikation zwischen Menschen und zwischen Mensch und Natur eingegliedert. Der Einzelne aber kann sich auf der Grundlage von einer gut ausgeprägten Meditationstätigkeit über diese Wellen hinausbewegen und sie sodann wieder mit praktischer Anwendung in positiver Form beeinflussen.

So wie der Psychologe Robert Ader, der 2011 verstorben ist, nachwies, dass das Immunsystem mit dem zentralen Nervensystem zusammenarbeitet und lernen kann, so kann der Mensch neue Dimensionen in seiner Persönlichkeit erringen und aufgrund dieser nicht nur sein Immunsystem zu Lernaktivitäten führen, sondern dieses sogar zu einem immer weiteren, gesünderen und hochwertigeren Eingreifen bringen.

Die Übertragung von einem Medikament mithilfe der Skalarwelle auf einen Patienten, damit dieses möglichst keine unangenehme stoffliche Wirkung abgibt, müsste wohl einen großen Freiheitsgrad des Behandlers voraussetzen, damit dieser aufgrund seines Denkens, Fühlens und Wahrnehmens die Prozesse souverän lenken kann und er weitere hinzukommende Fremdeinflüsse eliminiert. Die Freiheit im Umgang mit Patienten setzt in jedem Fall eine hohe und höchste inhaltliche Kenntnis der Stoffe und der Vorgänge voraus. Je besser, und das zeigt die praktische Erfahrung, jemand ein Krankheitsbild bis in die Tiefe hinein erschauen kann und je mehr er Heilmittel tatsächlich weisheitsvoll wahrnehmen lernt, desto mehr kann er Krankheitsprozesse zur heilsamen Seite lenken. Er ist dann von seinem eigenen Immunsystem gegenüber allem Fremden gerüstet und stimuliert bereits durch seine Anwesenheit eine Sphäre der Freiheit, die für den Patienten sehr wichtig ist. In der Freiheit können nämlich die Skalarwellen, die von einem Sender zu einem Rezeptor wirken, harmonisierende Ströme zu ihrer Wirkung führen.

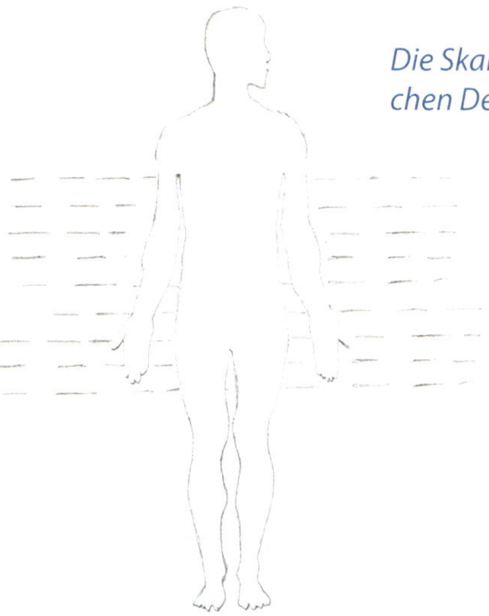

Die Skalarwellen entwickeln sich aus der gewöhnlichen Denk- und Willenssituation des Menschen.

Die longitudinalen Skalarwellen gehen vom Menschen aus und auch von der Umgebung.

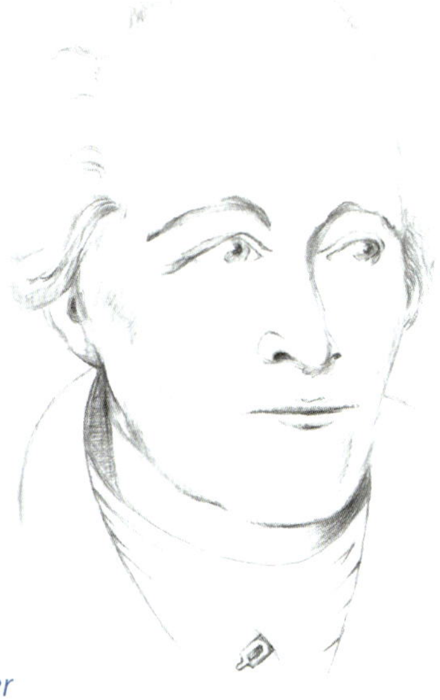

Dieses Portrait von Goethe zeigt einen Gegensatz zur Wellenbewegung, indem eine freie Gedankenbewegung entwickelt wird. Die freie Stirne ist besonders betont, gleichsam wie aus dem Körper enthoben. Der Gedanke ist die übergeordnete Stelle für die Skalarwellen.

---

(1) Die Unterscheidung zwischen dem freien Denken und dem von Ängsten, Wünschen, Emotionen begleiteten Denken mutet als sehr schwierig für denjenigen an, der sich nicht explizit in dieser Thematik schult. Aus diesem Grunde erscheint es wichtig, sich diese Unterscheidung vorzustellen: Normalerweise ist das Denken automatisch gefärbt durch subjektive und individuelle Ängste, Erfahrungen in der Vergangenheit. Dem gegenüber steht aber ein objektives, freies unbefangenes, nicht von Erfahrungen beeinflusstes Denken über eine Sache oder Person, welches meist einer Aktivität bedarf, um die Automatismen zu überwinden. Der freie und reine Gedanke erweckt deshalb andere Kräfte, die man nicht als Wellen bezeichnen dürfte, während diejenigen Prozesse, die im menschlichen Willen wurzeln und sehr stark mit den Organen verbunden sind, ein großes Feld von Wellenwirkungen erzeugen. In diesem Sinne könnte der Mensch durch seine besten Gedankenentwicklungen in freier Bewusstheit die Skalarwellen in eine positive Richtung lenken. Das Selbst des Menschen in der Gedankenbildetätigkeit beeinflusst das gesamte Feld der Erde. Es ist ein übergeordneter Hintergrund, während die elektromagnetischen Felder sich darin entwickeln und anschließend die verschiedenen Wirkungen und Bewegungen erzeugen.

(2) Es stellte sich sodann die Frage an Herrn Dr. Ebbers, ob gerade die Entwicklung der Corona Epidemie mit all ihren Ängsten deshalb zur Pandemie gewachsen sei, weil sie sich über die Skalarwellen ausgebreitet hat? Diese Frage wurde mit Interesse und größter Neugierde vom Publikum mitgestützt.

Dr. Ebbers begegnete dieser Frage mit einem sicheren Ja. Das elektromagnetische Feld, das sich durch bestimmt Ängste und daran geknüpfte Gedanken in eine Ausstrahlung begibt, kann sich im besten Sinne auf diese Weise entfalten. Eine Erklärung der Pandemie ist auf diese Weise möglich.

Die Logik der Immunreaktionen

Es gibt sehr viele Forschungen, die psychische Einflussfaktoren auf die Immunabwehr bewerten; jedoch darf das Wort Psyche, das auch gewissermaßen wie „Seele" zu verstehen ist, nicht zu allgemein und banal betrachtet werden. Es existieren immer subjektive und objektive Anteile in einer Seele oder in einem erworbenen Bewusstsein. Leichter ist das Wort Seele zu verstehen, wenn man das Sanskritwort *jīva*, das sogenannte individuelle Selbst für die Seele gebraucht. Dieses individuelle Selbst, dieses *jīva*, ist nicht zu verwechseln mit dem allumfassenden Selbst. Hingegen handelt es sich um denjenigen Anteil, der in einer Entwicklung zwischen den höheren und den niedrigeren Daseinsbedingungen webt und waltet. Dieses Verhältnis von subjektiven und objektiven Voraussetzungen kann man auch in anderen Worten ausdrücken. Es existieren sehr lichte kommunikative und universal gültige Empfindungen und auf der anderen Seite gibt es immer eingeschlossene, dunkle und der Kommunikation unzugängliche Gefühle, die nahezu das Unbewusste des Menschen verdichten. Dieses Verhältnis in der menschlichen Psyche erscheint für eine logische Beurteilung von Immunreaktionen ausschlaggebend. Es ist deshalb das individuelle Selbst, der sogenannte *jīva*, der allgemein mit der Psyche korrespondiert, bedeutungsvoll.

Wer sich in die Psychoneuroimmunologie gründlich einliest, wird eine Unmenge von Zusammenhängen der Psyche zu den Krankheiten und Immunreaktionen finden. (1) Stressoren, die aus einem Trauma resultieren, beeinflussen beispielsweise fast immer negativ die gesunde Immunabwehr. Sie schwächen den Menschen und können eine ganze Reihe weiterer schwerer Krankheiten, wie beispielsweise Karzinome, verursachen. Bei Depressionen liegen zahlreiche Beobachtungen in Studien vor, dass die natürliche Aktivität von Lymphozyten verringert wird. Einflüsse von negativen Abhängigkeiten, die zu Selbstwerteinbrüchen führen, reduzieren ebenfalls die Aktivität der natürlichen Killerzellen und erschaffen die verschiedensten Anfälligkeiten für Infektionen, Allergien und Autoimmunreaktionen. Die Frage aber, wie die individuelle Psyche mit den verschiedenen Reaktionen, die im Immunsystem stattfinden, in Zusammenhang steht und wie ihre logischen gesetzmäßigen Abstimmungen sind, wurde bisher nicht erforscht. Es gibt viele Beobachtungen und Bewertungen von Einflussfaktoren und so entwickelte die Psychoneuroimmunologie eine große Aufzählungs- und Forschungsarbeit, die jedoch noch auf ihre wirkliche Deutung wartet.

Um sich der Logik, die im Körper stattfindet, einigermaßen fundiert anzunähern, können drei Schritte von Betrachtungen eine Erwägung finden. Zunächst reagiert eine Immunantwort auf ein Fremdes, Schädliches oder unbekannt Außenstehendes und will die körperliche und psychische Integrität des Menschen vor diesem schützen. Fremde Einflüsse, die kaum verarbeitbar sind, existieren vielseitig und in enormen quantitativen Ausmaßen in der Welt. Neben Umweltbelastungen und dem so verhängnisvollen Elektrosmog überschatten jeden Tag schreckliche

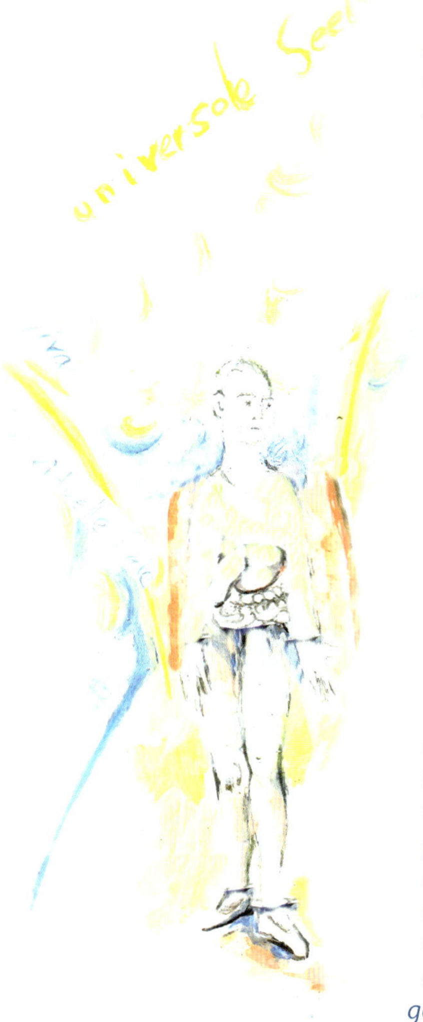

Die gelungene Entwicklung des menschlichen psychischen Potentials greift tief in die Steuerungsprozesse der Lymphozyten ein.

Der Sanskritbegriff jīva bedeutet soviel wie die Kapazität der individuellen Seele.

Der jīva korrespondiert mit den entwickelten Synapsen im Gehirn. Dieses Gehirn determinert über verschiedene stufenweise gegliederte Prozesse den Stoffwechsel. Je mehr lichte Anteile nun bereits in der Seele entwickelt sind, desto mehr steigert sich die objektive Wahrnehmungsfähigkeit der Immunzelle. Die wirklich gesunden und günstigen Netzverbindungen im Gehirn entspringen immer aus Lernschritten, die mit einem höheren Gesamten, das heißt mit einem universalen Selbstwerden in Beziehung stehen. Der jīva erweitert sich deshalb von einem individuellen in zunehmendem Maße zu einem universalen Selbst.

politische, wirtschaftliche und medizinische Angstbotschaften die menschliche Psyche. Das Schädliche, das entweder unerträglich oder kaum gesund verkraftbar ist, lauert an jeder zivilisierten Straßenecke.

Es ist objektiv nachvollziehbar, dass sowohl Tiere als auch Menschen zum Beispiel aufgrund von Übermaßen an kanzerogenen Einflüssen eine bösartige Tumorkrankheit bilden, oder dass eine menschliche Psyche in eine vollkommene erschöpfende Auszehrung gerät, wenn ihr beständig zu viel zugemutet wird. Die physischen und psychischen Fremdeinflüsse oder gesundheitsschädigenden Noxen sind zahlreiche, und sie sind eine unübersehbare Realität der modernen Zivilisation.

In einem zweiten Betrachtungsschritt lassen sich in jeder menschlichen Psyche persönliche Spannungsbezüge entdecken. Einerseits mag das Triebleben nach Bequemlichkeit, Ruhe, Rückzug und passivem Konsum trachten und andererseits mag es immer Anteile eines begehrenden Dranges nach Fortschritt, Tugend, Ethik und nach Kreativität geben. Sicherlich sind diese Anteile in der Seele, sowohl diejenigen nach dem Laster, als auch jene nach dem lichten Fortschritt, weitgehendst unbewusst. Durch die Existenz eines Geistes, das heißt einer höheren Dimension, die den Menschen über das Tierreich hinaus erhebt und ihn zum Schöpfer seines gesamten Lebens auserwählt, atmet die Entwicklungsnotwendigkeit aus ihm inhärent heraus.

Schließlich kann ein dritter Schritt der Betrachtung für ein logisches Begreifen der Immunreaktionen sehr dienlich sein. In jedem einzelnen Menschen befinden sich zahlreiche sogenannte blinde und vom Bewusstsein undurchlichtete Verhältnisse. Die menschliche Eigentümlichkeit spiegelt sich groteskerweise in einem ständigen Wiederholungsdrang nach den gleichen Fehlern wider. Die vom Bewusstsein nicht ergriffenen, willentlich emotionalen Verhältnisse, determinieren den Menschen zu Krankheiten, und dies in ganz besonderer Weise, wenn er jene lichten Anteile in seiner Seele verspürt, die ihn zu einer objektiven und universalen Wirklichkeit beordern wollen.

So gibt es in jedem Individuum lichte, objektive Anteile in dem Seelenleben und Verschattungen mit sehr unbewussten oder lasterhaften Neigungen. An einem praktischen Beispiel aus der Anamnese kann eine Immunreaktion, wie sie unweigerlich eintreten muss, verdeutlicht werden: Ein Patient ist von Beruf Sozialpädagoge und weiß aus seiner Berufskunde, dass aktive Beziehungsschritte zum Leben und zu den Mitmenschen sehr förderlich und erbauend wirken. In seiner psychischen Anlage trägt er aber ein Verständnis von Spiritualität, das ihn zur Eigenbezogenheit, körpergebundenen Meditation und zu allerlei lasterhaften Passivitäten regelrecht hinzieht. Es bestimmt ihn weitgehendst seine subjektive Schattenseite, während sein Wissen über die Berufserfahrung eine objektive Lebensgrundlage, bis hinein in seine Seelenempfindungen spiegelt. Er beginnt ein Ulkus ventriculi mit hoher Blutungs- und Perforationsgefahr zu produzieren, das ist ein Umstand, den er aus seinem inneren Spannungsverhältnis gewissermaßen wie selbst hervorbringt. Eine aggressive, gewebszerstörende Krankheit wie das Ulkus ventriculi entwickelt sich aus der eigenen unbewussten Neigung zu der schattenhaften Passivität. Hohe Stressfaktoren, die von außen auf ihm durch berufliche Einschränkungen und Reglementierungen lasten, sind ebenfalls in der Anamnese wahrnehmbar. Hätte er jedoch die widersprüchliche Neigung in seiner Seele zwischen lichten und schattenhaften Eigenschaften nicht, so könnte er relativ leicht die äußere Stresssituation bewältigen. Das Immunsystem reagiert jedoch mit Krankheit, da er durch die objektiven Anteile seiner Seele weiß, dass er sich in der Spiritualität nicht blindlings passiven Neigungen hingeben dürfte. In den vielen Aufzählungen der Psychoneuroimmunologie lässt sich sehr schwer eine ausreichende Logik erkennen, wann nun der Mensch eine wirkliche Immun-

Die Wärme und ihre Bedeutung für die Gesundheit

Es lassen sich verschiedene Formen von Wärme unterscheiden. Wenn eine Person Sport betreibt und ihre Stoffwechselprozesse aktiviert, beginnt die Wärme aus dem unteren Körper zentrifugal bis zur Peripherie anzusteigen. Die Schweißbildung erscheint als Folge dieser Aktivität, die ihren Ausgang im Stoffwechsel nimmt. Sie ist im allgemeinen gesund, denn sie entwickelt sich durch eigene Anstrengung und Bewegungsaktivität.

Eine andere Form wie Wärme in den Körper gelangt, geschieht durch Exposition in der Sonne oder durch Aufheizen von Räumen, heißen Bädern oder auch durch eine Sauna. Die sogenannte Hyperthermie wird beispielsweise in der Krebstherapie eingesetzt und stellt eine Überwärmung verschiedener Körperteile dar, damit pathologisch gewordene Zellen absterben. Diese Form der Wärmeakkumulation geschieht auf passive Weise.

Eine dritte Form Wärme zu entwickeln, geschieht durch die Regsamkeit des Bewusstseins im Sinne einer intensiven objektiven Anschauungsbildung, Vorstellungstätigkeit und daraus entstehenden Konzentrationsentwicklung. Diese Wärme, die aus dem aktiven bewusstseinsbildenden Regsamsein auf feinste Weise entflammt, sollte nicht mit dem sogenannten Intellektualismus, der mit seinen auszehrenden Anforderungen die heutige Zeit regiert, verwechselt werden. Eine wirkliche bewusste Denktätigkeit fördert eine Beziehungsfreude und führt mit einiger Übung zur Innerlichkeit und Empfindsamkeit im Herzen. Diese bewusstseinsorientierte und beziehungsvolle Gedankenbewegtheit des Menschen, die nicht willkürlich, wie ein Automatismus oder ein Getriebensein verlaufen kann, sondern die der gezielten Übung und der disziplinierten wachen Selbstkontrolle unterliegt, führt zu einer Erkraftung des Ätherleibes und fördert die sogenannte ätherische Wärme.

Diese ätherische Wärme wirkt besonders heilsam auf das Zellsystem und sie kann zu einem geordneten Eingreifen des Immunsystems essentiell beitragen. Die lichten Anteile, die sich in der Seele oder in dem jīva befinden, fördern auf ständige Weise günstige immunologische Verläufe.

In der Regel denkt man die Durchwärmung des physischen Leibes bis hinein in die Zelle, im Sinne von einer durchstrahlenden Bewegung, wie das beispielsweise bei Infrarotlampen geschieht. Der Ätherleib des Menschen mit seiner ersten Instanz der Wärme jedoch arbeitet nicht im Sinne von Strahlungen, sondern von feinst abgestimmten Bewegungen, die souverän wirken und doch frei vom Physischen bleiben. Es ist für das physikalische Verständnis schwer vorstellbar, dass der Einfluss des Äthers größer ist, wenn er in Beziehung zu der Materie tritt und doch von dieser frei bleibt. Die Gesetzmäßigkeiten von physischer Materie und ätherischen lebenskräftigen Vorgängen ist jedenfalls sehr verschieden.

reaktion produziert oder wann er vollkommen unversehrt bleibt. Es gibt Menschen, die unter schwierigsten Umständen einfach nicht krank werden, wie beispielsweise Aaron Antonovsky berichtete, der Frauen beobachtete, die in einem KZ gewesen sind und später eine viel bessere Immunabwehr hatten, und andere wiederum, die sich sehr gesund und vielleicht sogar relativ stressfrei im Lebenswandel bewegen, werden von allerlei Entzündungsreaktionen und Strapazen heimgesucht. Welche gesetzmäßige Logik lässt sich in diesen Beobachtungen weiterhin finden und wie verhält es sich mit den subjektiven und den objektiven Empfindungen in der Psyche?

Das Immunsystem arbeitet, wie bereits ausgedrückt, nach individuellen Kriterien, aber es arbeitet nach logischen Gesetzmäßigkeiten und somit muss man sich die Frage stellen, wann jemand tatsächlich eine hochaktive Immunantwort zeigt und wann jemand im Gegensatz hierzu weder reagiert, noch von einem Virus oder einem Bakterium betroffen ist.

Es besteht ein Verhältnis des Menschen von seiner Individualität zur Universalität und es sind die erwähnten lichten Anteile tatsächlich objektive, universale Empfindungen, während die dunklen Schattenseiten, die subjektiv im Leibe wurzeln, sich gegen die universalen Bedingungen des Daseins verwehren wollen. Was ist eine universale und was ist eine subjektive Empfindung? Eine universale Empfindung ist es beispielsweise, dass ein zu niedrig gestalteter Raum drückend wirkt und Depressionen bewirkt und ein ausreichend hoch gestalteter Raum mehr Freiheit und eine natürliche Atembewegung zulässt.

Bedeutungsvoll aber erscheint es im weiteren Verlauf, welches Maß an Entwicklung das menschliche Bewusstsein tatsächlich begehrt. Menschen reagieren beispielsweise mit Immunantworten auf vorzügliche Weise, wenn sie in ihrem, wenn man es so ausdrückt, Wichtigsten, in ihrem Allerheiligsten, oder wie man es manchmal umgangssprachlich sagt, in ihrem Alteingemachten, verletzt werden. Diese sogenannten Wichtigkeiten können im besten Sinne gut geformte Ideale mit universaler Gültigkeit sein, oder es können Arten von Banalitäten sein, beispielsweise dass jemand als höchstes Lebensprinzip Reinlichkeit in Räumen, beste Hygiene mit einer keimfreien Lebenssphäre pflegt; es kann das Wichtigste der Lebenspartner sein und die Familie oder die Leidenschaft des Sportes und vieles mehr. Jener, der jedenfalls die überdurchschnittliche Reinlichkeit in Räumen pflegt, sensibilisiert sein Immunsystem und er wird auf die geringste Keimbelastung mit Abwehr reagieren. Es dürfte wohl jeder Bürger besondere Prioritäten für sein Leben pflegen. Werden nun diese Prioritäten, diese sogenannten Wichtigkeiten, die Ideale oder Pseudoideale, die er als die essenziellen Gefühle mit Identität erlebt, von außen verletzt, reagiert er mit einer entsprechenden Immunantwort, beispielsweise mit einer entzündlichen Reaktion. Wenn ein Ehemann seine Ehefrau mit höchstem Wertgefühl betrachtet und sie ihm wichtiger als alles andere in der Welt ist, wird er zu recht krank werden, sobald jemand diese Frau beleidigt oder schlecht behandelt. (2)

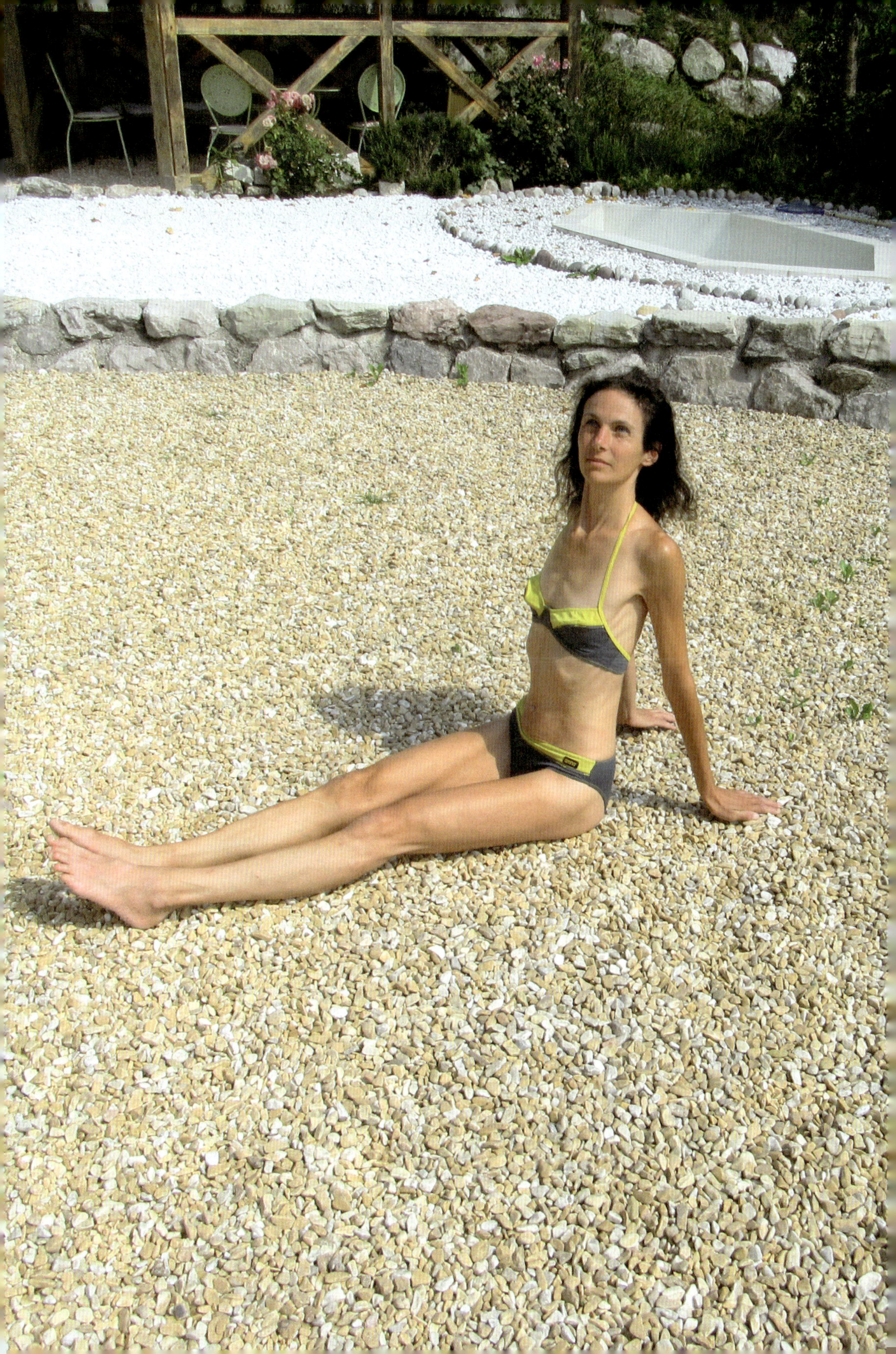

Das Immunsystem hängt sehr nahe mit den Identifikationen des persönlichen Ich zusammen. Allgemein wird häufig ein höheres oder ein niedrigeres Ich unterschieden. Was ist jedoch dieses Ich oder dieses Selbst? Trefflich sagt man nach dem Sanskrit, dass dieses Ich mit der individuellen Seele, mit dem sogenannten *jīva* korrespondiert und je nachdem wie dieser *jīva*, dieses individuelle Ich eine Weiterentwicklung sucht, wie es sich zwischen subjektiven und objektiven Empfindungen in der Welt bewegt, misst es sich mit Begegnungen an der Außenwelt. Die unbewussten und dunklen Anteile in der Seele benötigen förmlich einen Kontakt mit pathologischen Keimen, denn sie wollen gewissermaßen erlöst werden und durch eine größere Integrität des Menschen nicht mehr ein blindes, untergründiges Dasein führen. Je nachdem wie die Anteile von subjektiv und objektiv in der menschlichen Seele angelegt sind, zeigen sich die verschiedenen Krankheitsprozesse. Wenn jemand beispielsweise eine sehr lichte Struktur in seiner Psyche entwickelt hat, möchte er immer die blinden und schattigen Verhältnisse erlösen. Die Begegnung mit Krankheitskeimen stellt für diese Entwicklungsarbeit eine durchaus realistische Möglichkeit dar und somit könnte eine Immunreaktion immer als ein gewolltes Zeichen für die Entwicklung gesehen werden. Aus diesem Grunde werden Personen, die bereits in ihrer Seele sehr viele objektive Anteile erworben haben, leichter krank, als all jene, die in dumpfem Bewusstsein verharren und kaum eine humane Gewissensbildung entwickelt haben. (3)

Patientenfall: Beispielsweise war im Zuge einer schweren Partnerschaftskrise, von einem Paar mit einem Therapeuten das Ideal einer freien Partnerschaft ohne gegenseitige Erwartungen erarbeitet worden, welche ihren Sinn mehr in gemeinsamen Inhalten finden sollte, als in der Erwartung körperlicher Zuwendung. Während des therapeutisch begleiteten Paargesprächs empfand die Frau zum ersten Mal nach langer Zeit eine wirkliche Liebe und auch ein Verständnis für ihren Mann, welcher als Kind viel Gewalt durch seine Familie erlitten hatte. Dies wurde möglich, da es gelang, in dem Gespräch durch das Erarbeiten gemeinsamer Inhalte, wie z.B. die Auseinandersetzung mit Entwicklungsfragen der Kinder, die Beziehung auf eine bewusster gestaltete Basis zu stellen. Zugleich konnte das Ideal gefasst werden, die gegenseitigen körperlichen Erwartungen zurückzustellen, um keine Traumatisierungen zu kreieren. Hierdurch entstand unter den beiden wieder eine größere Nähe, in deren Folge auch das Begehren nach körperlicher Begegnung wieder wuchs. Indem aber die Frau sich auch auf diese Ebene wieder einließ, obwohl sie wusste, dass diese beim Mann begehrliche Kräfte schaffen würde, die er nicht führen konnte und denen auch sie nicht gewachsen sein würde, wurde sie unmittelbar krank und entwickelte eine hochfieberhafte Gebärmutterentzündung. Das hohe Fieber dauerte tagelang an. Zuletzt begann die Patientin zu ahnen, dass die Entzündung auch mit ihrem Rückfall in ein altes Beziehungsmuster zusammenhing. Durch ein Gespräch mit dem Arzt konnte sie das neu gewonnene Beziehungsideal in ihrem Bewusstsein wieder herstellen und beschließen, diesen Pfad der Beziehung konsequent weiter zu beschreiten. In dem Augenblick dieser Erkenntnis bemerkte sie, wie sie nicht nur mit ihrem Mann seelisch-geistig in Frieden kam, sondern sich auch der Schmerz im Unterleib beruhigte und das Fieber zurückging.

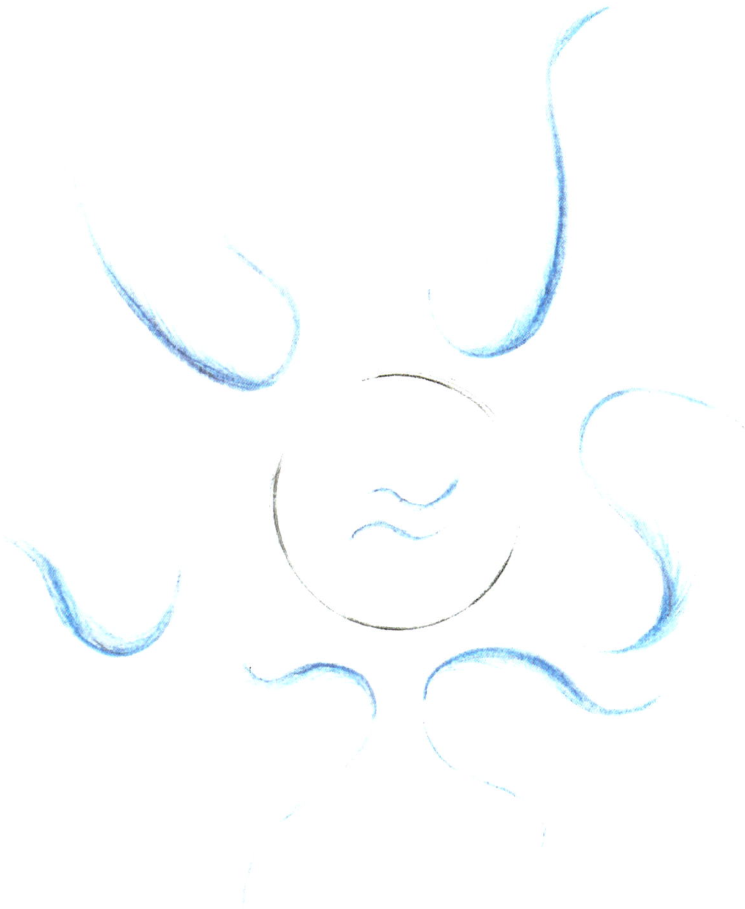

Die Zelle geht ganz natürlich auf die Ätherwärme ein, sie kommuniziert mit der Ätherwärme, sie verliert für kurze Momente ihre physische Schwere und steht plötzlich wieder in neuer Weise auf. Die Äther von Licht und Wärme beleben die Formstruktur der Zelle, ohne sie direkt zu ergreifen. Dieser Prozess ist nicht eine Form der Apoptose, des sogenannten Zelltodes, sondern es ist ein lebenskräftiger, ein ätherischer, beständig vorgehender, innerer Wandel.

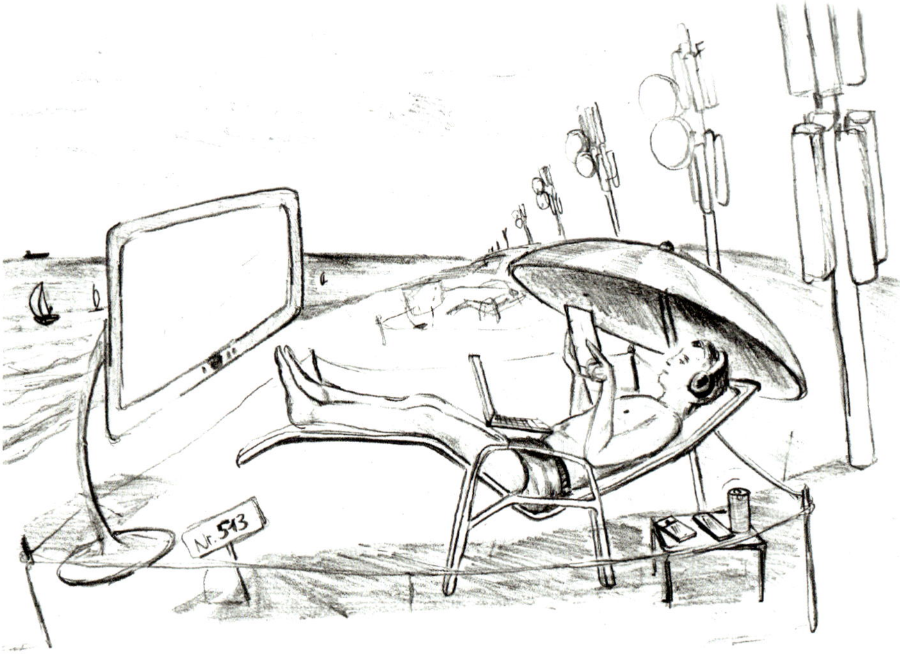

Deus ex machina – wenn sich der Mensch eins mit der Technik fühlt und selbst Teil dieser wird, wird er nicht mehr durch Strahlenbelastung krank.

Die Krankheit als Erscheinungsbild des menschlichen Daseins bildet einerseits eine objektive Realität und entsteht andererseits weitgehendst aus subjektiven, individuellen Verhältnissen. Der Faktor des Fremdeinflusses, der sowohl die Psyche als auch die Physis schädigt, ist immer gegeben. Es stellt sich aber die Frage noch einmal, wie sich die individuelle Situation, die sowohl subjektive als auch objektive Merkmale trägt, mit der außenstehenden, fremden Wirklichkeit begegnet. Wer sich beispielsweise mit Funktechnik und mit den neueren Errungenschaften der fünften Generation, des sogenannten 5G, vollkommen identifiziert, wird durch diese technische Werteübereinstimmung im Organismus keine besondere Abwehrkraft gegen Hochfrequenzen bilden. Ob nun dieser Mensch, der in vollkommenen Identifikationen mit der Zeit und den zeitbedingten Forderungen lebt, tatsächlich gesünder oder weniger gesund ist, bleibt vorerst noch unbeantwortet. Wesentlich erscheint zur Deutung der Logik des Immunsystems nur, dass der Mensch durch seine eigene Subjektivität in einer Art Einheit mit sich selbst, mit seiner Seele oder Psyche lebt. Er befindet sich in einer Art Regelkreis. Die motorischen und sensorischen Schaltstellen des Gehirns determinieren den Thymus und in der Folge die weiteren Abläufe in der immunologischen

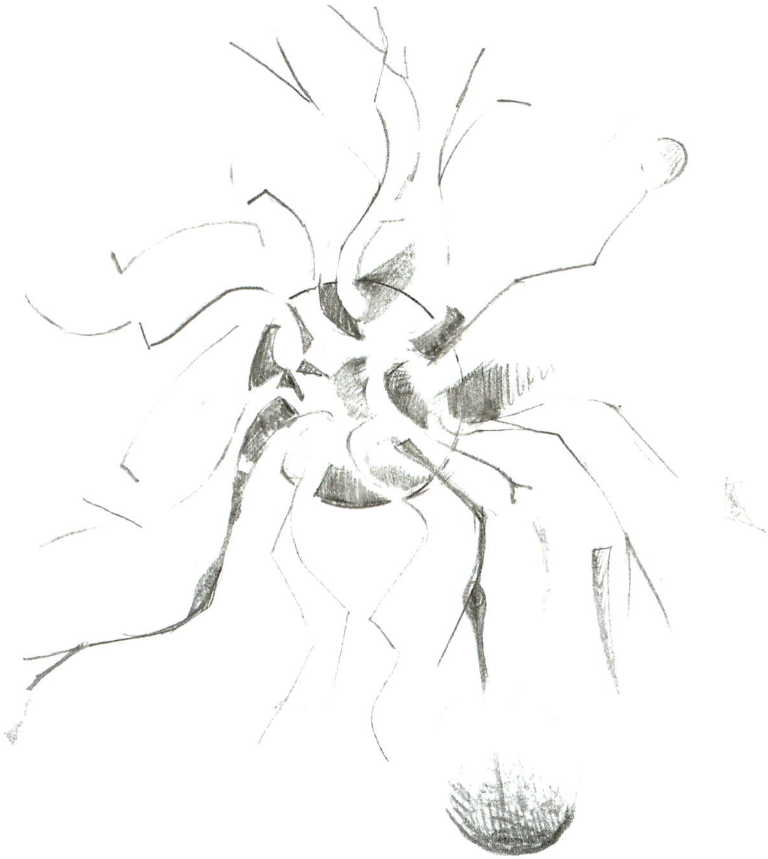

Im Gegensatz zu einem gesunden, leichten, feinst fluktuierendem ätherischen Lebensprozess steht der karzinogene Ablauf. Das Immunsystem identifiziert die Zelle in ihrer proliferierenden Art nicht mehr und es entwickeln sich in der Folge kranke Formungen. Das Escape-Syndrom, das bekannt ist und den krankhaften Zellvermehrungsprozess vor einer Immunidentität schützt, ist ein Ergebnis eines geschwächten und entglittenen Lebensprozesses. Die Ätherkräfte, die beim Karzinom direkt aus den Zellen selbst hervorgehen, besitzen keine organisierende, verwandelnde und ordnende Funktion, sondern sie chaotisieren die Form und bewirken ein wucherndes Lebenswachstum.

Koordination. Das Immunsystem wirkt ähnlich wie das endokrine System, das hauptsächlich von der Hypophyse und dem Hypothalamus aus die anderen Drüsen des Körpers steuert. Es ist vom Nerven- Sinnes-System ausgehend wie ein individuell wohl abgestimmter Regelkreis, von oben, von der subjektiven Psyche hinunter zum Bauchraum und zu den Peyerschen Plaques. Im Gehirn existieren die wenigsten Lymphknoten, jedoch ist das Gehirn mit seiner gesamten nervlichen Steuerungsfähigkeit ausschlaggebend für die in allen übrigen Anteilen des Körpers bestehende Immunabwehr.

Die menschlichen Denkprozesse und Gefühle, die gewissermaßen im Nervensystem alle ihre zentrale Reflexion haben, können sich nun mit tieferen oder auch weniger tiefen Verhältnissen des Lebens identifizieren. Bedeutungsvoll sind immer die subjektiven und objektiven Anteile in der Seele und der Drang des Menschen, aus dem Tierstadium, das heißt aus dem Subjektivismus zu einem menschlichen Stadium oder zu einer Objektivität zu gelangen. Das Immunsystem reagiert somit sehr wohl nach logischen Gesichtspunkten, aber es reagiert nach den individuellen Voraussetzungen, die in der Entwicklung des Menschen vorliegen. Der Regelkreis, der von der Psyche und ihren Wünschen nach lichtvollen Entwicklungsverhältnissen logisch eingeschaltet wird, kreiert die genau bemessenen Intervalle, Koordinationen und Abstimmungen in der Immunantwort. Je nachdem wie die menschliche Psyche eine ernsthafte Priorität setzt, im gleichen weiteren Ablauf entstehen die Zustimmungen oder die Abwehrreaktionen. Das Fremde, das überall ist und sich in bedrohlicher Art auftürmt, ist nicht für alle Menschen fremd. Für den strengen Ökologen, der nur biologische Kost befürwortet, kann ein Nahrungsmittel aus konventionellem Anbau, das eventuell mit chemischen Zusätzen versehen ist, eine deutliche Immunreaktion hervorrufen, während es für jemanden, der keinen Wert auf diese Umstände legt, zunächst keinerlei Folge nach sich zieht.

Warum werden manche Materialisten nicht krank? Sind sie bereits in ihrem gesamten Immunstatus so schwach geworden, dass sie keine fieberhaften Entzündungsreaktionen mehr hervorbringen? Vielleicht mag diese Begründung in manchen Fällen zutreffen. Es stellt sich aber dennoch die Frage: Warum besitzen viele Personen keine rechte Immunabwehr gegen die so sehr verdichtenden und gefühlseinschnürenden Dogmen der Zeit? Viele werden nicht krank, denn sie erleben die Machenschaften des Materialismus nicht als Überfremdung, sie fühlen sich mit den Leitsätzen der künstlichen Intelligenz wie in Einigkeit, ja in einer regelrechten Einheit, wohlig wie auf einem Liegestuhl in der warmen Sonne.

Die subjektiven Anteile in der Psyche reichen sich die Hände mit den sogenannten Überfremdungen der Zeit und so gibt es, wenn es keine lichten Anteile oder zu wenige lichte Anteile in der Seele gibt, keinen unbewussten Appell von oben nach unten an das Immunsystem. Der Regelkreis zwischen Psyche und Immunsystem besitzt seine genau bemessene Logik.

Patientenfall: Oftmals lässt sich beobachten, dass Personen, die jene lichten Anteile in ihrer Seele bislang kaum gepflegt haben, plötzlich krank werden, wenn sie mit einem anderen Menschen in Berührung treten, der ihnen durch sein Sein gewisse neue Ideale vor Augen stellt. Die Begegnung mit einem solchen lichten Menschen berührt in ihrer Seele zunächst eine unbekannte neue innere Saite, die dadurch zu klingen beginnt. Da sie sich im Verlauf aber nicht in der Lage fühlen, diesen Klang eigenständig zum Weiterklingen zu bringen, reagieren sie meist dann, wenn sie in ihre alte, wenig lichtvolle Welt zurückkehren, mit heftiger Abwehr gegen diesen neuen lichten Impuls und werden krank: Beispielsweise erlebte ein Arzt, der im Rahmen einer Baustellenbegehung einem Arbeiter einige lichte, jenem bislang unbekannte Möglichkeiten der partnerschaftlichen Gestaltung vorbrachte, nachdem jener Arbeiter ihm von einer Not in seiner Ehe berichtet hatte, dass jener Arbeiter unmittelbar im Anschluss an das Gespräch eine schwere Nierenkolik entwickelte. Da die Niere stark mit den zwischenmenschlichen Beziehungen zu tun hat, kann man hier erleben, wie das Ideal einer Mann-Frau-Beziehung, welches der Arbeiter in dieser Form zum ersten Mal kennenlernte, ihn zwar kurzzeitig tief berührte, jedoch im Anschluss von seinem Immunsystem massiv abgewehrt werden musste, da er es als fremd erlebte und nicht selbständig durchhalten konnte. Aus einer übergeordneten Perspektive gesehen kann man jedoch hinter der Nierenkolik die geistige Sehnsucht des Arbeiters sehen, dieses neue Ideal eines Tages selber realisieren zu können.

In einer zutreffenderen und harten Darlegung kann die Frage gestellt werden, wie lange ein Psychopath seine sadistischen Attackierungen gegenüber Dritten, ohne selbst zu erkranken, durchhalten kann. Indem aber der Psychopath jene eigentümliche Lernaufgabe absolviert hat, dass er durch Lüge und Bosheit gegenüber Dritten Vorteile gewinnt und keinerlei Gewissen über seine eigenen Taten besitzt, reagiert sein Immunsystem nicht mit entzündlichen Reaktionen, aber es reagiert auch im weiteren Ablauf nicht mit Anergie, die zu Krebserkrankung führt, oder Allergien. Der Psychopath verschließt sich in seiner eigenen subjektiven Welt, er ist wie lichtlos, eingebunden in seine eigenen Emotionen, die sich von einem größeren sozialen Gesamtgefüge und von höheren Werten des Seins abschirmen. Objektive Beurteilungen will er in seine Seele gar nicht hineinnehmen. Er fühlt sich in sich zu Hause und seine Psyche und sein Immunsystem sind innerhalb dieser Hülle nicht von Fremdem ergriffen. Er besitzt seinen eigenen Regelkreis. Tatsächlich wird er aber dann krank, wenn er zwingendermaßen mit einer ethischen Forderung konfrontiert wird, denn diese stellt für ihn eigentümlicherweise ein Fremdes dar. Er reagiert dann mit heftigen Aggressionen oder mit Immunantworten.

Patientenfall: Solche oder ähnliche Wirkungen können sogar ohne einen konkreten materiellen Kontakt vonstattengehen. So erlebte ein Arzt, der sich viel mit den geistig-seelischen Wirkungen von Gedanken auseinandergesetzt hatte, folgende Geschichte: Eine Patientin mit jahrzehntelangen schweren Harnwegsinfekten und einer schweren Nervenerkrankung litt seit ihrer Kindheit an dem psychopathisch narzistischen Wesen ihrer eigenen Mutter. Im Gespräch wurde der Zusammenhang der schweren Erkrankung und dem erniedrigenden Verhalten, das die Patientin durch die Mutter erlitt, klar. Es zeigte sich überdies, dass die Mutter in ihrer narzistisch psychopathischen Art der Tochter ständige Schuldgefühle, Minderwertigkeitsgefühle und Vorwürfe machte, und sich damit an ihr energetisierte. Durch diese Schuldgefühle hatte die Tochter über Jahrzehnte hinweg die unberechtigten Erwartungen der Mutter erfüllt und sich daran stark erschöpft, während die Mutter nie krank gewesen war. Erst das mit dem Arzt gemeinsam erarbeitete Bewusstsein, dass die Mutter wegen dieser Art des Umgangs mit ihrer Tochter einen tiefen seelischen Mangel ständig erleidet, half der Tochter gegenüber der Mutter eine klare Position einzunehmen. Aus diesem neu erarbeiteten Bewusstsein heraus gelang es ihr, sich künftig weder Schuldgefühle machen zu lassen, noch dem fordernden Wesen der Mutter nachzukommen. Es wurde ihr klar, dass sie sowohl sich selbst als auch der Mutter diese klare und entschlossene Haltung schuldig war; immerhin würde sie ihr damit den nachtodlichen Schmerz ersparen, indem sie verunmöglichte, dass die Mutter sich weiterhin auf illegitime Weise an ihr energetisierte. Ohne eine materielle Berührung mit der Mutter heilte in der Folge der Harnwegsinfekt rasch ab und auch ihr psychischer Zustand stabilisierte sich, während die Mutter plötzlich zum ersten Mal seit vielen Jahren einen fieberhaften Luftwegsinfekt durchlebte und im Zuge desselben ihre aggressive Forderungshaltung gegenüber der Tochter zumindest ein Stück weit losließ, da sie mit dieser Art bei der Tochter kein Gehör mehr fand.

So wie die Hypophyse einen großen endokrinen Regelkreis steuert, leistet im gleichen Maße die individuelle Psyche mit ihren subjektiven und objektiven Wahrnehmungen die Aufgabe einer übergeordneten Regelung und entscheidet über die Kräfte und Stoffe, die fremd anmuten und diejenigen, die dem Eigenen dienlich sind und eingegliedert werden können. Das Immunsystem ist deshalb individuell orientiert. Je mehr aber die Entwicklungsforderungen nach Universalität und objektiver Bewusstheit ausgerichtet werden, desto mehr werden all jene dunklen Flecken in der Psyche erobert und die Krankheiten, die durch Begegnung mit aggressiven Keimen entstehen, wollen eine nächste Dimension des menschlichen Seins fördern.

Allgemein soll durch die Begegnung mit pathogenen Keimen ein Aufstieg in der Entwicklung gefördert werden. Bei unspezifischen Entzündungsreaktionen, die meistens autoaggressiver Art sind, will das Individuum eine eigene blinde Schattenseite in der Seele entdecken und gegen diesen unbewussten Fehler antreten. Die Immunreaktion richtet sich gegen den eigenen Körper, aber sie richtet sich in Wirklichkeit nicht gegen den eigenen Körper, sondern gegen die Schattenseite, die diesen belegt und erkennt diese als das Schädliche. Die Autoimmunreaktion will Ordnung und Reinigung im eigenen Inneren erzeugen. Der schwierigste Teil jedoch ist die Heilung von malignen Tumorkrankheiten, denn das Immunsystem erkennt die Zellen, die der Körper proliferierend produziert, nicht als schädliche, sondern bleibt reaktionslos und dem wirklich Schädigenden gegenüber auf falsche

Weise tolerant. Ein großer Bewusstseinsaufbau mit neuen Erfahrungen und Dimensionen über längere Zeit hinweg wird zur Heilung dieses Stadiums der Schwäche im immunologischen Reagieren notwendig. Ein gesunder Regelkreis zwischen einer wachsenden psychischen Entwicklung mit vielen universalen Möglichkeiten muss auf rhythmisch und lang anhaltende Weise geschaffen werden, damit das Immunsystem wieder zum souveränen Eingreifen gelangt und die eigenen proliferierenden Zellen als schädlich identifiziert.

Der Versuch aber, alle entzündlichen Krankheiten und Fieberreaktionen zu meiden und sie sogar zu fürchten, bewirkt ein ständiges Subjektiver-Werden im Menschsein, verdichtet den Empfindungsorganismus und kettet die Psyche in einem engen Regelkreis an den Körper.

Eine Betrachtung des Immunsystems im Nachtodlichen

Mit dem Abscheiden des Körpers erlöschen alle Funktionen und alle prozessualen energetischen Verhältnisse, die die Lebensfunktionen aufrecht erhielten. Ob eine Person ein schwaches oder starkes Immunsystem besaß, bleibt für die nachtodliche Welt, in der das Bewusstsein frei vom Körper lebt, unwichtig. Man kann sich das nachtodliche Dasein als Seelenverfasstheit vorstellen, in der die Qualitäten, die das Bewusstsein im Leben entwickeln konnte, erhalten bleiben. Während der Körper mit seiner gesamten Physiologie abscheidet, bleibt die Qualität, die das Bewusstsein errungen hat, bestehen.

Aus diesem Grunde lässt sich im nachtodlichen Dasein durch spirituelle Forschung eine sehr richtungsweisende Erkenntnis finden. Jene Kraft, die das menschliche Ich aufzubringen vermag, um einen objektiv gültigen Gedanken längere Zeit wahrnehmend und denkend zu bewahren, bleibt als solide Seelenstärke. Des Weiteren erhält sich die Fähigkeit, die ebenfalls einer Seelenkapazität entspricht, wie und in welchem Maße der Mensch während seines Zeitlebens objektive Gedanken weitertragen konnte und diese in eine praktische sozialfähige Integration zu führen vermochte. Wenn der Körper abscheidet, so bleiben diese beiden Kapazitäten, einen objektiven Gedanken lange genug aufrecht erhalten zu können und die Fähigkeit, eine gute Vision, eine Idee bis in die Praxis zu führen, um sie sozialfähig ausdrücken zu können, als Seelenlicht und Seelenkraft übrig.

Wenn nun der Mensch diese beiden Fähigkeiten entwickelt, stabilisiert und erweitert er beständig seine immunologische Kompetenz. Er führt gewissermaßen eine Erweiterung eines lichten Seelenanteils in die tätige Lebenspraxis und fördert auf diese Weise eine gesunde Abwehr mit gleichzeitig hervorragender Integrationsfähigkeit von eigenen Proteinbausteinen.

Licht- und Wärmekräfte stärken das individuell orientierte Immunsystem

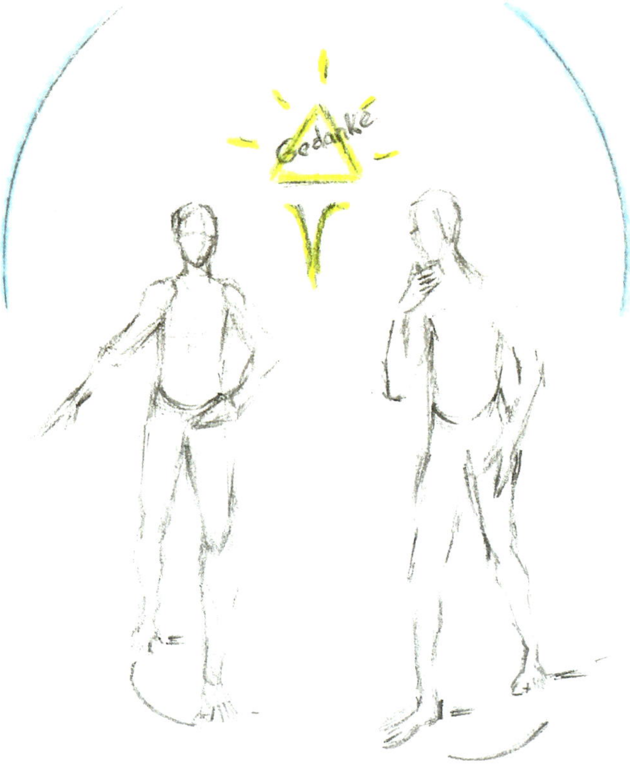

Je objektiver und je tiefgründiger jemand in die Phänomene der Weltenschöpfung einzudringen vermag und diese sogar kommunizieren kann, desto mehr Ätherwärme und geistige Substanz setzt er frei. Dieses Kräftewirken verbleibt im Nachtodlichen.

Die blaue Farbe deutet die ätherische Dimension des Feuer- oder Wärmeäthers, der sich mehr rundend über dem Haupte zeigt, an. Die gelbe Dreiecksform zeigt symbolisch den Gedanken in seiner lichten Dimension, der zur Tiefe gelangt.

Um das Immunsystem in der Kompetenz und Fähigkeit einzuschätzen, sollte man deshalb auf diese beiden Fähigkeiten im Sinne eines therapeutischen Gespräches achten. Jenes Seelenlicht und jene Seelenstärke, die sich im nachtodlichen Leben ausdrücken, offenbaren sich bereits, wenn man nur auf genaue Weise beobachtet, im irdischen Leben.

Die psychische Dimension, die dem Immunsystem zugrunde liegt, bleibt tatsächlich nach dem Tode bestehen.

---

(1) Ein sehr umfangreiches Buch mit den Titel „Psychoneuroimmunologie und Psychotherapie" stammt von dem Innsbrucker Forscher Prof. Dr. Dr. Christian Schubert (erschienen in der 2. Auflage im Schattauer Verlag). Wie er am Ende dieses Buches selbst resümiert, gäbe es zwar eine Unzahl von psychoneuroimmunologischen Studien, die nachzuweisen versuchen, dass psychologische Faktoren immunologisch wirksam sind, aber es fehle noch an Forschungen und Erklärungen darüber, wie Psyche und Immunsystem in Abhängigkeit von persönlich bedeutsamen psychosozialen Alltagsereignissen miteinander funktional in Beziehung stehen würden.

Weiterhin sieht Christian Schubert in diesem Buch, aber auch in den zahlreichen aktuellen Interviews (z.B. https://qs24.tv/2021/04/06/20-jahre-kuerzer-leben/) die Notwendigkeit, die „Maschinenmedizin" der Gegenwart, die Lebensphänomene auf stoffliche Aspekte reduziert, Beziehungselemente in der Interaktion minimiert und eine absurde Spaltung von Körper und Psyche hervorgebracht hat, zu überwinden.

(2) Siehe dazu wiederum Prof. Dr. Dr. Christian Schubert in „Psychoneuroimmunologie und Psychotherapie", der beschreibt, dass es sinnvoll sei, ganzheitlich auf den Menschen zu schauen, ihn unter einem zeitlichen Aspekt zu studieren und ihn mehr nach der individuellen Bedeutung, die er den Ereignissen seines Lebens zumisst, zu hinterfragen. Dies wären sinnvolle Anregungen für zukünftige Forschungsprojekte, die auf der Basis von Einzelfallstudien durchgeführt werden sollten.

(3) Der Psychoanalytiker und Philosoph Erich Fromm spricht bereits im Jahr 1980 Ähnliches aus: „Die Normalsten sind die Kränksten und die Kranken sind die Gesündesten. ... Der Mensch, der krank ist, der zeigt, dass bei ihm gewisse menschliche Dinge noch nicht so unterdrückt sind, dass sie in Konflikt kommen mit den Mustern der Kultur und dass sie dadurch Symptome erzeugen. Das Symptom ist ja wie der Schmerz nur ein Anzeiger, dass etwas nicht stimmt. Glücklich der, der ein Symptom hat. Wie glücklich der, der einen Schmerz hat, weil ihm etwas fehlt. Das wissen wir, wenn der Mensch keinen Schmerz hat, dann wäre er in einer sehr gefährlichen Lage. Aber sehr viele Menschen, das heißt die Normalen sind so angepasst, die haben so alles, was ihr Eigen ist, verlassen, die sind so entfremdet, so Instrument, so roboterhaft geworden, dass sie schon gar keinen Konflikt mehr empfinden. Das heißt, ihr wirkliches Gefühl, ihre Liebe, ihr Hass, das ist schon verdrängt oder sogar so verkümmert, dass sie das Bild einer chronischen leichten Schizophrenie bilden." Zu sehen in einem Interview unter https://www.youtube.com/watch?v=MqG8ck9RFvE

Welchen Einfluss nimmt die Nahrung auf das Immunsystem?

Grundsätzlich darf der Nahrung in Bezug auf das Immunsystem nicht ein alleinseligmachender Wert beigemessen werden. Dennoch aber nützen die wenigsten Menschen die Möglichkeiten einer biologisch-dynamischen oder allgemein gesunden Vollwertkost. Vitamine in ausreichendem Umfang, mit allen Anteilen von Vitamin A, B, C und D benötigt der Organismus und kann sie, ganz besonders, wenn diese in natürlichem Zusammenhang stehen und nicht künstlich substituiert werden, kräftigend verwerten. Häufig aber müssen Vitamin D und auch Vitamin B 12 bei Vegetariern ersetzt werden. Neben den Vitaminen bildet die Eiweißversorgung eine nicht mindere Rolle. Sowohl zu viel als auch zu wenig Eiweiße tragen zu Schwächungen bei. Es ist auch anzumerken, dass die verschiedensten Abwehrzellen durch Eiweiße gebildet werden müssen und beispielsweise Globuline sogar reine Eiweißpartikel repräsentieren.

Eines der besten Nahrungsmittel zur Immunstärkung wäre das Vollkornbrot aus biologischem Getreide mit reinem Sauerteig ohne Hefe, oder besser sogar mit Backferment gebacken. Durch die gestaltbildende Kraft des natürlichen Gärungsvorganges entsteht ein Nahrungsmittel mit einer sehr edlen Voraussetzung. Ein gutes Brot mit Backferment, transportiert beispielsweise Ätherkräfte sehr tief in den Organismus und lässt diese aber gleichzeitig in weiten Ausstrahlungen im ganzen Menschen auferstehen.

Wenn man die Lichtwurzel als Nahrungs- oder auch Nahrungsergänzungspflanze in die Kost einbezieht, tut man sich einen sehr guten Gefallen. Aber man sollte die

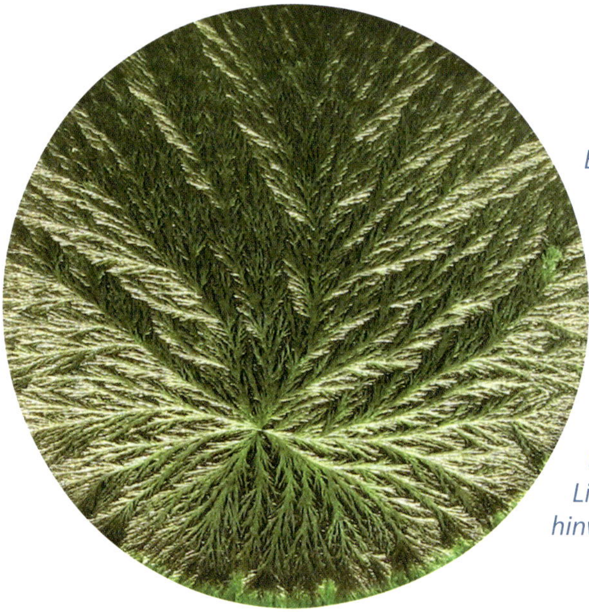

Ein Kupferchloridkristallisationsbild eines Weizenvollkorn-Honig-Salz-Brotes.

Harmonische Zeichnung mit differenzierter Ausstrahlung, die besonders auf die Lichtäthertätigkeit hinweist.

Bilder von Nahrungsmitteln dargestellt mit der spagyrischen Kristallanalyse

Die Kartoffel im Vergleich zur Lichtwurzel:

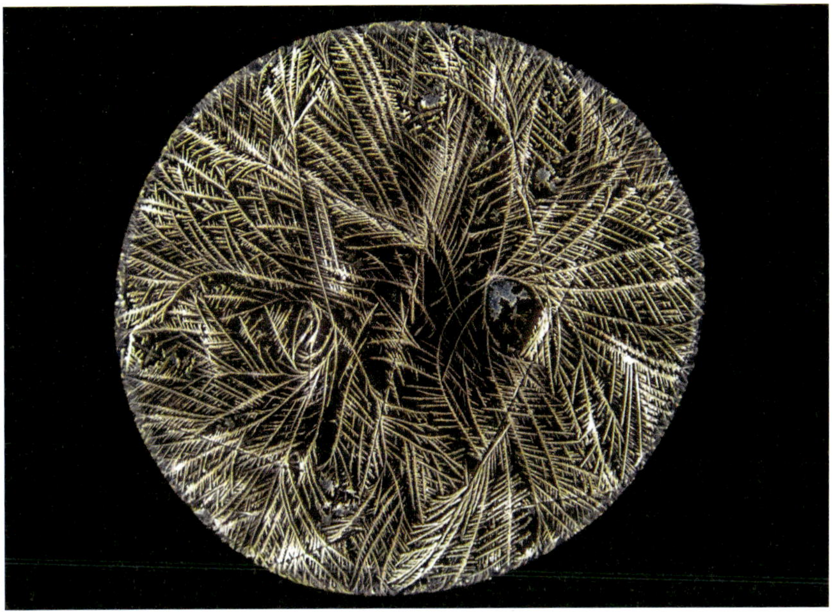

Lichtwurzel, 20 fache Vergrößerung, harmonische und verbundene Struktur mit Hohlräumen, die auf den chemischen Äther hindeuten

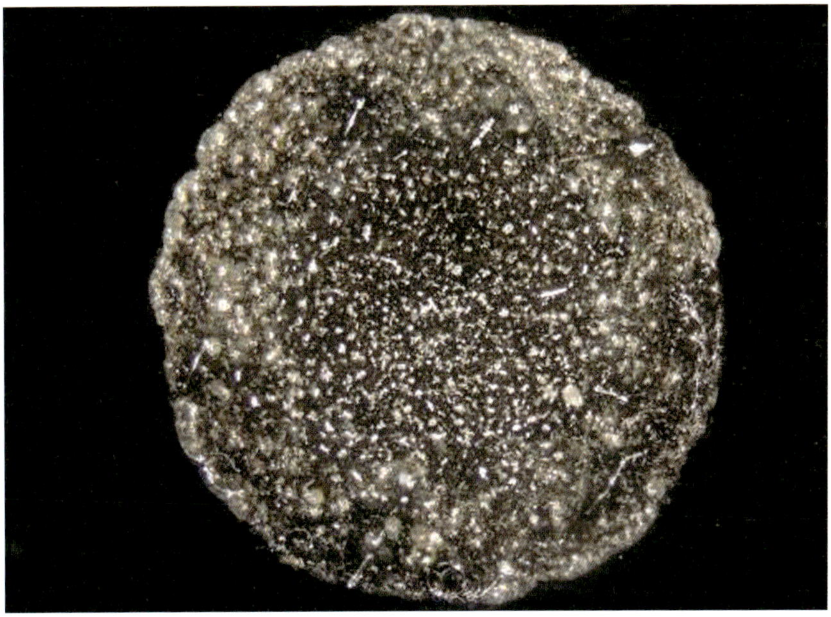

Kartoffel, 20 fache Vergrößerung, mit sehr wenig differenzierten Elementen

Lichtwurzel, wie das leider geschehen ist, nicht nach reinen Konsumprinzipien bewerten. Sie ist als Nahrungspflanze gerade durch ihre Sensitivität zum Licht außerordentlich wertvoll und je mehr man eine Beziehung zu ihr ausprägt, desto lebendiger lassen sich die Wirkungen von ihr aufnehmen.

Die Wurzelgemüse, zu denen die Lichtwurzel zählt, werden von Elementargeistern zum Wachstum gefördert. Diese Elementargeister, maßgeblich bei den Wurzeln die sogenannten Gnome oder Kobolde, wirken im Erdreich und treiben die Pflanze zu Wachstum und schließlich nach oben hinaus, damit sich nach der Verankerung im Wurzelhaften die Blatt- und Blütenbildung entfalten kann.

Diese erdhaften Geister stehen nach der Aussage von Rudolf Steiner mit der ersten Hierarchie der Engel, mit den sogenannten Seraphinen, Cherubinen und Throne in Verbindung. Behauptet man aber, wie es leider fälschlicherweise im vorausgegangen Vortrag geschehen ist, dass die Lichtwurzel von den höchsten Hierarchien kommen würde, vergisst man die Ordnung der Materie und der in der Materie wirkenden Lebenskräfte. Die Folge einer solchen Aussage muss zu einem abgeschlossenen Bewusstsein beitragen und einen Absolutismus grundlegen. Es ist deshalb wichtig, dass man der Nahrung den gebührenden Platz zuweist, man darf aber nicht dem Fehler unterliegen, dass ein Nahrungsmittel die geistig schöpferische Auseinandersetzung des Menschen ersetzen könnte.

Dieser Fehler, der immer wieder entsteht, spiegelt sich heute bis in die Erschaffung der künstlichen Intelligenz. Die Materie gewinnt eine Dominanz auf Kosten der menschlichen Möglichkeiten und Schöpferkräfte. Für das Verständnis des Immunsystems und darüber, wie es maßgeblich von der menschlichen Psyche abhängig ist, erscheint es dringendst notwendig, dass die Aufmerksamkeit mehr auf die interaktiven Beziehungsprozesse, die jemand zur Nahrung besitzt und die er im Allgemeinen seines Daseins motiviert, gerichtet ist und der Materie nicht die vorrangigste Bedeutung eingeräumt wird. Das Immunsystem arbeitet mit sehr differenzierten innerleiblichen Prozessen.

Es ist deshalb eine gesunde Ernährung sehr wichtig, aber es ist noch viel bedeutungsvoller, dass eine Auseinandersetzung mit der Ernährung erfolgt und im weiteren Verlauf der einzelne Mensch sein gesamtes Beziehungsleben zur Nahrung veredelt. Anstatt einseitig bestimmte Ernährungsformen zu sehr als alleinseligmachende Methode zu propagieren, sollte der seelische Beziehungswert am meisten hinterfragt werden. So wie das Immunsystem deutlich von Empfindungen und Wahrnehmungsprozessen gelenkt wird, verhält es sich im gleichen Maße mit den Fähigkeiten des Menschen zur Beziehungsaufnahme, zu dem was er isst und zubereitet. Wieviele Beispiele gibt es leider in der Geschichte, wie man sich selbst durch die einseitige Verherrlichung der Materie im Bewusstsein einengen kann, obwohl man sich durchaus subjektiv gesund isst. Der Wert der Entwicklung durch Beziehung ist größer, als jener Wert, den die bloße Materie geben kann.

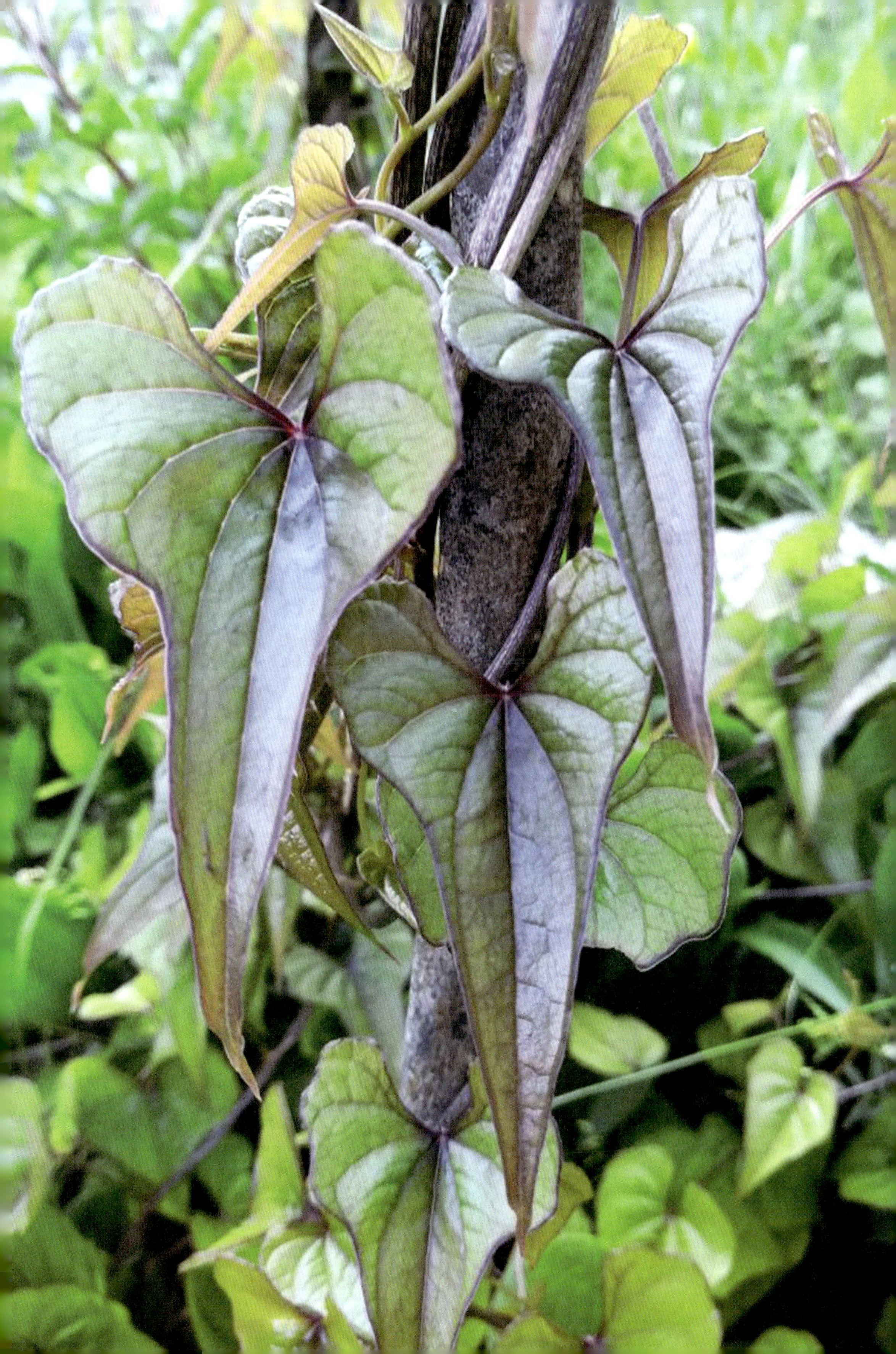

Nach meinen Forschungen gründet sich die Lichtwurzel vorwiegend im chemischen Äther, sie ist sogar eine ausgesprochene Repräsentantin des chemischen Äthers, obwohl sie auch sehr hohe Anteile von Lichtäther besitzt. Ihr schönes weißes Innengewebe darf man nicht unmittelbar mit dem Licht assoziieren. Starke Mondenkräfte arbeiten an den Wachstumsprozessen dieser vom Orient kommenden Pflanze. Überall, wo sie kultiviert wird, entsteht eine sensible Anziehung für Lichthaftes. Sie sensibilisiert bereits durch ihren Standort die Umgebung für Licht und, wenn der Mensch sie konsumiert, sensibilisiert er sich ebenfalls in seinem Nervensystem. Während die Kartoffel eine Art Dumpfheit für das Bewusstsein hereinträgt, entwickelt die Lichtwurzel von Seiten des chemischen Äthers eine Anziehungskraft und schöne Durchdringung des menschlichen Gewebes mit sensibler Empfänglichkeit. Es ist aber nicht ganz richtig, wenn man von dem Satz ausgeht, dass die Lichtwurzel die einzige Pflanze wäre, die Licht speichern könnte. Rudolf Steiner soll diesen Satz einmal gesprochen haben, jedoch lässt sich dieser Satz nicht in offiziellen Schriften finden. Die Wirkungen der Lichtwurzel auf das Immunsystem sind nicht unbedingt so sehr bedeutungsvoll, als dass man sie zur alleinigen Repräsentantin für Gesundheit und Anregung des Lichtstoffwechsels darstellen müsste. Andere Wurzeln, wie die Petersilienwurzel und rote Beete und viele mehr tragen im jeweiligen spezifischen Maß zur Nahrung eben-

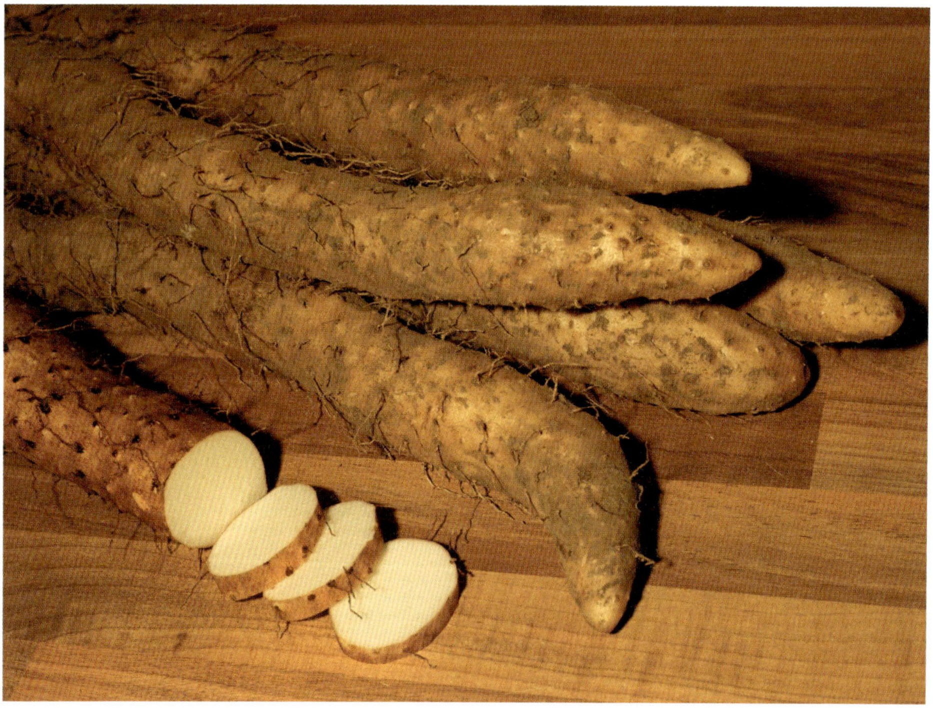

Die geerntete Lichtwurzel.

falls ihren Anteil hinzu. Die Lichtwurzel wird auf dem Andreashof oder auch in der Schweiz im Demeter Landbau Effretikon von Ortwin Schönholzer kultiviert. Es werden dort Produkte wie Lichtwurzelsalz und verschiedene andere Präparate wie Lichtwurzelpulver oder getrocknete Scheiben wie Chips angeboten. Ein großes massiges Verzehren der Lichtwurzel ist für die Gesundheit gar nicht unbedingt notwendig, denn wenn sie in Begleitung mit anderen Nahrungsmitteln kombiniert wird, erhöht sie die Lichtaufnahme in grundsätzlicher Form. Bereits eine gewisse Menge eines Salzes, kombiniert mit der Lichtwurzel erweckt den chemischen Äther, der durch seine fein abgestimmte zusammenziehende Wirkung einen Raum für eine lichte Dynamik im ganzen Menschen eröffnet.

Aber es ist auch die Kultivierung dieser vom Osten stammenden Nahrungspflanze hier im Westen von einem ganz besonderen Wert, denn sie geschieht nicht so sehr rustikal, wie bei Kraut oder Kartoffeln, sondern sie benötigt Anbauformen mit Tiefenschichten, damit die lange Wurzel in die Erde treten und von dieser auch wieder herausgeerntet werden kann. Die Kultivierung dieser Pflanze ist deshalb mit Phantasie und mit einigem Feingefühl zu handhaben.

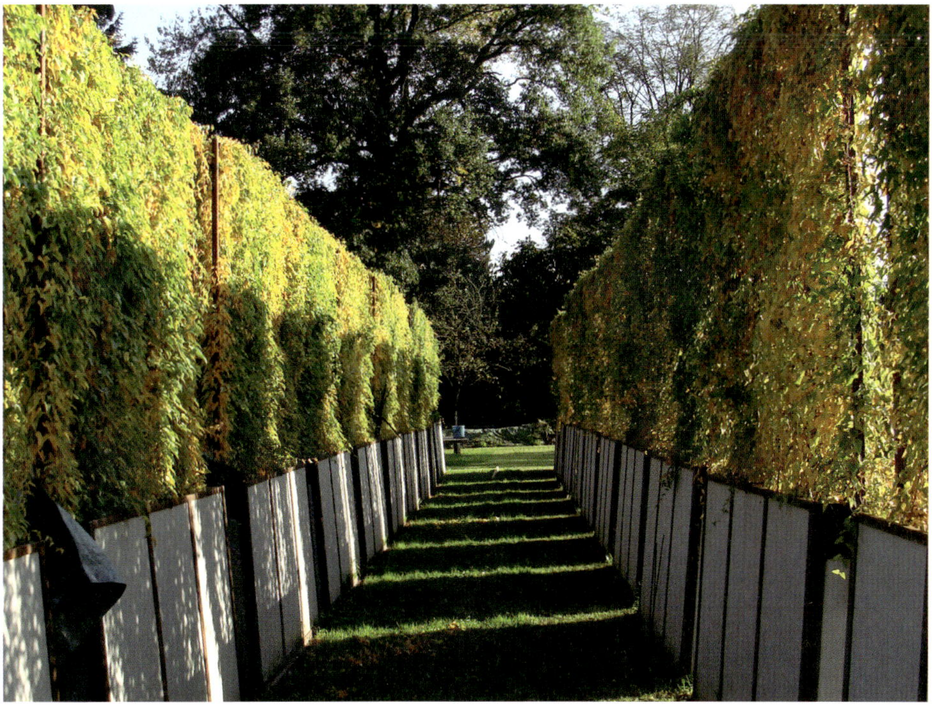

Der Anbau der Lichtwurzel.

Die Ernte der Lichtwurzel erfolgt in Effretikon hauptsächlich mit der Hand.

Stärkung des Immunsystems durch Atem und Bewusstsein

Gastbeitrag von Dr. med. Günter Weis

Beim Atem ist ein wichtiger Aspekt des Tagungsthemas unmittelbar sichtbar: Die starke Wirkung des Bewusstseins auf körperliche Vorgänge. Jede Veränderung im Bewusstsein eines Menschen wirkt sich unmittelbar auf seinen Atem aus. Angst, Getriebenheit oder auch Zuversicht, Vertrauen verändern jeweils unmittelbar den Atem und damit auch seine bedeutsame Wirkung auf die Gesundheit und das Immunsystem.

Daher ist es fast immer wichtig, dass zu den vielen Körperübungen, die es zur Atemverbesserung gibt, eine geeignete Aktivierung des Bewusstseins hinzugenommen wird. Rein körperliche und mehr mechanische Übungen reichen meist noch nicht aus, um den Atem auf ein Niveau zu bringen, wo er wirklich stärkend für das Immunsystem wirken kann.

Eine wache, erkennende Beziehung zum Atem erweitert seine Wirkung auf die Gesundheit. Wird eine körperliche Aktivität aber mit einer geeigneten Bewusstseinsaktivität verknüpft, z. B. mit einer wachen Lenkung der Aufmerksamkeit und mit Vorstellungen gesünderer, idealerer Möglichkeiten in der Übung, so tritt der Übende in eine viel bessere Beziehung zum Atem und zu der Übung. Wie oben bei der Heilmittelgabe beschrieben, verbessern sich dadurch deutlich die heilsamen Wirkungen.

Ein wesentlicher Punkt, der dieser wertvollen aufmerksamen Beziehung zum Atem häufig entgegensteht, ist die heute verbreitete stark nutzorientierte Haltung. Blickt der Mensch zu einseitig mit der Frage auf den Atem: Wie kann dieser mir nützen?, so verhindert er durch diesen nutzorientierten Blick eine unbefangene, tiefere Sicht auf den Atem. Erst durch ein wirkliches Wahrnehmen, tieferes Erleben und Erkennen des Atems kann dieser seine Leichtigkeit, Bewegtheit, Tiefe und sein freies Verhältnis zum Körper entfalten.

Ein zweiter Punkt, der diese vertiefte, heilsame Beziehung zum Atem sehr beeinträchtigt, ist die heute sehr einseitig materiell gewordene Sicht auf den Atem. (Atemapparat, Blasebalg, Atemmechanik, ...). Diese Sichtweise führt dazu, dass der Atem sich auch zum Mechanischen und Härteren entwickelt, sodass er z. B. ein reizender Faktor für eine Bronchitis werden kann. Sehr unmittelbar kann man hier die große Wirkung der Vorstellung, des Narrativs, des Bewusstseins, welches man über eine Sache hat, erleben. So ist es wertvoll, im Rahmen der Atemübungen auch die Vorstellung, das Bewusstsein über den Atem hin zu einer feineren, seelischen und doch konkreten Dimension zu erweitern (siehe bei den Übungen).

Einen Begriff, den man in diese Richtung verwenden kann, ist der Begriff der Lungenflügel. Dieser erinnert an eine ideale und doch reale Qualität des Atems: Leichtigkeit und Weite.

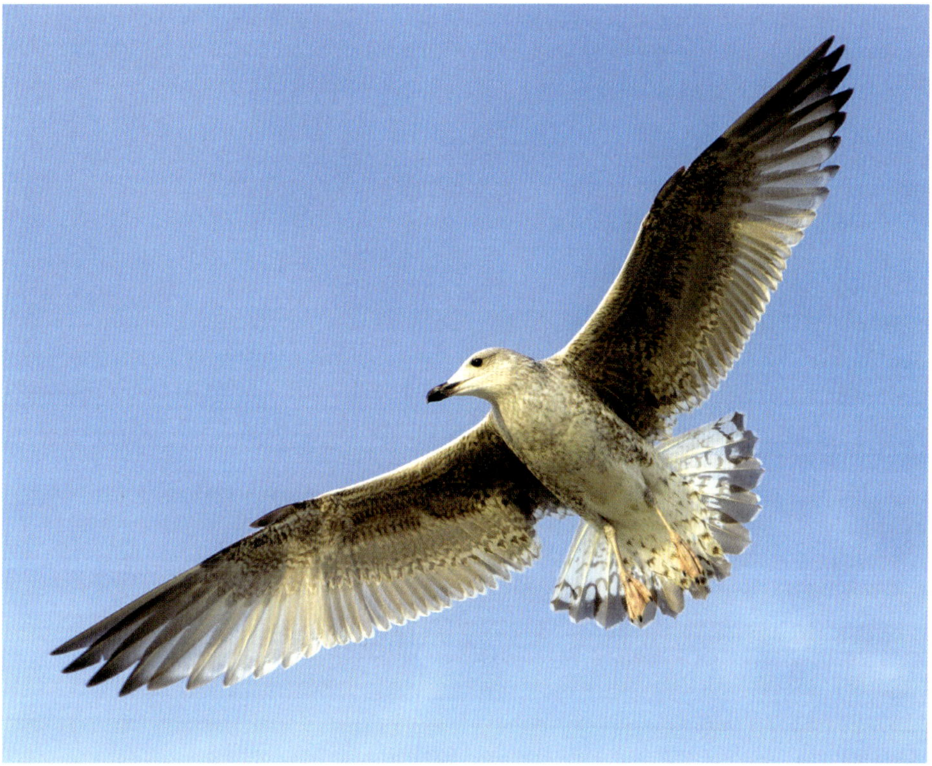

Bei den Flügeln dieser Möwe sieht man die Leichtigkeit und Weite, Qualitäten des Atems, auf die auch der Begriff Lungenflügel hinweist.

Die große Bedeutung der Vorstellung einer Sache für die Gesundheit beschrieb auch Rudolf Steiner bei der Betrachtung des Herzens. Er beschrieb eindringlich die sehr ungünstigen Wirkungen einer reduzierten Vorstellung des Herzens als eine mechanische Pumpe. (1)

Ich möchte hier im Wesentlichen die Bedeutung der seelischen Dimension des Immunsystems, d.h. einer aktiven, sich entwickelnden Bewusstseinstätigkeit im Zusammenhang mit der Atmung beschreiben.

Das Immunsystem in Begleitung zur seelischen Dimension und der Atem

Dr. Gunter Albert hat gegen Anfang ja das Immunsystem ausführlich beschrieben. Es hat die Kraft und Fähigkeit, sich mit äußeren, fremden psychischen Einflüssen (positiven wie auch negativen) produktiv auseinanderzusetzen, diese zu integrieren und daran zu reifen.

Gerade der Atem reagiert ja sehr sensibel auf Einflüsse von außen. Die Seele ist eng mit der Luft und der Atmung verbunden. Jede Gefühlsregung spiegelt sich sofort in einer Veränderung der Atembewegung. Zwischenmenschliches, wie z. B. eine wache, empathische Aufmerksamkeit oder eine Willensübergriffigkeit verändern die Atmosphäre im Raum. Die Atmosphäre in einem Raum wird durch Gedanken, Gefühle und die Willensimpulse der Menschen stark beeinflusst. Die Atmosphäre kann einen leichteren und freieren Atem fördern oder einen beengten und schweren Atem. Dies wird sich unmittelbar, z. B. über den Lymphfluss, auf das Immunsystem auswirken.

Sehr häufig belasten heute leider die medialen Überflutungen die Atmosphäre, die oft auch mit manipulativen Absichten wie ein fremder Keim in den Menschen eindringen wollen.

Damit z. B. diese Willensübergriffe den Menschen in seiner individuellen Immunität nicht schwächen, ja er sogar wie beim körperlichen Immunsystem durch die Auseinandersetzung mit ihnen stärker wird und reift, ist eine wache, durch klare Vorstellungen getragene Auseinandersetzung mit den Außeneinflüssen sehr wichtig.

Für diese Auseinandersetzung ist es hilfreich, z. B in schwierigen Situationen zu den automatisch aufsteigenden Emotionen (wie z. B. Ängsten) eine freiere Beobachterposition einzunehmen und sich auch die Situation von dort aus anzuschauen. Die zunehmende Entwicklung einer freieren Beobachtungsperspektive ist bei den Übungen des freien Atems (2) wesentlich und überträgt sich auf Alltagssituationen. Es ist, wie wenn der Mensch auf einen Berg steigt und von dort mit viel mehr Überblick und Weitsicht eine bestimmte Lebenssituation überblickt. Sofort könnte er dann sehen, was wirkliche Schritte und Perspektiven in seinem Leben wären und wo er viel zu viel Energie in Unwesentliches investiert. Die automatischen Reaktionen treten oft zurück und der Atem wird freier.

Die Atemwege und das Immunsystem

Die Schleimhaut der Atemwege ist für das Immunsystem eine wichtige Grenzfläche. Denn bei rund 15 000 bis 20 000 Atemzügen am Tag geraten zahlreiche Krankheitserreger oder Verunreinigungen über Mund und Nase auf die Schleimhaut, darunter z. B. Viren, Pilze und Bakterien. Auch weitere wichtige Organe des Immunsystems befinden sich im Bereich der Atemschleimhaut, etwa die Mandeln als Teil des Waldeyer-Rachenrings. So führt z. B. eine Austrocknung der Atemschleimhäute durch trockene Heizungsluft häufig zur Schwächung ihrer Abwehrfunktion und dadurch zu Erkältungen.

Über diese Atemschleimhäute nimmt aber auch die Atmung selbst einen großen Einfluss auf das Immunsystem. Ein freier Atem bewegt sich idealerweise wie das Luftelement selbst weit und leicht in die Außenwelt hinaus und wieder zurück bis ins Körperinnere. Er ist in einem ständigen Austausch mit dem Luftraum, der den Menschen umgibt.

Ein verhärteter und verengter Atem

Bei Patienten, die sehr unter Druckbelastungen, Stress oder einem übertriebenen Leistungszwang stehen, sieht man oft einen eingeengten und qualitativ härteren Atem. Dieser wirkt auch auf eine härtere Weise auf die Lunge und führt meiner Erfahrung nach häufig zu Reizreaktionen bis hin zu einer Bronchitis. Meist ist bei diesen Patienten neben dem Atem auch eine natürliche und aufmerksame Beziehungsaufnahme nach außen eingeengt. So wie der Mensch in Beziehung treten kann, so wird er atmen.

So wird bei der folgenden Übung sowohl der eingeengte Brustraum wieder aufgerichtet und auch der eingeengte Beziehungsraum wieder in eine Weite gebracht. Auf diese Weise kann man den Atem am feinsten und doch auch am intensivsten fördern.

Stellen Sie sich hin und richten Sie Ihre Wirbelsäule auf. Bewegen Sie beide Arme wie leichte Flügel seitlich nach oben und wieder zurück durch den Raum. Ihre Arme und Ihre Atmung bewegen sich dabei leicht und fast wie von selbst mit – beim Anheben die Einatmung, beim Senken die Ausatmung. Nehmen Sie bei den Armbewegungen die Luft wahr, welche den Körper umgibt und berührt. Je mehr Sie durch diese Vorstellung eine Beziehung zu dem leichten Luftelement bekommen, desto befreiender wirkt die Übung auf die Flankenregion und auf die Atmung. Die Weite des äußeren Luftraumes überträgt sich mit einer klaren Empfindung auf die Ausdehnung des gesamten Brustraumes und der Flanken. Die Beziehung zu dem luftigen Element der Atmung führt zu neuen und freieren Empfindungen, welche ein wesentliches heilkräftiges Element der Übungen darstellen.

Zur Ausführung der Flügelübung

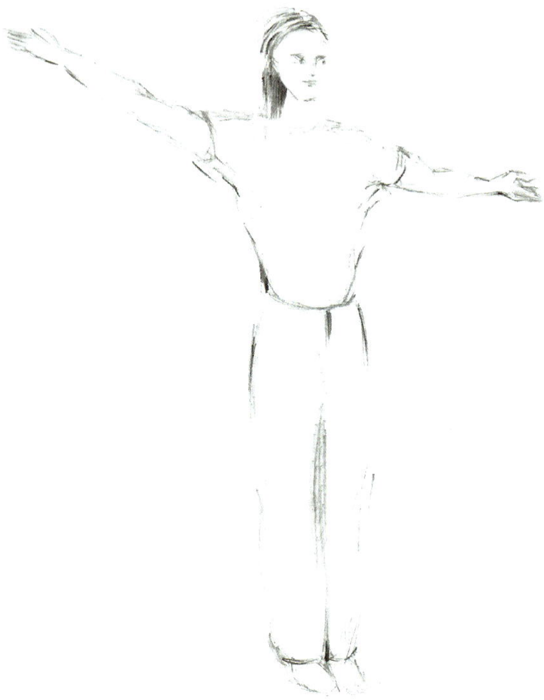

Bei der Flügelübung nimmt der Übende wahr, dass sich die Arme durch ein leichtes und fast schwereloses Luftelement bewegen. Dies lässt unmittelbar die Bewegung und die Atmung freier und leichter werden.

Darmschleimhaut, Lymphe und Bauchatmung

Die Darmschleimhaut hat neben ihrer wichtigen Funktion der Nährstoffaufnahme auch die Funktion einer Außengrenze des Körpers. Oft wird der Bauchraum sogar als Zentrum oder Sitz des Immunsystems bezeichnet. Für das Immunsystem sind hier besonders der terminale Dünndarm und der Blinddarm wichtig. Die Peyer-Plaques im Dünndarm beinhalten beispielsweise viele Lymphozyten, da sie eine Außengrenze des Körpers sind, die ständig mit Fremdstoffen zu tun hat. Hier werden durch die B-Lymphozyten enorme Mengen an spezifisch geformten Antikörpern gebildet. Ist diese Darmschleimhaut gut durchblutet sowie durchfeuchtet und mit einer gesunden Darmflora versehen, kann das Immunsystem effektiv arbeiten. Leider ist der für das Immunsystem so wichtige

Darmbereich heutzutage oft träge, verkrampft, gestaut oder entzündet. Einflüsse und Manipulationen aus dem Umfeld der Patienten, die Unruhe, Stress und Angst erzeugen, wirken über das Vegetativum negativ auf den Darmbereich ein. Durch das Fördern einer guten Bauchatmung können wir hier sehr viel erreichen. Wenn sich der Atem wieder ruhig, rhythmisch weich und leicht in der Tiefe des Leibes sammeln kann, kommt eine heilsame Beruhigung und Bewegung in diese Region. Die entspannte Ruhe und Bewegung in dieser Region ist für das Immunsystem, für die Lymphe wie auch für die Verdauung wichtig. Durch reine Atemgymnastikübungen gelingt dies meist nicht nachhaltig. Meist braucht auch das oft zerstreute oder unruhige Bewusstsein eine Beruhigung, Sammlung und Vertiefung.

Auf praktische Weise lässt sich das in einer ersten einfachen Übung kennenlernen:

Betrachtungsübung zur Bauchatmung

Eine günstige Förderung des Bewusstseins entsteht z. B., wenn der Patient im Sitzen oder Liegen seine Aufmerksamkeit darauf lenkt, wie sich die Bauchdecke durch eine in die Tiefe tretende Atmung hebt und senkt. Zur Hilfe können Sie auch die Hände auf den Bauch legen. Wichtig ist hierbei eine wache, konkrete und doch unbefangene Aufmerksamkeit, wie wenn ein interessierter, unbefangener Arzt die Verhältnisse und Möglichkeiten untersuchen will.

Die Fähigkeit, die Aufmerksamkeit aus einer ruhigen Übersicht heraus länger, ruhig und konkret bei einer Sache halten zu können, schafft eine vertiefte Beziehung zur Sache, welche das vegetative Nervensystem beruhigt und dadurch oft auch den unruhigen Bauch. Sehr wichtig ist hier die wache und konkrete Lenkung der Aufmerksamkeit. Bei einem bloßes Hineinspüren in den Körper entwickelt sich nicht die heilsame Aktivierung des Bewusstseins, auf Dauer wird hierbei das Bewusstsein sogar geschwächt.

Die Fähigkeit, den eigenen Körper konkret und unbefangener, wie von außen betrachten zu können, ist von großem gesundheitlichem Wert. Ein gelassener und freierer Umgang mit Symptomen, Schmerzen und Unpässlichkeiten ist dann möglich.

Körperübung zur Bauchatmung

Eine nächste Körperübung, die schon mehr die Seele einbezieht, berücksichtigt den Zusammenhang zwischen der Bauchregion, den Beinen und dem Willen, den auch die anthroposophische Medizin beschreibt. Auch in der östlichen Medizin wird der Wille oft der Bauchregion, dem sogenannten Hara, zugeordnet.

Diese Übung formt sich aus einer klaren Beinaktivität, der Schultergürtel bleibt möglichst gelöst. Setzen Sie sehr klar einen Fuß nach vorne auf den Boden, beziehen Sie einen klaren Stand auf dem Boden. Nachdem dieses Standbein zum Boden tendiert, so kann das andere Bein (Spielbein) relativ frei weg vom Boden tendieren. Wiederholen Sie die Übung dreimal mit diesen einfachen Vorstellungen. Mit der Zeit werden Sie durch das Üben und durch die klare Vorstellung einer klar zur Erde gerichteten Beinaktivität diese auch real erleben. Sie bekommen wieder eine Beziehung zu Ihren Beinen und dieser zur Erde tendierten Willensaktivität. Dies wird unmittelbar auch den Atem auf eine sehr günstige, das Immunsystem stärkende Weise, in die Tiefe führen.

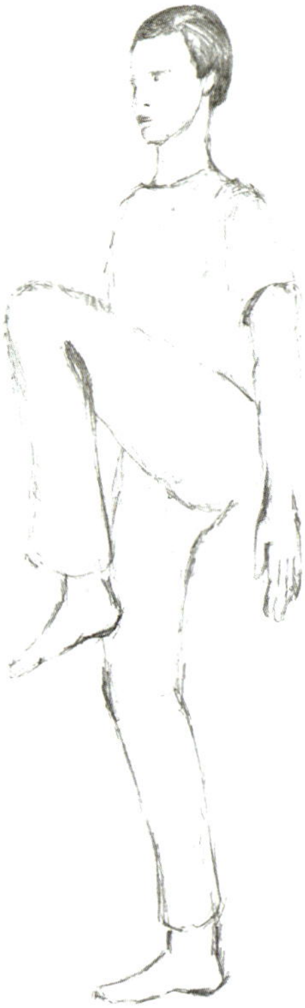

Die intensive Beindynamik der Beinstellung bei gleichzeitig gelöstem Schultergürtel fördert die Tiefenatmung in ihrer kräftigenden und sammelnden Wirkung.

Auch bei dieser Übung lässt sich sehen, wie ein günstiges Zusammenwirken von körperlicher und Bewusstseinsaktivität, eine viel empfindungsreichere und tiefere Beziehung zur Übung, zum Körper und zum Atem fördert. Durch diese wertvolle beziehungsvertiefende Aktivität des Bewusstseins entsteht wie beim Heilmittel eine größere Wertschätzung des Heilmittels, der Übung und der Atmung und dadurch eine größere Wirkung.

So braucht auch ein frei und heilsam fließender Atem nicht nur ein Absolvieren von Atemübungen, sondern eine beziehungs- und empfindungsfördernde Tätigkeit des Bewusstseins. (3) (4)

---

(1) Siehe Rudolf Steiner, „Die Philosophie des Thomas von Aquino", Rudolf Steiner Verlag, GA 74, 1993 S. 94 f.

(2) „Der freie Atem und der Lichtseelenprozess" von Heinz Grill, Heinrich Schwab Verlag, 2017

(3) Die Planeten sind die Himmelskörper, die um die Sonne kreisen. Wie beim Mond z. B. durch Ebbe und Flut deutlich anschaulich ist, haben die Planeten eine Wirkung. Sie reflektieren eine spezifische Qualität, auch des Lichtes. Der Mensch steht in diesem Wirkungsfeld und in Resonanz zu diesem. Die Kräfte , die der Merkur ausdrückt, sind die wahrnehmenden, differenzierenden und analysierenden Kräfte.

(4) Es ist Rudolf Steiner, der Begründer der Anthroposophie, der die vier Ätherarten begrifflich in dieser Form geprägt hat. Den Ausgangspunkt, der zu dieser Betrachtungsweise beigetragen hat, kann man bis zurück auf die Entstehung der Elementelehre verfolgen, die durch Empedokles 495 v. Chr. erstmals in seiner Lehrdichtung über die Natur beschrieben wurde. Schon Empedokles beschrieb damals, dass sich die Elemente in Form von „Naturwesen", den Salamendern (Feuerwesen), den Sylphen (Luftwesen), den Undinen (Wasserwesen) und den Gnomen (Erdwesen) offenbaren. Somit ist die Elementelehre Baustein und Grundlage verschiedener Lehren geworden:

Astrologie, Humoralmedizin, Alchemie, Hildegardmedizin, anthroposophische Medizin usw. Platon beispielsweise übernahm die Vier-Elemente-Lehre und verband sie mit geometrischen Körpern, den sog. „Platonischen Körpern". Hippokrates, der Vater der europäischen Medizin 460 - 370 v. Chr. übertrug die Elementelehre auf die Medizin. So entstand aus der Elementelehre die Vier-Säfte-Lehre, die Humoralmedizin. Galen verknüpfte 130 - 210 n. Chr. die Säftelehre mit der Lehre der vier Temperamente.

Daran sieht man in wunderbarer Weise, wie die Ätherkräfte einerseits schon immer vorhanden waren, diese aber unterschiedlich benannt wurden und in ein Erleben gebracht werden konnten. Entsprechend fanden diese ihre Anwendung. Entwicklungsbedingt und im Zusammenhang stehend mit dem Menschen kann man sogar sagen, dass seit der Zeitenwende die Ätherkräfte im Kosmos und damit auch auf der Erde weniger werden. Rudolf Steiner beschreibt sehr umfangreich in Bezug auf die Demeterlandwirtschaft, wie es für die Zukunft unabdingbar erscheint, dass der Mensch selbst den Nahrungsmitteln Ätherkräfte zuführen muss. So kann heute und auch mit Blick auf eine zukünftige Kultur die zentrale Aussage in die Mitte gestellt werden, dass der Mensch heute mit seinen Schöpferkräften selbst Ätherkräfte schaffen muss und damit einen Aufbau für das Gesamte leisten kann. Weder aus bestimmten Übungen noch aus Nahrungsmitteln oder sonstigen Mitteln kann in Form eines Konsums der Mensch einen Aufbau erwarten. Diesen kann und muss er durch den Gebrauch seiner eigenen Schöpferkräfte leisten.

In der Weisheitslehre der östlichen Medizin kennt man sehr gut den Begriff des prāṇa. Es wird zwar im Sinne der Lebenskraft immer nur von prāṇa gesprochen, welches aber fachlich nur eine der sogenannten vāyu = Lebeskräfte darstellt: prāṇa die aufsteigende, antreibende, kraftspendende Lebensenergie, apāna die absteigende und zur Ausscheidung drängende, udāna, die nach oben, nach außen tragende Lebensenergie und vyāna vom Zentrum in die Peripherie, samāna, die im Zentrum und in der Verdauung sich sammelnde, ausgleichende Energie. In der TCM wird die Lebenskraft allgemein mit dem Begriff des Chi, das in den Meridianen strömt, bezeichnet.

Integrität und Kohärenzgefühl

Es ist ein sehr großer Unterschied, ob es einer Person gelingt, dem Atem in einem freien Fluss und Rhythmus zu begegnen oder ihn ängstlich zu fixieren. Die psychische Stärke eines Menschen, die eine urbildliche Festigkeit darstellt (1), äußert sich im allgemeinen in der Fähigkeit, wie er einem gegenüberliegenden Außenstehenden und somit Fremden objektiv begegnen kann. Kann der Mensch eine fremde Meinung ertragen oder muss er in sofortige Verteidigungen und Kontradiktionen ausholen? Die Begegnung mit dem Atem spiegelt gewissermaßen die Stärke des Menschen, wie er mit der Umgebung und somit auch mit einem Fremden umzugehen vermag. Die Luft befindet sich in einem Außenraum und sie bildet eine größere Dimension als der eigene Innenraum. Hält eine Person in Spannung nun unbewusst den Atem fest, wehrt sie die freie und weite Dimension, die im Luftkreis lebt, ängstlich ab und sucht sich vorschnell ein eigenes, ihr bekanntes Identitätsgefühl oder öffnet sie sich den Schwingungsprozessen des Atems mit sensiblen leichten Gedanken und erlebt sie dadurch die Außenwelt nicht mehr als Bedrohung, sondern als eine natürliche Herausforderung?

Für die Entwicklung eines aktiven, lebendigen Bewusstseins kann die Auseinandersetzung mit dem Atem, der von starken Fixierungen, bis hin zu großen, freizügigen Ausdehnungen oszillieren kann, eine wertvolle Hilfe sein. Allgemein reduzieren alle Bindungen mit abhängigen Verhältnissen den Menschen in seiner Immunabwehr. Jede Form der Bindung in der Psyche spiegelt sich weiterhin in gewissen Fixierungen des Atemflusses wider. Ein freies Bewusstsein, oder anders ausgedrückt, ein wachsendes, entwicklungsfreudiges, objektiv tätiges Bewusstsein erschafft in zunehmendem Maße eine angenehme Weite im Atem und eine günstige, freie Qualität im Sinne des Einatmens und Ausatmens. Der Atem, so wussten die indischen Weisen, kann eine große Energie freisetzen, ein sogenanntes *prāṇa*. Grundsätzlich aber spiegelt der Atemvorgang in seiner freien Rhythmik und Qualität das Maß der Freiheit, das sich der Mensch selbst zugesteht oder das er ebenfalls anderen beikommen lässt. Der Atem in seiner Qualität ist deshalb bedeutungsvoll dafür, ob der einzelne Mensch eine richtige und gesunde Abwehr gegenüber dem sogenannten Fremden, das heißt eigentlich gegenüber seinen eigenen Fixierungen besitzt. Er kann all diejenigen Kräfte abwehren, die ihm von überkommender Entwicklung entgegentreten und er kann seine eigene Subjektivität konservieren. Er bleibt dann im Atem eng und lässt keine größere Oszillation der Weite zu. Im Gegensatz zu dieser reduzierten Begegnungsfähigkeit vermag er in Empathie, Beobachtung und der Fähigkeit, den anderen objektiv zu sehen, eine wirkliche Freiheit zu kreieren, die ihm schließlich eine Weite des Atems spiegelt und die ihm in der Fortsetzung bis in das innerleibliche Geschehen gesunde Immunvoraussetzungen gibt. Im Atemprozess kann sich deshalb ein universal gültiger Bewusstseinsweg zur werdenden Freiheit spiegeln.

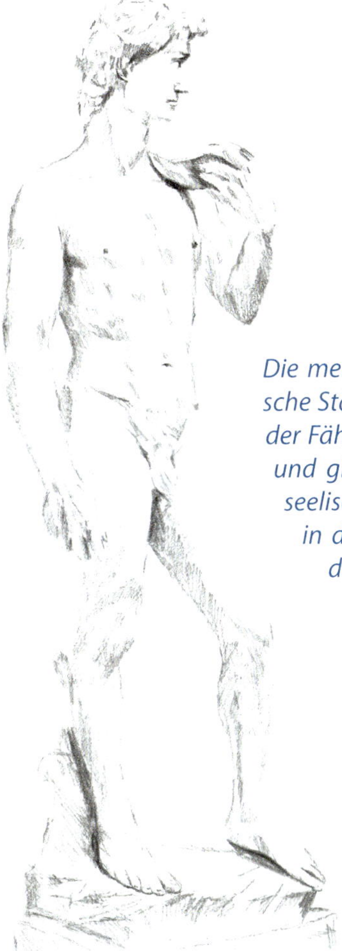

Die mentale Kraft, oder sogar besser ausgedrückt, die seelische Stärke, die ein Individuum hervorbringt, bemisst sich an der Fähigkeit des Gegenübertretens mit Wachheit, Offenheit und gleichzeitiger eigener gedanklicher Regsamkeit. Diese seelische Stärke oder allgemeine Selbstkraft drückt sich in der Figur des David von Michelangelo aus. Der Atem dürfte in einer freieren Weite verfügbar sein.

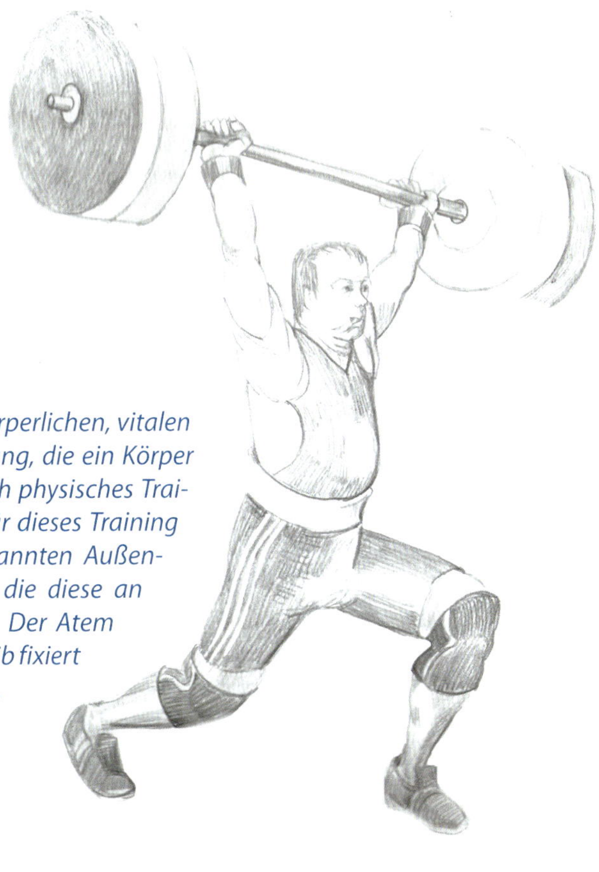

Die Selbstkraft ist nicht von der körperlichen, vitalen Muskelkraft abhängig – die Leistung, die ein Körper zu vollbringen vermag, kann durch physisches Training erfolgen –, noch bedarf es für dieses Training einer Begegnung mit den unbekannten Außenwelten und den Anforderungen, die diese an die psychische Flexibilität stellen. Der Atem dürfte hier mehr am physischen Leib fixiert sein und weniger Weite aufweisen.

Der Begründer der Salutogenese, Aaron Antonovsky, der Medizinsoziologe war, spricht von einem sogenannten Kohärenzgefühl, das den Menschen grundsätzlich gesund erhält. Dieses Kohärenzgefühl unterteilt er in drei Punkte, in die Verstehbarkeit, Handhabbarkeit und Sinngebung. Er meint mit diesen drei Begriffen, dass ein Phänomen, das jemandem beispielsweise krankmachend von der Außenwelt begegnet, zu verstehen und zu handhaben sei und er darin eine Sinnfrage sehen müsste. Je größer das Kohärenzgefühl, desto produktiver kann die Person der Außenwelt und somit dem zunächst einmal Fremden begegnen. Die Person muss das Überkommende nicht mehr als bedrohlich erleben, sondern kann es verstehen, mit diesem umgehen und es mit einer Sinnfrage interpretieren.

Gleichzeitig beobachtete Antonovsky über längere Zeit Frauen, die in einem KZ waren und äußerste Strapazen erlitten. Zur Überraschung waren diese Frauen im weiteren Verlauf des Lebens gesünder als jene, die derartige Strapazen nicht erlebt hatten. Den Stimuli des Lebens zu begegnen und sie konstruktiv zu verwerten, bedeutet für Antonovsky, dass ein hohes Kohärenzgefühl vorliegt.

In der Betrachtung des Immunsystems stellen diese Kriterien, die Antonovsky beschreibt, durchaus einen Appell an die Entwicklung, denn wenn sich der einzelne Mensch verschiedenen Fragen, die durchaus schwierig sein können, stellt, stärkt er sein Kohärenzgefühl. In der Anthroposophie spricht man von einem Ich und im indischen System von einem Selbst. Bei einer sorgfältigen Betrachtung entstehen relativ hohe Übereinstimmungen zwischen dem Ich-Selbst des Menschen und seinem Kohärenzgefühl. Verständlich erscheint deshalb der Zusammenhang des Ich-Selbst mit den verschiedenen, stattfindenden, innerleiblichen, immunologischen Qualitäten.

Es ist jedoch mit Vorbehalt dieses Kohärenzgefühl als ein integeres Fühlen zu benennen. Es kann tatsächlich der eigenartige Fall auftreten, der heute durchaus zur Normalität geworden ist: Der einzelne Mensch erschafft sich eine eigene, romantische und für ihn stimmige Innenwelt, er lebt sich ganz in seine subjektiven Begehrensgefühle hinein und fühlt sich dadurch in einer Art Integrität. Aber welche Scheinintegrität ist es? Sein Immunsystem reagiert schließlich mit Abwehr auf überkommende weisheitsvolle Anregungen oder auf eine natürliche Wahrnehmung von Idealen und wahrt somit die eigene kranke verschlossene Innenwelt. Der Atem wird ebenfalls fixierter. Integrität könnte man als eine harmonische Einheit von Körper, Seele und Geist im banalen Sinne verstehen und somit sogleich mit reiner Subjektivität verwechseln. Wie viele Menschen sprechen heute in Kreisen von Yoga oder von Meditationen von einem Einssein mit sich selbst und mit allem, bis hin zum Geist, und kennen aber die geistigen Wirklichkeiten nicht mehr. Sie verwechseln Integrität mit einem Zustand der Subjektivität, des persönlichen Abgeschlossenseins und einer emotionalen Bindung der Wahrnehmungsvorgänge rein an die körperlichen Bedingungen.

So wie ein hohes Kohärenzgefühl eine offene Begegnungsfähigkeit mit der Außenwelt voraussetzt, müsste im gleichen Maße der Begriff Integrität immer die

Entwicklungsfrage und die Beziehungsfähigkeit beinhalten. Das wertvollste Grundprinzip allen Menschseins dürfte wohl der Geist und seine Schöpferkraft darstellen. Jeder einzelne Mensch ist zu einer geistigen, schaffenden Tätigkeit befähigt und somit darf man den Gott nicht nur in der fernen abstrakten Welt definieren, sondern muss ihn jedem Einzelnen zugestehen. Fehlt aber die geistige Möglichkeit zum Schaffen, verurteilt sich der Mensch zu einer Bindung an seine Vergangenheit und weist somit die Entwicklung als eine zu große Anstrengung zurück. Integrität bedeutet deshalb eine immer wieder neu beginnende Entwicklungsspannweite, die sich ihrer lichtfaszinierenden Bewegung selbst erfreut und den Menschen gerade durch die Anforderungen gesund erhält. Das Immunsystem kann sich deshalb nicht abstumpfen und der Mensch kann sich nicht gegenüber der Außenwelt verschließen, denn wenn er diese Verweigerung geschehen lässt, zerstört er seine wahre Integrität. Gesundheit durch Dumpfheit und Abgeschlossenheit, durch Rückkehr zu reinem Subjektivismus, lassen nicht nur das eigene innere Seelenleben verarmen, sondern tragen zur Reduzierung der menschlichen Kultur bei.

Heute ist die Auseinandersetzung mit dem Immunsystem deshalb so bedeutungsvoll, da der Mensch die gesunden Entwicklungsanforderungen in hohem Maße zurückweist und eine fremde suggestive Wirklichkeit zu seiner eigenen erklärt. Bald wird die künstliche Intelligenz, die eigentlich eine fremde Dimension darstellt, zu seiner eigenen. Es ist aber eine Pathologie, eine Karzinomkrankheit, ein Leben in der Angst vor dem Leben. Das Leben wäre nämlich ein schöpferischer Akt und nicht ein programmierter. In Zeiten der Not drängen sich die Versuchungen an den Menschen heran und aus diesen will er gerade seine kleinliche, eng an den Körper gehaltene Kohärenz oder Integrität schützen. Die Tragik jedoch ist jene, dass er sich selbst schwächt und die Entwicklungsmöglichkeiten zurückweist. Er sucht seine Integrität im Überlebens- und Existenzkampf und verliert seinen schöpferischen Geist. Er büßt sein tatsächliches Ich und seine wirkliche Kohärenz ein.

Der Ablauf einer wirklichen gesunden Aufbautätigkeit des Bewusstseins wirkt sich in der Folge wiederum auf ein geordnetes Eingreifen des Immunsystems aus. Autoimmunprozesse können weitgehendst durch diese bewusstseinsbildende Tätigkeit geheilt werden.

Die folgenden drei Zeichnungen (S. 146-148) verdeutlichen auf schematische Weise, wie eine Gedankenkraft bis zu einer geordneten Tätigkeit in der mittleren Region des Menschen in den Brustorganismus vordringt.

---

(1) Siehe dazu Aaron Antonovsky: Das Kohärenzgefühl prägt sich nach Antonovsky in den ersten zehn Lebensjahren aus. In diesen frühkindlichen Perioden der Entwicklung legt sich die sogenannte Urbildekraft, die eine grundsätzliche im Nervensystem darstellt, an. Diese Urbildekraft ist für gesunde eiweißbildende Prozesse verantwortlich. Sie äußert sich neben anderen positiven Gesundheitskriterien in einer guten Immunkompetenz.

Quellenangabe: Christof Goddemeier „Aaron Antonovsky – Vater der Salutogenese" in „Deutsches Ärzteblatt" Heft 8, August 2019., S. 366-367

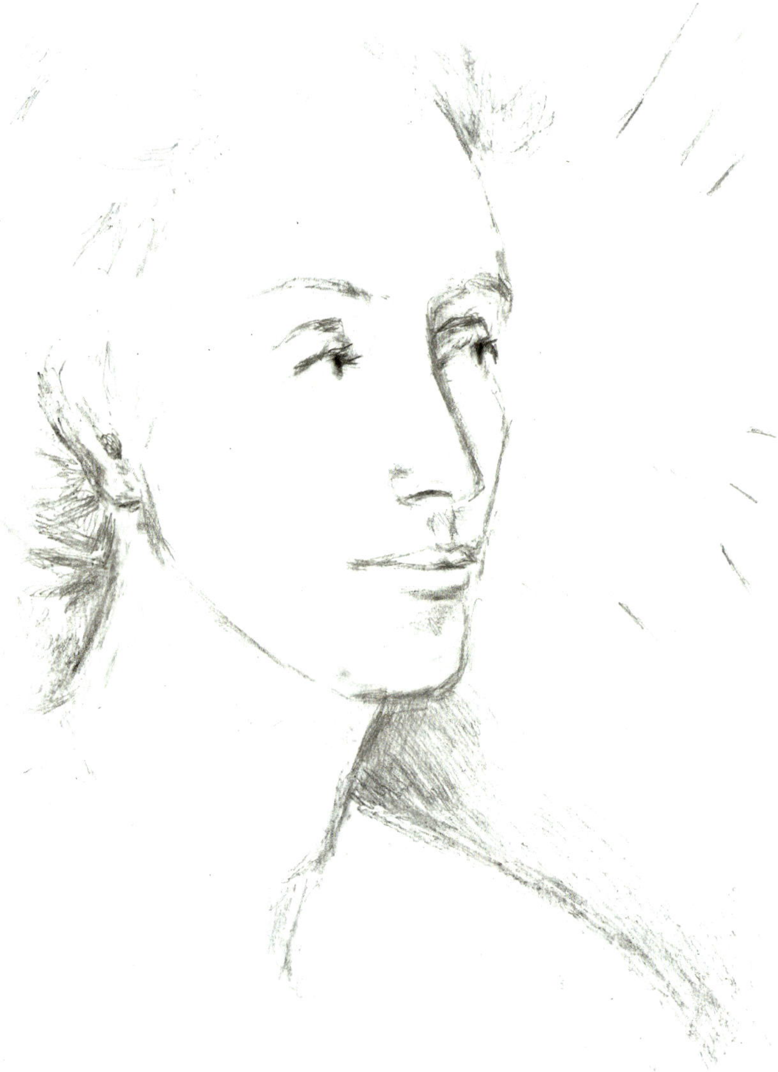

Das Bewusstsein wird sich durch einen Gedankeninhalt seines eigenen Bewusstseins bewusst.

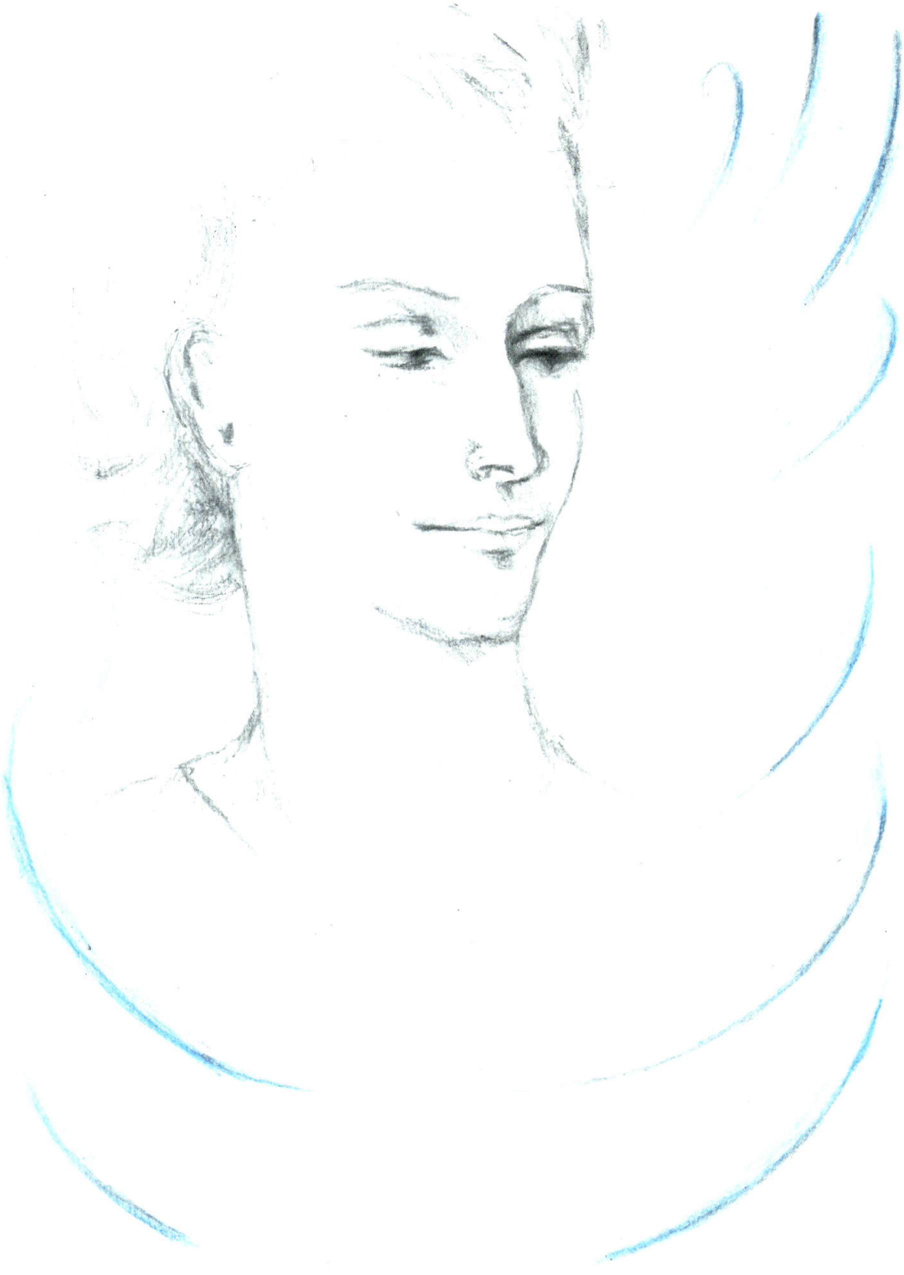

Es erschaffen sich über die Vorstellungsbildung Licht- und Wärmekräfte (Ätherkräfte).

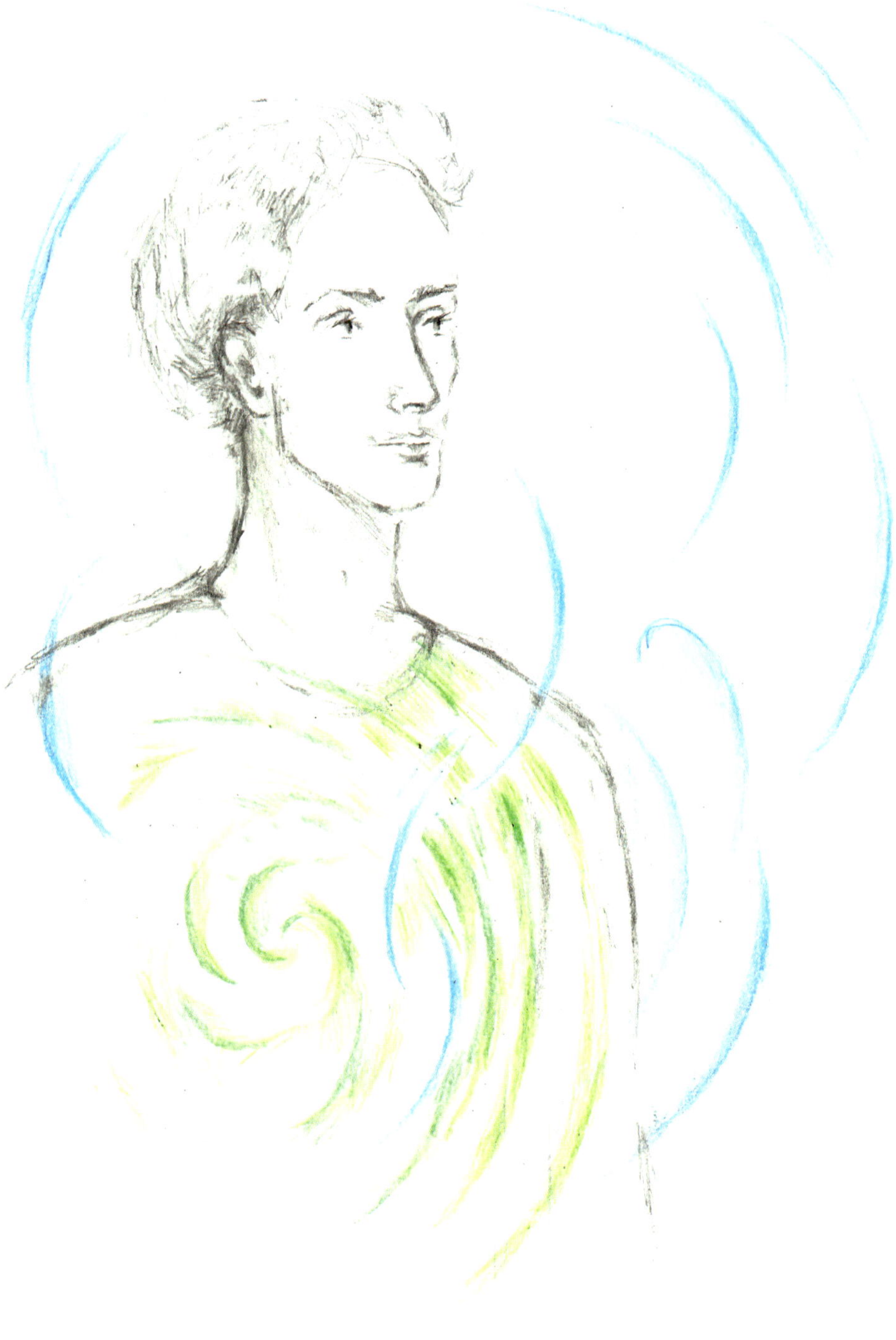

Heilung der Autoimmunprozesse durch ordnende Licht- und Wärmeprozesse. Die Mitte, in der das Immunsystem lernend beteiligt ist, kann sich durch Wärme- und Lichtätherkräfte neu ordnen.

Das Immunsystem kann trainiert werden

Die Problematik, die heute in der Coronazeit auftritt, ist jene, dass die meisten Personen aus Angst vor Ansteckung die mitmenschlichen Kontakte reduzieren, sich zurückziehen und somit sich dem natürlichen Austausch nicht mehr stellen. Bei Lehrern, die in einer Schule arbeiten und viel mit Kindern und ihren wechselseitigen Erkältungen und Infektionen zu tun haben, ist es als Tatsache bekannt, dass sie nicht so leicht krank werden. Ebenfalls kennt die Homöopathie und des Weiteren viele Zweige der Naturheilkunde den Unterschied zwischen chronischen Krankheiten mit degenerativem Verlauf zu akuten Entzündungsreaktionen. Häufig kann eine akute Entzündung, ganz besonders wenn sie an der Peripherie, an der Haut oder im Rachenraum stattfindet, eine schwerwiegendere schleichende chronische Krankheit ablösen und auf den Heilsweg bringen. Je peripherer eine rheumatische Krankheit auftritt, desto leichter schätzt sie der Pathologe ein. Die Erkrankung von großen Gelenken ist meist sehr tief im Körper verwurzelt und zeigt ein schwaches Eingreifen des Immunsystems.

Indem sich viele Menschen vor den akuten Entzündungen schützen wollen und ihnen durch eine sehr fragwürdige Impfung ausweichen, trainieren sie ihr Immunsystem nicht ausreichend und lenken vielfach die Prozesse, die an der Peripherie stattfinden müssten, tiefer in das organische Innere. Die Impfung gegen Corona besitzt bereits deshalb einen sehr fragwürdigen Charakter, da sie über den Blutweg eine Antikörperbildung provoziert, die jedoch nicht unbedingt an den Schleimhäuten im Sinne einer ersten natürlichen Abwehrreaktion erfolgversprechend wirken kann. Impfungen gegen Atemwegserkrankungen sind deshalb nicht empfehlenswert. Die Konditionierung der Schleimhäute und ihre erste sezernierende Antikörperabwehr müssten durch Begegnung gestärkt werden. Die natürliche Entwicklung einer Immunkompetenz durch die Auseinandersetzung mit den Bakterien und Viren des Anderen würde sich ganz gewöhnlich ergeben.

Der einzelne Mensch aber kann sein Immunsystem des weiteren im Sinne von steigenden und wachsenden Bewusstwerdeprozessen trainieren. Eines der hervorragendsten Beispiele in der Geschichte lieferte der Arzt Pettenkofer in München, indem er vor seinen Studenten ein Glas aufgeschwemmter Cholerabakterien, die ihm Robert Koch zur Verfügung gestellt hatte, trank. Er trat mit einem forschen und starken Bewusstsein gegen die Erreger an und blieb weitgehendst unversehrt. (1) Die Begegnung mit Bakterien und Viren findet auf der körperlichen Ebene statt. Jedoch ist es dem Menschen möglich, ein Bewusstsein zu erbauen, das sich gegen die Ansteckung wirksam aufrichtet und gegen die mögliche Gefahr immunisiert.

Derjenige, der sich jedoch in seiner Immunkompetenz ausreichend üben möchte, müsste sich mit negativen Erscheinungen, mit Traumen, mit Belastungen oder allgemein mit dem sogenannten Bösen zu einem für ihn zumutbaren Grade immer wieder auseinandersetzen. Die geistige Sichtweise sieht in der Krankheit weniger den pathogenen Keim, sondern die ursprüngliche Kraft, die diesen pathogenen Keim zum Leben und zur Wirksamkeit führt. Nicht das Virus, das auf der körperlichen Ebene angreift, sondern alle diejenigen Kräfte, wie beispielsweise die Suggestionen der materialistischen Zeit, die religiösen Blindgänge, die mitmenschlichen projektiven Aggressionen, die gegenseitigen Beleidigungen, die habgierigen vereinnahmenden Verhältnisse im Miteinander, wirken in ihrer Unmoralität krankheitsfördernd, entfachen Viren und ungünstige Bakterien und zuletzt ist der Mensch mit der Abwehr von Mikroorganismen beschäftigt. Wäre die Welt moralisch intakt, gäbe es keine übergreifenden Machtverhältnisse in Beziehungen und im Kontext des Wirtschaftens, wären Entwicklungsfragen ohne Beeinflussung an der Tagesordnung, so hätte jeder einzelne Bürger natürliche sinngemäße Anforderungen und müsste das verhängnisvolle Spiel mit Schutzmasken und Kontaktsperren nicht leisten. Er würde durch die beständigen Entwicklungsanforderungen mit natürlichem und freudigem Charakter einen individuell günstigen Immunstatus erwerben.

Warum, so muss man sich fragen, raubt sich die Menschheit selbst den Frieden, die natürliche Gesundheit und bringt sich selbst in Zwänge des falschen Schutzgefühls mit einem großen Ausmaß an Isolation? Die Tatsache, dass gerade die Beziehungslosigkeit und die Isolierungen, denen Menschen ausgeliefert sind, die schlimmeren Krankheiten erzeugen, muss nicht unbedingt erörtert werden. Einer der Gründe für ein falsch adaptiertes Schutz- und Rückzugsgefühl bildet die heutige Schwäche im Sinne der sogenannten Urbildekraft, das ist diejenige Kraft, die mit der ursprünglichen Nervensubstanz oder nervlichen Stärke des Menschen zusammenhängt. Sie ist gewissermaßen die Grundkraft des Nervensystems zur sinngemäßen und geordneten, verstehenden Begegnung mit dem Leben und den Mitmenschen. Es ist eine tragfähige Kraft, eine Stärke, eine Art Stabilität. Die Urbildekraft kann auch als die innerste Aufrichtekraft zur Moralität bezeichnet werden. Was ist unter dem Begriff Moralität zu verstehen? Sie ist die Kraft zur wahrheitsgetreuen Handlung, die nicht nach rein subjektiven Kriterien bemessen sein darf, sondern sich nach objektiven Notwendigkeiten ausrichtet. Wer beispielsweise die dringendste und notwendigste Pflicht höher stellen kann als seinen egoistischen Vorteil und sogar als seine Gesundheit, kann moralisch hochstehend handeln. Es ist auch die Handlung in Ehre und Würde zu den Mitmenschen, wie auch zu sich und der eigenen ethischen Lebenshaltung.

Eine zweite Ursache für die falsch adaptierten Immunreaktionen besteht in der wachsenden Angst vor dem Unbekannten, vor dem sogenannten Geistigen oder, allgemein ausgedrückt, vor einem Werden zu einem unabhängigen, größeren, gesamten Ich-Selbst. Die künstliche Intelligenz beruft sich in ihrer Forschung und Entwicklung auf logische, jedoch sehr materiell entwickelte Denkvorgänge, die schließlich durch eine Maschine weiterentwickelt und in vielseitiger Form reproduziert werden. Aus einem bisher Bekannten entsteht ein neuer, aber im Sinne der Gene doch gleich gemachter Sprößling. Alles Neue individualisiert sich dem-

gemäß nicht wirklich, sondern es reproduziert sich nur mit neuen Variationen und äußeren Formen. Der Kern bleibt immer der gleiche. Die Entwicklungsfrage, die jedoch für ein gesundes Training des Immunsystems so wichtig ist, wird durch die künstliche Intelligenz eliminiert.
Wie Goethe sagte:

> *„Und so lang du das nicht hast,*
> *Dieses: Stirb und werde!*
> *Bist du nur ein trüber Gast*
> *Auf der dunklen Erde."*
>
> Aus Johann Wolfgang von Goethe: Selige Sehnsucht (1817)

Gewissermaßen treibt die Angst vor dem unbekannten nachtodlichen Leben den Menschen immer weiter zur Manifestierung der künstlichen Intelligenz. Hätte man heute noch eine gewisse Ahnung von den Ereignissen, die eine Seele im Nachtodlichen, im körperfreien kosmischen Dasein erlebt, so könnte man unmöglich dem materialistischen Eifer zur Verkünstlichung des ganzen Daseins folgen. Jeden Tag müssen für die Entwicklung die vielen bekannten Emotionen und die althergebrachten Gewohnheiten zu einem gewissen Grade zurückweichen, damit ein Licht in der Seele wie in einer Art Neuanfang oder Erweiterung des Bewusstseins eintreten kann. Nicht etwas Bekanntes, Altes soll sich reproduzieren, wenn der Mensch in eine Begegnung mit der Außenwelt oder den Mitmenschen tritt, sondern es soll sich der Seinsgrund des Anderen eröffnen und sich in der Empathiefähigkeit mit der eigenen Seele neu verbinden. (2) Entwicklung setzt deshalb immer ein gewisses Sterben von alten, bekannten und nicht mehr notwendigen Gefühlen voraus, damit neue größere Horizonte im Menschen auferstehen. Wer in diesem Sinne sein Bewusstsein trainieren kann, sich selbst im rechten Moment in kleinlichen Zwängen überwindet und in einen nächsten höheren Sinngehalt wahrheitsgetreu eindringen lernt, trainiert am besten sein Immunsystem. Der Mensch weist dann nicht den Geist und die rechte Individualisierung zurück, sondern gründet sich intensiver durch ein größeres Ganzes oder allgemein durch ein universal Gültiges in seinem eigenen Zentrum. Der chemische Äther in seinem Immunsystem (3) kann eine besondere Koordinationsfähigkeit entwickeln, da er durch die Bewusstseinsprozesse lichtvoll stimuliert wird. Der Mensch findet seine Mitte. (4) Heute jedoch kennen die wenigsten Menschen ihre Mitte, da sie sich gegenüber allen geistigen Entwicklungsprozessen verschließen und ängstlich schützend den Körper und ihr materielles Dasein fixieren. Sie verlieren auf diese Weise nicht nur die kreativen Möglichkeiten für das Leben, sondern sie schwächen sich erheblich in ihrer Gesundheit.

Das Immunsystem wird heute deshalb auf negative Weise eingestimmt und sogar vollkommen umgepolt, da der Einzelne durch sein Bewusstsein übergeordnete und höhere Weisheiten zurückweist, mit Angst und Immunreaktionen sogar gegen diese reagiert und auf der anderen Seite den Ängsten und Abhängigkeiten

Folge leistet. Er schafft ein Integritätsgefühl, das auf Fixierungen an den Körper und Abhängigkeiten zum Körper beruht und in letzter Konsequenz die ungeeignetsten Immunreaktionen hervorbringt. Heute trainiert der Mensch weitgehendst sein Immunsystem in jener falschen Weise, indem er alle psychischen und physischen Abhängigkeiten als das wertvollste eigene Gut betrachtet und all dasjenige zurückweist, was die Abhängigkeiten und sinnwidrigen Emotionen infrage stellt.

Von einer geistigen Warte aus gesehen kann man heute die Entwicklung darin sehen, dass das Immunsystem umgekehrt gepolt und trainiert wird. Die Tragik lebt jedoch nicht nur auf der physischen Ebene fort, sondern zeichnet sich bis hinein in die sogenannten höheren Welten, in die – wie es Rudolf Steiner ausgedrückt hat – seelisch-nachtodliche Wirklichkeit, in die die Seele nach dem Tode eingeht. Was geschieht in diesen höheren Welten, dann, wenn der Körper als Kompensation der Seele nicht mehr verfügbar ist? Jener Mensch, der heute diese Umstände leichtfertig mitmacht, mag vielleicht unbewusst in die Tragik eingebunden sein, er verfehlt aber dennoch die wesentlichsten Entwicklungsherausforderungen und so tritt er mittellos und ohne seelische Wärme in die nachtodliche Seelenwelt hinein. Er bleibt aber nicht nur in dieser wie arm, isoliert und ohne Substanz, sondern er wird von den dort wirkenden sogenannten *deva*-Kräften (5), von den geistigen Lenkern der Menschheit angespornt, die Welt zu beobachten und sie wie ein grausiges Schauspiel des Niedergangs zu betrachten. Die Seele aus dem Nachtodlichen muss deshalb in die degenerativen und zerstörenden Verhältnisse blicken, damit sie die Versäumnisse, die sie im irdischen Dasein geschaffen hat, nachholen kann. Ihr wird von den Engeln, wenn man das nur bildhaft sagen kann, der Kopf zur Erde gedreht und sie muss das degenerative Schauspiel Einzelheit für Einzelheit beobachten. Es ist dieser Blick, den die Seele zum irdischen Leben und zu den verschiedenen Vorgängen hinnehmen muss, immer ein Blick auf das Negative und Belastende. Ähnlich wie wenn jemand Hinrichtungen Unschuldiger beobachten muss, im gleichen Sinne blickt die Seele, natürlich nicht mit Augen des physischen, sondern mit Augen, die der Seele entsprechen, zurück auf das Dasein und bemerkt, wie sie ohne die Möglichkeit des Eingreifens die Ungerechtigkeiten und psychischen Zersetzungsprozesse anschauen muss. (6) (7)

---

(1) Zur Biographie von Max Josef von Pettenkofer siehe hier: https://www.deutsche-biographie.de/sfz74498.html

(2) Als Empathie gilt die Fähigkeit, den Anderen in seinem Wesen zu erleben und seine Gefühle mitzuempfinden. Oft wird auch Mitleid oder Mitgefühl als Empathie bezeichnet. Die Definition ist in den Wissenschaftszweigen nicht einheitlich.
Empathie darf aber nicht nur als emotionale Resonanz missverstanden werden, da Menschen auch ohne Empathie emotional intensiv zusammen schwingen können. Das tiefe Erleben des Anderen in seinem seelischen Sein ist ein christliches Ideal, das mit subtilem Zurücklassen der eigenen Prägungen und Abhängigkeiten einhergeht. Der Mensch muss von sich selbst freier werden, um den Anderen wirklich zu erfahren.
Das Wort Empathie geht auf das griechische Wort empátheia, gebildet aus der Vorsilbe em (in) und páthos (Leid, Leidenschaft, Fühlen). Es ist verwandt mit dem Wort Sympathie, gebildet aus der

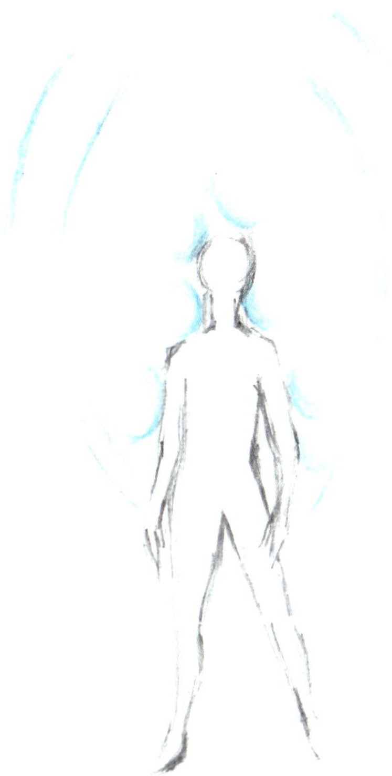

Die Gedankenbildetätigkeit erschafft einen Feueräther. Dieser zeigt sich in blauen Rundungen und wirkt immunstärkend.

Vorsilbe Sym (mit) und páthos. Die ursprüngliche Bedeutung von Empathie wäre demnach nicht nur Mitfühlen, sondern tiefes Einfühlen in den Anderen.

(3) Mit dem chemischen Äther ist der dritte von den sogenannten vier Ätherarten, die sich im menschlichen Ätherleib vereinen, angesprochen. Es gibt insgesamt vier Ätherformen: Feueräther, Lichtäther, chemischem Äther und schließlich der vitale Äther. Allgemein sind die Ätherformen unsichtbar und nicht zu verwechseln mit Radiowellen oder mit einer Betäubungssubstanz. Sie sind vielmehr wie feinstoffliche Kräftewirkungen, die im menschlichen Leib und auch in der Natur wirken. Allgemein könnte man sagen, sie sind nicht der physische Leib, sondern sie sind wie ein Energieleib. Relativ nahe ist beispielsweise dieser chemische Äther mit dem Begriff samāna vāyu verwandt. Nach der Yogalehre existieren verschiedene prāṇa-Kräfte, die ebenfalls feiner sind als der physische Leib. Ganz grundsätzlich kann man sagen, dass die Energie, die im Immunsystem arbeitet, von der feinstofflichen Koordinationskraft des chemischen Äthers ausgeht und somit die Verhältnisse im physischen Leibe bestimmt. (Siehe Ernst Marti, Die vier Äther, Zbinden-Verlag.)

(4) Diese Mitte ist nicht der typische „eigene Standpunkt" der sich in einer eigenen Meinung gründet und sich von anderen Meinungen abgrenzt, sondern ein geistiges Zentrum in der Persönlichkeit, das in der Lage ist, Ziele und Ideale mit Ausdauer zu verfolgen und in das soziale Leben einzubringen.

(5) Das Sanskritwort deva bezeichnet geistige Wesen, die man auch als Engelwesen bezeichnen kann.

(6) Viele Menschen erleben schon zu Lebzeiten Momente, in denen sie auf völlig sinnwidrige Verhältnisse blicken müssen, ohne selbst Möglichkeiten zu sehen, den damit verbundenen persönlichen oder gesellschaftlichen Niedergang aufzuhalten. Dadurch können sich für eine spätere Zeit Gefühle bilden, die den Menschen dazu motivieren, seine eigenen Möglichkeiten nicht mehr ungenutzt verstreichen zu lassen.

(7) Diese letzte Angabe stammt, ähnlich wie verschiedene bisher erwähnte Schilderungen aus den persönlichen Forschungen esoterischer Art des Autors.

Forschungsinhalte zum Immunsystem und zur Psychoneuroimmunologie

Der folgende Beitrag von Prof. Dr. Dr. Schubert stellt einen sehr interessanten Zusammenhang von der Mathematik und dem spezifischen Bereich der fraktalen Geometrie zum Menschen und seinen funktionierenden Organsystemen her. Prof. Schubert arbeitet wegweisend auf dem Gebiet der Psychoneuroimmunologie, hält Vorträge und ist Autor von wichtigen Veröffentlichungen zu diesem Thema.

In seinem Beitrag befinden sich einige sehr bedeutungsvolle Aussagen, die eine weitere Betrachtung und Ausarbeitung bis hinein in die Praxis verdienen. Das Interesse einer geisteswissenschaftlichen Arbeit, wie es beispielsweise die Anthroposophie darstellt, oder allgemein einer spirituellen Forschung ist es keinesfalls, dass wissenschaftliche Themen übergangen werden, sondern vielmehr, dass sie sich begegnen, ergänzen und somit zu einer umfassenden und im wahrsten Sinne des Wortes ganzheitlichen Betrachtung des Phänomens führen. Wäre Spiritualität nur eine Angelegenheit, die in besonderen Geheimkreisen und jenseits der Forschungen der Universitäten stattfinden würde, könnte sie niemals in eine Synthese zur Welt finden. Die gegenseitige Wahrnehmung führt zu einer Steigerung der spirituellen Einsichten und gleichzeitig bewirkt diese wiederum eine Verlebendigung der naturwissenschaftlichen phänomenologischen Forschung.

Nach einer spirituellen Betrachtung entstehen beispielsweise die menschlichen Organe nicht aus der Genetik und nicht aus den kleinsten Bestandteilen wie den Atomen, sondern sie entstehen aus dem sogenannten kosmischen Werdeprozess. Der kleinste Bestandteil und sogar die Genetik oder das individuelle Protein sind ein Ergebnis eines größeren Wirkungsfeldes, und dieses sucht sich seinen Endpunkt in der wägbaren und sichtbaren Materie. Es ist beispielsweise relativ deutlich, wenn man dieses Beziehungsfeld in einer größeren Gesamtordnung denkt, dass die Lunge erst zur wirklichen Organfunktion erwacht, wenn sie die Begegnung mit dem sehr weit gefassten Umkreiselement und das ist der umgebende Luftstoff, gewinnt. Mit den ersten Atemzügen, die der Neugeborene tätigt, spannt sich die Lunge zu ihrer Organfunktion auf. Ähnlich, aber vielleicht weniger offensichtlich als die Entfaltung der Lunge, verhält es sich mit den anderen Organen. Man könnte embryologisch die Entwicklung eines jeden Organs erklären. Sie entstehen aus den Bezügen untereinander und nicht aus den einzelnen Molekülen. Die Niere beispielsweise entfaltet sich, obwohl sie bereits relativ früh im Embryo angelegt ist, aus den verschiedenen Licht-Sinnes-Prozessen. Aus diesen Bezügen, wie die Organe entstehen, kann eine Art heiltherapeutische Strategie entfaltet werden. Wer beispielsweise seine Augen bewusst auf die Farben und Formen, die in der Welt erscheinen, lenkt und sich dabei mehr der sensiblen Eindrücke, die über das Sehen empfangen werden, bewusst wird, das heißt, wer beispielsweise die sensorische Seite des Sinnesprozesses ausreichend mit Ruhe und Gegenwärtigkeit entwickelt, stärkt die Glomeruli in den Nieren.

Professor Schubert leitet zunächst in einer persönlichen Betrachtung einen natürlichen Zusammenhang von Körper, Seele und Geist, wie diese mit der Natur und somit in weiterer Hinsicht mit dem Kosmos in Verbindung stehen, herbei. Schließlich prägt er die Aussage, dass die Organe nicht aus den Genen und Molekülen entstehen, sondern aus ihren Interaktionsregeln und tastet sich somit langsam an das Immunsystem heran.

Die Darstellung der sogenannten Fraktale, die an Beispielen in ihrer Bedeutung erklärt werden, geben sodann in diesem Beitrag eine Möglichkeit zu verstehen, wie jene Phänomene zusammenhängen, die man in der Medizin und ganz besonders in der Traumatologie nur allzu gut kennt, das ist die sogenannte Wiederholung oder das immer in neuen Nuancen wiederkehrende Prinzip von schon einmal gelebten oder erlebten Erfahrungen. Die Fraktale zeigen beispielsweise, wie im Sinne von wiederkehrenden Phänomenen eine Art Ähnlichkeitsprinzip aufersteht. Der Ast des Baumes ähnelt einem Baum und doch bildet er eine Art neues Intervall. Er ist ein Teil des Baumes und zeigt eine Wiederholung, die sich nur in einer neuen Proportion und leicht veränderten Form spiegelt.

Nun ist es ganz interessant, wenn man von den Fraktalen spricht, dass diese, die in der Mathematik entdeckt wurden, eine relativ große Ähnlichkeit mit dem sogenannten, bereits beschriebenen chemischen Äther besitzen. Ähnliches wird durch Wiederholung erzeugt. Das Prinzip dieses spezifischen Äthers, der im feinstofflichen Sinne wirkt, ist durchaus durch die fraktale Geometrie zu einem gewissen Teil erlebbar. Das Immunsystem gründet sich auf diesen Funktionszusammenhängen, die in Beziehungen zwischen Außen und Innen, zwischen Umwelt und Eigenwelt wirksam sind. Interessant ist es jedoch, dass der Mensch durch seinen schöpferischen Geist die Möglichkeit besitzt, das wiederholende und ähnliche Prinzip zu durchbrechen und eine ganze Neuwerdung herbeizuleiten. Diese Forderung aber steht noch in der Zukunft.

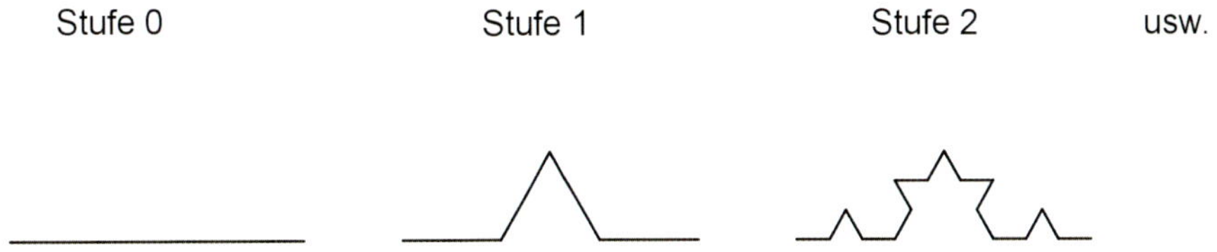

Beispiel für fraktale Geometrie – wie aus einer Linie weitere Formen entstehen, aber diese nie zum Volumen oder zur Plastik werden. Die Wiederholungstendenz würde sich beliebig fortsetzen lassen.

Fraktale Geometrie: Eine Möglichkeit der Integration von Unbewusstem und Immunsystem

Gastbeitrag von Prof. Dr. Dr. Schubert

„Der Poet versteht die Natur besser wie der wissenschaftliche Kopf."
Novalis (1772 – 1801)

Blicke ich aus meinem Fenster auf die mich umgebende Natur und ihre Phänomene, so lassen sich Formen und Funktionsdynamiken erkennen, die einander ähnlich zu sein scheinen, obwohl sie ganz unterschiedlichen Entitäten angehören. Die typische Gestalt der Wolken am Himmel, die vielfältigen Reliefformen des Gebirgszugs, das dichte Geäst des Baumes, der schlängelnde Wasserlauf des Bachs mit seinem darunterliegenden verzweigten Bett, das in der Sommerbrise wiegende Gras, ja selbst die in der Wiese spielenden Kinder bewegen sich in einer Form, die den sie umgebenden Naturerscheinungen ähnelt. Als ich das Fenster schließe, bemerke ich auf der Haut meiner Hand durch feine Furchen abgegrenzte rhombische Felder, die mich an die Muster erinnern, die ich gerade draußen in der Natur beobachtete. Und ich frage mich, warum ich eigentlich in letzter Zeit wieder und wieder auf diese ähnlichen Strukturen achte, sie in fast allen Bereichen meines Lebens wahrnehme und darüber berichte. Kann es sein, dass auch ich – also alles, was zu mir gehört, Körper, Geist und Seele – Teil dieses komplexen Spiels der Natur bin?

Die Frage, inwieweit die gezeigten Ähnlichkeiten von Naturphänomenen auf tiefer liegende morphologische und funktionelle Gemeinsamkeiten verweisen, untersucht die fraktale Geometrie. Fraktale besitzen üblicherweise keine ganzzahligen, sondern gebrochene Dimensionen. Linien haben die Dimension 1, Flächen die Dimension 2 und Volumen die Dimension 3. Fraktale Strukturen bzw. Dimensionen liegen irgendwo zwischen diesen ganzen Zahlen. Fraktale treten auf, wenn man auf ein einfaches euklidisches Ausgangselement eine definierte Abbildungs- oder Konstruktionsvorschrift (Attraktor) anwendet und auf das Ergebnis dieselbe Vorschrift nochmals anwendet und nochmals und nochmals (Iteration). Dadurch kommt es zu einer Art fraktalen Faltung, die potenziell unendlich ist und mit der es beispielsweise gelingt, das Flächenhafte zu übertreffen ohne das Volumenhafte zu erreichen. (1) Bei einem Baum lässt sich auf diese Weise eine möglichst optimale Ausnutzung der Oberfläche des durch den Baum beanspruchten Volumens erreichen: Oberirdisch (Krone) zur Absorption von Licht und zum Austausch von Stoffen (Wasser, CO_2 und O_2), unterirdisch (Wurzel) zur Gewinnung von Wasser und Mineralstoffen. (2)

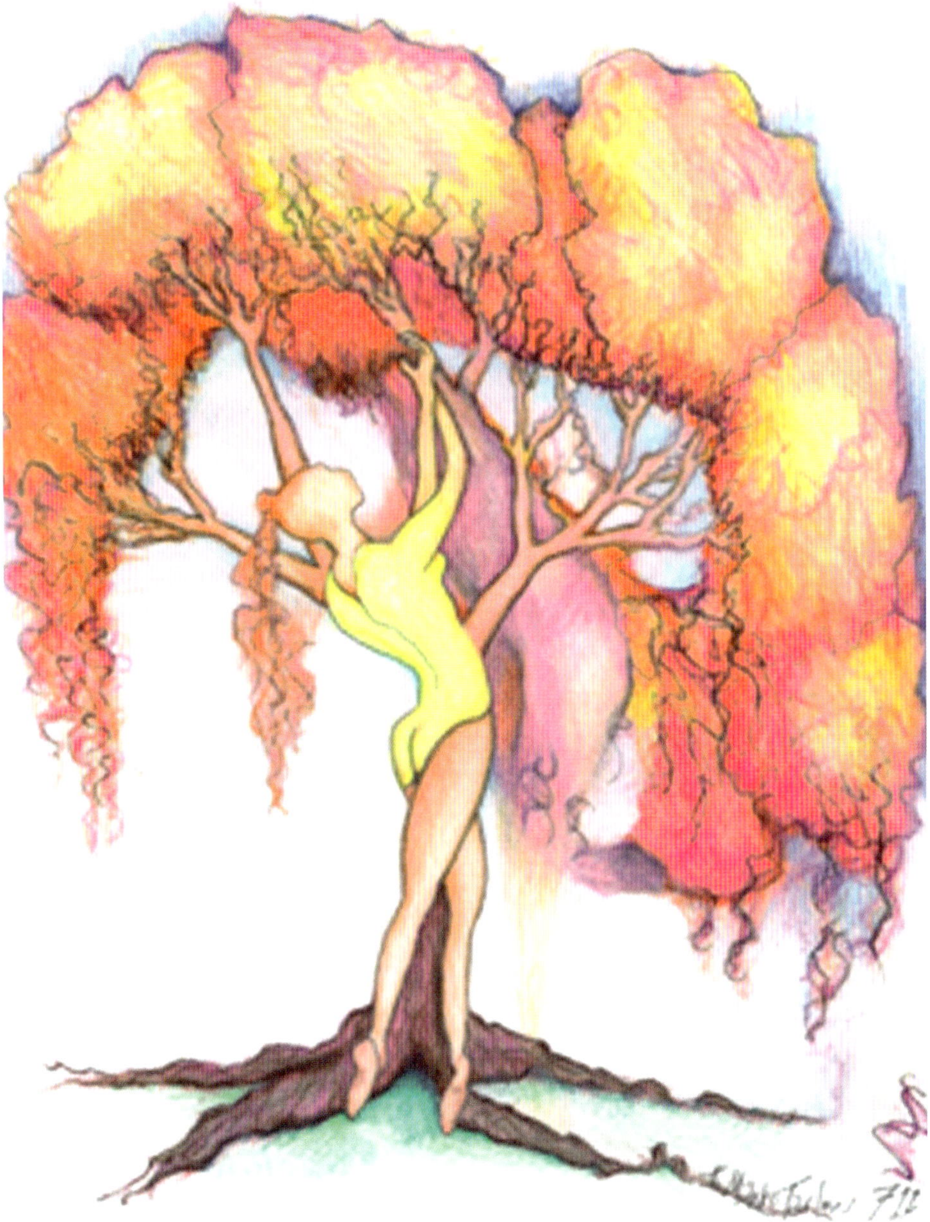

„Rite of Spring (Marks-Tarlow)

Da die Vorschrift zur Bildung von Fraktalen in gleicher Weise auf Elemente jeder Größe angewandt wird, bleibt das Endprodukt in jedem Maßstab, bei jeder Vergrößerung dasselbe. Man spricht von Skaleninvarianz und Selbstähnlichkeit, d.h. jedes Detail ähnelt dem Ganzen, wiederholt in gewisser Weise dessen Thema. Berühmt ist der Ausspruch von Benoit Mandelbrot, dem Entdecker der Fraktale: „Ob man ran zoomt oder weg zoomt, das Objekt sieht immer gleich aus". (3) Dabei sind die Selbstähnlichkeiten in der Natur nicht streng, sondern stochastisch, weil die natürlichen Entitäten anpassungsbedingt auf zufallsbestimmte Änderungen der Umwelt- und Lebensbedingungen flexibel reagieren. So sieht ein Baumzweig nur in etwa so aus wie ein verkleinerter Baum oder es lässt sich im Zoom eines Ausschnitts einer Küste meist nur erahnen, dass sich darin selbstähnlich die gesamte Küstenstruktur wiederholt. Weiterhin sind fraktale Strukturen nicht nur an feststehende Objekte gebunden, sondern treten z.B. auch in Flüssigkeiten auf, etwa wenn ein Tropfen Farblösung in ein Glas Wasser gegeben wird und sich dort vermischt.

Es ließen sich noch unzählige Beispiele für fraktale Strukturen in der Natur anführen, der Mensch soll hier jedoch im Mittelpunkt stehen. Die fraktale Geometrie legt nahe, dass die Entwicklung der Form (oder Funktion) des menschlichen Organismus nicht durch die Moleküle oder Gene bestimmt wird, sondern durch deren Interaktionsregeln bzw. Attraktoren, die sich in Anpassung an Umwelteinflüsse ständig verändern. (4) Herz-Kreislauf-, Atmungs-, Entgiftungs- und Nervensystem sind einige Beispiele dafür, dass der menschliche Organismus in Struktur und Funktion fraktal organisiert ist. Auch das Immunsystem des Menschen zeigt einen fraktalen Aufbau. Man erkennt diesen beispielsweise bei den Astrozyten im Gehirn, die mithilfe der Berechnung der fraktalen Dimension morphologisch unterschiedlichen Typen zugeordnet werden können. Diese strukturellen Unterschiede dürften pathogenetisch bedeutsam sein wie der Vergleich zwischen Patienten mit M. Alzheimer und Patienten mit ischämischen oder hämorrhagischen Läsionen nahelegt. (5) Weiterhin verläuft die Funktionsdynamik von chronischen Erkrankungen wie beispielsweise den Autoimmunkrankheiten in schubweise rezidivierenden Aktivitätsverschlechterungen. Solchen immunologischen Struktur- und Funktionskennzeichen liegen spezifische Attraktoren zugrunde (4).

Wie bildet sich aber so ein autoimmuner Attraktor aus? Es gibt mittlerweile eine Reihe von Hinweisen, dass Autoimmunkrankheiten mit schweren Kindheitserlebnissen in Verbindung stehen. (6) Werden hier die Attraktoren für spätere Krankheiten gebildet? Die von George Engel entwickelte biopsychosoziale Modellkonzeption (7) sieht in den psychosozialen Faktoren hochkomplexe Dirigenten des Körperlichen. Dabei dürften besonders unbewusste Prozesse tonangebend sein. Psychisches ist wie Körperliches fraktal organisiert. Man denke an einen zentralen psychodynamischen Beziehungskonflikt der als interner Attraktor wirkt und auf verschiedenen Skalen der Beobachtung immer wieder selbstähnliche Verhaltensweisen mit sich bringt. (8) Beispielsweise zeigt sich die Neigung zur Unterwürfigkeit und Selbstbestrafung in Sprache, Alltagsverhalten, Partner-

und Berufswahl – selbst dann, wenn man sich rückblickend nur wundern kann, wie wieder geschehen konnte, was man eigentlich nicht wollte (Wiederholungszwang). Kann es sein, dass sich diese Neigung – der Attraktor – durch alle biopsychosozialen Entitäten eines Menschen ziehen kann, also auch das Immunsystem davon betroffen ist? Könnte Autoimmunität in selbstähnlicher Weise etwas mit Autoaggression zu tun haben? Wie untersucht man so etwas wissenschaftlich?

Die Untersuchung von Attraktoren, die im Bewusstsein und im Immunsystem gleichermaßen wirken, ist an spezielle Untersuchungsdesigns geknüpft. Wesentlich ist hierbei die biopsychosoziale Erforschung des Subjekts in seinem gelebten Alltag. In zwei integrativen Einzelfallstudien an Patientinnen mit systemischem Lupus Erythematodes (SLE) zeigten wir, dass das Erleben emotional bedeutsamer Alltagsstressoren in funktionsgestörter Form mit der Entzündungsaktivität verbunden ist. Dabei legen Komplexitätsanalysen folgenden krankheitsassoziierten biopsychosozialen Attraktor nahe: Drohen Verluste von geliebten Bezugspersonen (soziale Ebene), wird die dabei entstehende Wut aus dem Bewusstsein ausgeschlossen (psychologische Ebene) und auf den Körper verlagert bzw. gegen den eigenen Körper im Sinne einer Autoimmunreaktion gewendet (biologische Ebene). (9)

Die Untersuchung fraktaler Strukturen in der Medizin beinhaltet eine Abkehr von der fachsystematisch orientierten Forschung, weil der Blick gewissermaßen quer durch alle Disziplinen hindurch auf das Muster gerichtet wird, das die verschiedensten Strukturen sowohl räumlicher als auch zeitlicher Art verbindet. (2) Die fraktale Geometrie dürfte der Schlüssel für eine ganzheitliche Forschung und damit für eine ganzheitliche Medizin sein.

---

(1) Sernetz M. Die fraktale Geometrie des Lebendigen. Spektrum der Wissenschaft 2000; 7, S. 72.

(2) Schlichting HJ. Schöne fraktale Welt – Annäherungen an ein neues Konzept der Naturwissenschaften. Der mathematische und naturwissenschaftliche Unterricht 1992; 45, S. 202-214.

(3) Mandelbrot BB. The Fractal Geometry of Nature. New York: WH Freeman 1977.

(4) Reiber H. Von Lichtenbergs „Gespenst" zur Emergenz der Qualität. Die neurobiologische Hirn-Geist-Diskussion im Licht der Komplexitätswissenschaft. In Joost U, Neumann A, Achenbach B, Tuitje H, Hrsg. Lichtenberg-Jahrbuch 2008. Heidelberg: Universitätsverlag Winter 2008; S. 42-65.

(5) Pirici D. Fractal analysis of astrocytes in stroke and dementia. Romanian Journal of Morphology and Embryology 2009; 50, S. 381-390.

(6) Dube SR, Fairweather D, Pearson WS, Felitti VJ, Anda RF, Croft JB. Cumulative childhood stress and autoimmune diseases in adults. Psychosomatic Medicine 2009; 71, S. 243-250.

(7) Engel GL. The clinical application of the biopsychosocial model. The American Journal of Psychiatry 1980; 137, S. 535-544.

(8) Marks-Tarlow T. Fractal dynamics of the psyche. In: Goertzel B, Combs A (Hrsg). Dynamical Psychology: An International, Interdisciplinary E-Journal of Complex Mental Affairs 2002. Retrieved from: http://www.goertzel.org/dynapsyc/2002/FractalPsyche.html

(9) Schubert C. Zur Synergetik des systemischen Lupus Erythematodes. In: Viol K, Schöller H, Aichhorn W (Hrsg.): Selbstorganisation – ein Paradigma für die Humanwissenschaften. Springer: Wiesbaden 2020; S. 403-421.

Die Arbeit der Bewusstseinsforschung

Was macht den anthroposophischen Heilpraktiker aus?

Nachwort von Alexander B. Schadow

Die anthroposophischen Heilpraktiker legen ihrer Tätigkeit die Anthroposophie Rudolf Steiners zugrunde. Insbesondere betrifft dies das drei- und viergliederige Menschenbild, die Berücksichtigung der Gesetze von Reinkarnation und Karma sowie den geisteswissenschaftlichen Schulungsweg.

So möchten die anthroposophischen Heilpraktiker es dem Patienten ermöglichen, sich durch Überwindung der Krankheit an sein Urbild anzuschließen, das er von Beginn seiner Evolution an in sich trägt und welches sein individuelles Ideal ausmacht, das ihn in die Zukunft führt. (1)

Seine Freiheit besteht darin, dass der anthroposophische Heilpraktiker Ideale denken kann und diese klar in eine Vorstellung bringt. Der Einzelne hat die Kraft und die Fähigkeit, durch sein Denken selbstbestimmt gestaltend tätig zu werden und auch die Dinge bzw. seine Verhältnisse im gesundheitsförderlichen Sinne zu ändern und zu ordnen.

Damit Gedanken eine inspirierende und bewegende Kraft haben und auch die Gefühle zu einer authentischen Ausstrahlung kommen, das heißt, um diese Fähigkeit auszubilden, bedarf es einer geistigen Schulung. Diese führt zur Qualitätssteigerung im Sinne der Erkenntnisentwicklung, die sehr wesentlich von der Schulungsdisziplin des Einzelnen abhängt. Diese geistige Schulung befähigt den Menschen zum Erfassen der individuellen Unversehrtheit bei gleichzeitiger Förderung einer Entwicklung, die soziale Fähigkeiten fördert und allgemein die Gesundheit von Körper, Seelenleben und Geist erhöht. (2)

Zum anderen arbeiten anthroposophische Heilpraktiker daran, mittels geisteswissenschaftlicher Methoden ihre traditionellen Heilpraktikermethoden zukunftsfähig zu machen. Die anthroposophischen Heilpraktiker leisten auf dieser Grundlage ihren Beitrag im System der anthroposophischen Medizin und sehen es als ihre besondere Aufgabe an, ihre individuelle Heilbegabung mittels des anthroposophischen Erkenntnisweges zu pflegen und weiterzuentwickeln. Der hierin begründete Heilerwille bezieht sich auf eine ganzheitliche Auffassung des Menschen, die neben dem Leib auch Seele und Geist mit einschließt und ist darauf ausgerichtet, die Naturkräfte sowie die Selbstheilungskräfte des Menschen ihrem inneren Wesen nach anzusprechen und einzusetzen. (3)

Dies geschieht dadurch, dass anthroposophische Heilpraktiker ihre eingesetzten heilkundlichen Methoden mittels des anthroposophischen Erkenntnisweges menschenkundlich mit verbindlichem Bezug auf die Neuen Mysterien durchdringen, wie sie von Rudolf Steiner bei der Weihnachtstagung 1923 begründet wurden. Diese beinhalten neben der individuellen Aneignung auch die Forschung und Lehre auf diesem Gebiet.

Als Diagnoseverfahren kommen aus dem schulmedizinischen Bereich solche Verfahren infrage, die auf dem persönlichen Kontakt und der menschlichen Wahrnehmungsfähigkeit beruhen, wie z. B.: die körperliche Untersuchung mit Inspektion, Palpation, Perkussion, Auskultation, ebenso RR-Kontrolle, Blut- und Urinuntersuchungen.

Diese werden durch naturheilkundliche Methoden ergänzt, wie zum Beispiel Irisdiagnose, Pathophysiognomie, Pulsdiagnostik, Reflexzonendiagnose, Dunkelfeldmikroskopie uvm.

Hierzu bedienen sie sich zum einen der Methoden, welche in der anthroposophischen Medizin entwickelt wurden: Biografische Anamnese, Wesensgliederdiagnose, anthroposophische Arzneitherapie, Heileurythmie, anthroposophische Kunsttherapie, Biografiearbeit usw.

Typische Therapiemethoden, auf die sich der Heilpraktiker entsprechend individuell spezialisiert sind z. B.: Homöopathie, Ausleitungsverfahren, Kräuterheilkunde, Ernährungsberatung, manuelle Therapien, wie z.B. Osteopathie oder Rhythmische Massage, psychotherapeutische Verfahren, wie z.B. Gesprächstherapie, Focusing, Gestalttherapie, Individualpsychologie u. ä.

Neben der Aneignung von Wissen und der Entwicklung von staatlich-überprüfbaren Fähigkeiten steht bei der Fortbildung des anthroposophischen Heilpraktikers immer auch die persönliche Entwicklung im Mittelpunkt.

Dies geschah durch die Arbeitstagung zum „Immunsystem und Bewusstsein" und geschieht durch das vorliegende Buch, wofür ich Heinz Grill danke.

Alexander B. Schadow ist Präsident der International Society of Anthroposophic Naturopathy (ISAN) und Vorsitzender der Allgemeinen Gesellschaft Anthroposophischer Heilpraktikerinnen und Heilpraktiker (AGAHP)

(1) Siehe Leitbild Anthroposophischer Heilpraktiker, Spöktal 2016

(2) Siehe Zukunftsperspektive Internationale Berufsgruppe Anthroposophische Heilkunde, Dornach 2017

(3) Siehe Berufsbild der Anthroposophischen Heilpraktiker, Dornach 2012

Literaturverzeichnis

S. 36 Prof. Dr. Dr. Christian Schubert, YouTube-Interview, *https://www.youtube.com/watch?v=DbsJfHPPYM8*, abgerufen am 16.9.2021

S. 36 Rudolf Steiner, *Gegensätze der Menschheitsentwicklung: West und Ost, Materalismus und Mystik, Wissen und Glauben*, GA 197, 1996, Rudolf Steiner Verlag, Dornach

S. 36 Heinz Grill, Meditationsbrief, 6.10.2020

S. 36 Heinz Grill, *Erklärung, Prophylaxe, Therapie der Krebskrankheit aus ganzheitlicher medizinischer und spiritueller Sicht*, Lammers-Koll-Verlag, 2002

S. 36 Heinz Grill, *Das Wesensgeheimnis der Seele*, 2. Auflage, Stephan Wunderlich Verlag, 2014

S. 39 Heinz Grill, *Das Wesensgeheimnis der Seele, Wie erkennt man den Ätherleib?* Stephan Wunderlich Verlag, 2014

S. 47 Heinz Grill, *Das Immunsystem als Integrationssystem,* Vortrag auf einer medizinischen Tagung in Tenno; http://forschungskreis-heilkunde. de/, abgerufen am 16.9.2021

S. 47 YouTube-Interview Sucharit Bhakdi, *https://www.mwgfd.de/2021/08/sucharit-bhakdi-erklaert-die-wirkungen-der-neuartigen-impfungen/*

S. 91 Udo Renzenbrink, *Ernährung unserer Kinder,* Verlag freies Geistesleben

S. 96 Dr. Matthias Girke, Innere Medizin, Salumed Verlag

S. 105 Jochen Müsseler, Martina Rieger (Hrsg.), *Allgemeine Psychologie,* 3. Auflage. Springer Spektrum, Berlin, Heidelberg 2017

S. 105 Konstantin Meyl, *Potentialwirbel*, Band 1-5, Indel-Verlag

S. 105 Ebbers J., Meyl K. *Drug Effects in Yeast mediated by Scalar Waves,* Medical Science, 2014

S. 105 Konstantin Meyl, Schnabl H., *Biological Signals Transmitted by Longitudinal Waves Influencing the Growth of Plants*, International Journal of Environmental Engineering, 2015

S. 105 Johannes Ebbers J., Konstantin Meyl, *Mitochondriopathie und Skalarwellen medizin. Informationsübertragung per Skalarwelle steigert ATP-Synthese in Granulozyten*, CO.med Fachmagazin 4, 2016

S. 125 Erich Fromm, Interview, https://www.youtube.com/watch?v=MqG8ck9RFvE, abgerufen am 16.9.2021

S. 125 Prof. Dr. Dr. Christian Schubert, https://qs24.tv/2021/04/06/20-jahre-kuerzer-leben/, Interview abgerufen am 16.9.2021

S. 125 Prof. Dr. Dr. Christian Schubert, *Psychoneuroimmunologie und Psychotherapie*, 2. Auflage im Schattauer Verlag

S. 141 Heinz Grill, *Der freie Atem und der Lichtseelenprozess*, Synthesia Verlag

S. 141 *(1) http://fvn-archiv.net/PDF/GA/GA074.pdf#page=92&view=Fit, abgerufen am 16.9.2021*

S. 145 Christof Goddemeier, *Aaron Antonovsky – Vater der Salutogenese*, in Deutsches Ärzteblatt Heft 8, August 2019

S. 152 https://www.deutsche-biographie.de/sfz74498.html, abgerufen am 16.9.2021

S. 153 Ernst Marti, *Die vier Äther*, Zbinden-Verlag

Abbildungsverzeichnis

Coverbild (Kristall) und Photo S. 2 (Kristall) aus dem Weleda AG Bildarchiv

Zeichnungen von Cornelia Förch (S. 12, 13, 16, 117, 119, 143 Gewichtheber)

Zeichnungen von Alma Andra (S. 19, 37, 38, 39, 43, 51, 71, 72, 75, 76, 78, 80, 88, 89, 90, 91, 93, 99, 118, 133, 143 David, 146-148)

Zeichnungen von Yva-Ev (S. 40, 41, 109, 111, 124, 138, 140, 153)

Fotos von Martin Sinzinger (S. 31, 33, 49)

Foto von Petra Steigerwald (S. 53)

Fotos Kristallbilder von Dr. Wilhelm Höfer: (S. 60, 61, 64, 65, 66, 68, 69, 127)

Grafiken von Dr. med. Johannes Ebbers (S. 101, 102, 103, 104, 105)

Foto Kristallbild von Thomas und Monika Lepold (S. 126)

Fotos Eigenarchiv (S. 55, 86, 97, 115, 129)

Foto Pixabay (S. 135)

Fotos Ortwin Schönholzer (S. 130, 131, 132)

Grafik Fraktal, Hans-Jörg Bögle (S. 155)

Bild „Rite of Spring", Marks-Tarlow (S. 157)

Autorenverzeichnis

Heinz Grill
Der Autor Heinz Grill ist Heilpraktiker, spiritueller Lehrer, Schriftsteller, Referent und Entwickler einer spirituellen Bewusstseinsschulung sowie des *Sozialen Prozesses*. Seine Literatur umfasst die Themen Yoga, Bewusstseinsentwicklung, Medizin, Ernährung, Architektur und Bergsteigen.

Dr. med. Gunter Albert
Der Allgemeinmediziner Dr. med. Gunter Albert verbindet in seiner Forschung Medizin mit Bewusstseinsentwicklung. Er praktiziert seit 2018 in einer eigenen Praxis in Heidenheim an der Brenz und leitet Kurse, in denen er Anregungen gibt, wie aus einem erweiterten Verständnis des Immunsystems praktische Ideale und neue Perspektiven entstehen können.

Dr. med. Petra Angela Steigerwald
Dr. med. Petra Steigerwald ist Ärztin mit der Zusatzbezeichnung: Klinische Transfusionsmedizin und Immunologie. Seit 14 Jahren arbeitet sie als angestellte Ärztin bei der Weleda AG, bis Juli 2020 war sie Leiterin der medizinisch-wissenschaftlichen Abteilung für Deutschland und Österreich. Seit einem Jahr ist sie im Head Medical Relationship Management tätig. Dieser Bereich kümmert sich verstärkt um HCPs (Health Care Professionals) und deren Zusammenarbeit zu und mit der Weleda AG.

Dr. Wilhelm Höfer
Dr. Wilhelm Höfer ist studierter Tiermediziner und Heilpraktiker. 2001 hat er ein Labor zur Qualitätsbestimmung von Lebensmitteln und Wasser mittels der spagyrischen Kristallanalyse (Entwicklung von Kristallbildern) eingerichtet.

Dr. med. Johannes Ebbers
Dr. Johannes Ebbers studierte Medizin und Zahnmedizin. Er absolvierte eine Ausbildung zum Facharzt für Hals-Nasen-Ohrenkrankheiten und hat eine Zusatzqualifikation für Naturheilkunde. Seit 2020 betreibt er eine Praxis mit naturheilkundlichem Schwerpunkt. Seit 2011 entwickelt er mit Prof. Meyl die experimentellen Grundlagen der biologischen Signalübertragung per elektromagnetischer Skalarwelle.

Dr. med Günter Weis
Dr. med Günter Weis ist Arzt, Yogalehrer und Mitbegründer des Zentrums für Yoga, Gesundheit und Entwicklung. Ein Schwerpunkt seiner Arbeit bildet die Regeneration im Zusammenhang mit Bewusstseinsentwicklung.

Prof. Dr. Dr. Christian Schubert
Prof. Dr. Dr. Christian Schubert hat Medizin und Psychologie studiert und eine Ausbildung zum Ärztlichen Psychotherapeuten absolviert. Seit 1995 baut er das Labor für Psychoneuroimmunologie (PNI) an der Universitätsklinik für Medizinische Psychologie Innsbruck auf und ist seit 2005 Leiter der Arbeitsgruppe für Psychoneuroimmunologie des Deutschen Kollegiums für Psychosomatische Medizin (DKPM).